Kohlhammer

Psychotherapie in Psychiatrie und Psychosomatik

Herausgegeben von
Gerhard Dammann, Bernhard Grimmer und Isa Sammet

Eine Übersicht aller lieferbaren und im Buchhandel angekündigten Bände der Reihe finden Sie unter:

https://shop.kohlhammer.de/psychotherapie-reihe

Die Herausgeber

PD Dr. phil. Bernhard Grimmer ist Leitender Psychologe des Psychotherapiebereichs der Psychiatrischen Klinik Münsterlingen.

PD Dr. med. Rainer Krähenmann ist Ärztlicher Direktor der Psychiatrischen Dienste Thurgau.

Prof. Dr. med. Erich Seifritz ist Direktor der Klinik für Psychiatrie, Psychotherapie und Psychosomatik der Psychiatrischen Universitätsklinik Zürich.

Bernhard Grimmer
Rainer Krähenmann
Erich Seifritz
(Hrsg.)

Psychodynamische Psychiatrie

Aktuelle Impulse für die klinische Praxis

Verlag W. Kohlhammer

1. Auflage 2025

Gesamtherstellung: W. Kohlhammer GmbH, Heßbrühlstr. 69, 70565 Stuttgart
produktsicherheit@kohlhammer.de

Print:
ISBN 978-3-17-042741-9

E-Book-Formate:
pdf: ISBN 978-3-17-042742-6
epub: ISBN 978-3-17-042743-3

Die Reihe »Psychotherapie in Psychiatrie und Psychosomatik«

Der psychotherapeutische Ansatz gewinnt gegenwärtig in der Psychiatrie und Psychosomatik neben dem dominierenden neurobiologischen und psychopharmakologischen Modell (»Biologische Psychiatrie«) wieder zunehmend an Bedeutung. Trotz dieser Renaissance gibt es noch vergleichsweise wenig aktuelle Literatur, die psychiatrische und psychosomatische Störungsbilder unter vorwiegend psychotherapeutischem Fokus beleuchtet.

Die Bände dieser neuen Reihe sollen dabei aktuelle Entwicklungen dokumentieren:

- die starke Beachtung der Evidenzbasierung in der Psychotherapie
- die Entwicklung integrativer Therapieansätze, die Aspekte von kognitiv-behavioralen und von psychodynamischen Verfahren umfassen
- neue theoretische Paradigmata (etwa die Epigenetik oder die Bindungstheorie und die Theorie komplexer Systeme in der Psychotherapie)
- aktuelle Möglichkeiten, mit biologischen Verfahren psychotherapeutische Veränderungen messbar zu machen
- die Entwicklung einer stärker individuellen, subgruppen- und altersorientierten Perspektive (»personalisierte Psychiatrie«)
- neu entstehende Brücken zwischen den bisher stärker getrennten Fachdisziplinen »Psychiatrie und Psychotherapie« sowie »Psychosomatische Medizin« und »Klinische Psychologie«
- eine Wiederentdeckung wichtiger psychoanalytischer Perspektiven (Beziehung, Übertragung, Beachtung der konflikthaften Biografie etc.) auch in anderen Psychotherapie-Schulen.

Die Bücher sind eng verbunden mit einer Tagungsreihe, die wir in Münsterlingen am Bodensee durchführen. Die 1839 gegründete Psychiatrische Klinik Münsterlingen, die heute akademisches Lehrkrankenhaus ist, hat, in der schweizerischen psychiatrischen Tradition stehend, eine starke psychotherapeutische Ausrichtung und in den letzten Jahren auch eine störungsspezifische Akzentuierung erfahren. Hier entwickelten und entdeckten der Psychoanalytiker Hermann Rorschach um 1913 den Formdeutversuch und der phänomenologische Psychiater Roland Kuhn im Jahr 1956 das erste Antidepressivum Imipramin.

Die Bände der Reihe »Psychotherapie in Psychiatrie und Psychosomatik« sollen jedoch mehr als reine Tagungsbände sein. Aktuelle Felder aus dem Gebiet der gesamten Psychiatrie und Psychosomatik sollen praxisnah dargestellt werden. Es wird keine theoretische Vollständigkeit wie bei Lehrbüchern angestrebt, der Schwerpunkt liegt weniger auf Ätiologie oder Diagnostik als klar auf den psychotherapeutischen Zugängen in schulenübergreifender und störungsspezifischer Sicht.

Gerhard Dammann (†), Bernhard Grimmer und Isa Sammet

Inhalt

Verzeichnisse

Vorwort der Herausgeber

Die Reihe »Psychotherapie in Psychiatrie und Psychosomatik« hatte von Anfang an einen psychodynamischen Schwerpunkt. Im vorliegenden zehnten Band greifen die Autor:innen verschiedene Fragestellungen auf, die sich aktuell besonders, aber nicht nur, im Kontext einer psychodynamischen Psychiatrie stellen. Dabei werden einerseits gegenwärtige Entwicklungen beim Verständnis und der Behandlung verschiedener psychiatrischer Störungsbilder (therapieresistente Depressionen, Psychosen, Schizophrenie), die Bedeutung der Diagnostik oder die Besonderheit spezifischer Abwehrmechanismen wie Dissoziation und Spaltung vorgestellt. Andererseits werden Fragen zum Stand und zur Zukunft der Psychotherapie und ihrem Platz in der Psychiatrie allgemein oder in der forensischen Psychiatrie im Speziellen diskutiert und die Bedeutung von Gruppen- und Teamprozessen, nicht nur in psychiatrischen Institutionen, untersucht.

Ergänzt wird der Band mit Überlegungen zum Verhältnis von Theorie und Empirie in der Psychoanalyse sowie zur psychoanalytischen Ausbildung. Schließlich wird die Institution Psychiatrie selbst als Organisation Gegenstand einer psychodynamischen Betrachtungsweise.

Wie bei den vorherigen Büchern der Reihe auch, geht dieser Band zurück auf die Münsterlinger Tagungsreihe, die von Gerhard Dammann begründet wurde. Er selbst hat diese Veranstaltung nicht mehr erleben können, da er am 20.06.2020 verstorben ist. Die Auswahl der Autor:innen hat er aber noch kurz vor seinem Tod selber getroffen, mit dem Ziel, gegenwärtig besonders bedeutsame Themen einer psychodynamischen Psychiatrie in einer Tagung und dann in einem Tagungsband zu vereinen. Das vorliegende Buch wird deshalb mit einem Porträt Gerhard Dammanns eröffnet.

Die Herausgeber
Bernhard Grimmer, Rainer Krähenmann und Erich Seifritz

Gerhard Dammann als Psychiater, Psychotherapeut und Wissenschaftler

Bernhard Grimmer, Rainer Krähenmann und Erich Seifritz

Das vorliegende Buch ist der zehnte Band, der in der Reihe *Psychotherapie in Psychosomatik und Psychiatrie* im Kohlhammer Verlag erscheint. Die Reihe ist auf Initiative von Gerhard Dammann entstanden und eng verknüpft mit den Münsterlinger Tagungen zur Psychotherapie in der Psychiatrie. Die Ideen und Impulse zu den Themen der zehn Bände stammen überwiegend von ihm. PD Dr. med. Dr. h.c. Dipl. Psych. Dipl. Soz. MB Hon. Prof. (Med. Univ. Chernivtsi und Kiew) Gerhard Dammann ist am 20.06.2020 im Alter von erst 56 Jahren verstorben. Dieser Band zur psychodynamischen Psychiatrie ist ihm gewidmet. Am Anfang steht deshalb ein Porträt Gerhard Dammanns als Kliniker und Wissenschaftler.

Gerhard Dammann studierte Humanmedizin und Psychologie in Tübingen, Paris und Basel sowie Soziologie und Neuere Deutsche Literaturwissenschaft in Hagen und Frankfurt am Main. Später absolvierte er außerdem einen Master of Business Administration mit Schwerpunkt Gesundheitsökonomie an der Universität Lüneburg. Er war Assistenzarzt in Basel, Straßburg und Freiburg und von 1996 bis 2000 Oberarzt am Institut und der Poliklinik für Psychosomatische Medizin, Psychotherapie und Medizinische Psychologie des Klinikums rechts der Isar der Technischen Universität München. Anschließend wechselte er nach Basel, wo er Oberarzt und Ärztlicher Abteilungsleiter der Psychotherapeutischen Abteilung der Universitären Psychiatrischen Kliniken Basel war.

Von 2006 bis zu seinem Tod im Juni 2020 leitete Gerhard Dammann als Ärztlicher Direktor und Spitaldirektor die Psychiatrischen Dienste Thurgau und bestimmte die Entwicklung der gesamten Spital Thurgau AG als Mitglied der Geschäftsleitung maßgeblich mit. Unter seiner Leitung hat sich die Psychiatrische Klinik Münsterlingen zu einer renommierten, national und international bekannten Klinik für Psychiatrie mit einem psychotherapeutischen Schwerpunkt entwickelt.

Gerhard Dammann hatte ein umfassendes Fachwissen in beinahe allen Bereichen der Psychiatrie und Psychotherapie und war stets über die neuesten Entwicklungen informiert. Er interessierte sich für das Fach in seiner ganzen Breite. Neben dem Facharzt für Psychiatrie und Psychotherapie besaß er auch die Anerkennung im Schwerpunkt Psychiatrie und Psychotherapie der Abhängigkeitserkrankungen. Seine eigentliche berufliche Leidenschaft aber war die Psychoanalyse (Dammann, 2014). Seine Vision war die einer störungsorientierten psychotherapeutischen »psychodynamischen Psychiatrie«, wie er es explizit formuliert hat. Er interessierte sich besonders für schwer kranke Menschen mit Persönlichkeitsstörungen und suchte nach Wegen, diese mit modifizierten Formen der Psychoanalyse behandeln zu können. In seiner Zeit in München begann er zusammen mit Peter Buchheim,

Agnes Schneider-Heine, Matthias Lohmer, Philip Martius und anderen die Arbeiten und Methoden der Gruppe um den New Yorker Psychiater und Psychoanalytiker Otto Kernberg im Zusammenhang mit der Übertragungsfokussierten Psychotherapie – auf Englisch Transference Focused Psychotherapy (TFP) – im deutschsprachigen Raum bekannt zu machen, weiterzuentwickeln und sie empirisch zu erforschen. Später hat er sie erst in Basel und dann in der Psychiatrischen Klinik Münsterlingen erfolgreich in der stationären Psychotherapie eingesetzt (Sollberger et al., 2014). Die Zusammenarbeit und Freundschaft mit Otto Kernberg, Frank Yeomans, John Clarkin und den anderen Mitarbeiter:innen des New Yorker Instituts für Persönlichkeitsstörungen, an dem er zweimal als Fellow mitgearbeitet hat, und der gesamten internationalen TFP-Gesellschaft (ISTFP) hat ihn und er sie geprägt. Auf seine Initiative hin kam es zur Gründung einer Schweizer Gesellschaft für TFP, deren amtierender Präsident er bis zu seinem Tod war, und eines Weiterbildungsinstituts für TFP an der Psychiatrischen Klinik Münsterlingen. Zugleich war er Vorstandsmitglied der ISTFP. Bis zuletzt hat er noch selbst neben all seinen Aufgaben immer eine:n oder zwei der sehr schwer erkrankten Patient:innen zweimal in der Woche teilweise über Jahre mit der TFP-Methode therapiert. Zu den Verdiensten Gerhard Dammanns für die Implementierung der TFP in Deutschland als manualisierte und evidenzbasierte psychodynamische Psychotherapie der Borderline-Persönlichkeitsorganisation hat Peter Buchheim (2020) einen ausführlichen Beitrag in der Zeitschrift *Persönlichkeitsstörungen* veröffentlicht.

Neben seiner persönlichen Identifikation mit der psychodynamischen Psychiatrie war Gerhard Dammann sehr an Evidenzbasierung und einer Integration anderer störungsspezifischer psychotherapeutischer Verfahren und Methodenvielfalt interessiert. Dies hat er auch in seiner Funktion als Chefarzt vorgelebt. Mit der gleichen Vitalität und unermüdlichen Energie hat er sich einerseits für eine optimale Versorgung der Patient:innen eingesetzt und andererseits an der nationalen und internationalen klinischen und universitären Vernetzung und Visibilität gearbeitet. Er hat die bereits erwähnte jährliche Tagungs- und Buchreihe im Kohlhammer Verlag gegründet (*Psychotherapie in Psychiatrie und Psychosomatik*), in der bisher neun Bände zu unterschiedlichen Themen (unter anderem zu Narzissmus, Adoleszenz, Schizoidie, Depression, Trauma und Adipositas) erschienen sind. Mit seinen vielfältigen, häufig drittmittelfinanzierten Forschungsprojekten und Veröffentlichungen hat er sich an der Paracelsus Medizinischen Privatuniversität in Salzburg habilitiert und war auf dem Weg zu einer außerordentlichen Professur. Als eines der letzten Projekte hat er noch eine Kooperation mit der Universität Konstanz auf den Weg gebracht, die unlängst dazu führte, dass die Psychiatrische Klinik Münsterlingen den Status eines akademischen Lehrkrankenhauses erhielt.

Ein besonderes Anliegen war Gerhard Dammann die Entwicklung der Psychiatrie in der Ukraine. Durch sein Engagement ist es zu einer engen Zusammenarbeit der Psychiatrischen Dienste Thurgau mit den medizinischen Abteilungen der Universitäten Czernowitz und Kiew gekommen. Für seine Verdienste um diese Zusammenarbeit und die Modernisierung der Psychiatrie in der Ukraine erhielt Dammann im Jahr 2018 ein Ehrendoktorat der Nationalen Medizinischen Universität Charkiw. Bereits seit 2014 war er Honorarprofessor an der Staatlichen Medizinischen Universität Czernowitz und seit 2020 auch an der Bogomolets Nationalen Medizinischen Universität in Kiew.

Gerhard Dammann war eine beeindruckende und anregende Persönlichkeit, nicht nur aufgrund seines präzisen Verstandes, seines dialektischen Denkens, seiner Klarheit und seiner Belesenheit, sondern vor allem wegen seiner Vielseitigkeit. Er war ein hervorragender Kliniker und Supervisor mit einer besonderen Begabung, Phänomene und konzeptionelle Überlegungen in einem umfassenden Fallverständnis zusammenzubringen. Zugleich war er aber auch ein national und international viel zitierter Forscher und Autor. Zuletzt ist eine gemeinsame Arbeit über die Wirksamkeit stationärer psychodynamischer Psychotherapie in Münsterlingen in der Zeitschrift *Psychotherapy Research* (Kraus et al., 2021) erschienen. Immer wieder hat er auch zusammen mit seinem Freund Prof. Cord Benecke von der Universität Kassel und anderen an der Operationalisierung und Überprüfung psychoanalytischer Konzepte geforscht und darüber publiziert (Zimmermann et al., 2015). Er hat aber auch, zum Teil zusammen mit seinem Bruder Reinhard Dammann, zu biologischen und molekulargenetischen Themen (Dammann, 2011) oder zur forensischen Psychotherapie (Lackinger et al., 2008) gearbeitet. Auch außerhalb psychiatrischer und psychotherapeutischer Fachkreise wurde sein Buch *Narzissten, Egomanen, Psychopathen in der Führungsetage: Fallbeispiele und Lösungswege für ein wirksames Management* (Dammann, 2007) in der Öffentlichkeit rezipiert. Und schließlich war Gerhard Dammann ein sehr gefragter und begeisternder Dozent, der sich für die Fort- und Weiterbildung junger angehender Psychiater und psychologischer Psychotherapeuten engagierte. Er übernahm unter anderem Lehraufträge an den Universitäten Basel, St. Gallen und Zürich. In den letzten Jahren vor seinem Tod hat er die Leitung der Psychotherapiekommission am Freud-Institut in Zürich übernommen. Außerdem hat er eine enge Kooperation der Psychiatrischen Klinik Münsterlingen mit dem Aus- und Weiterbildungsinstitut für Psychoanalyse und tiefenpsychologisch fundierte Therapie des Universitätsklinikums Freiburg im Breisgau initiiert.

Neben seiner klinischen und wissenschaftlichen Tätigkeit im Feld der Psychiatrie und Psychotherapie haben seine Frau Karin Dammann und er zusammen eine umfangreiche und international bekannte Sammlung von Art brut aufgebaut.

Gerhard Dammann vertrat seine Meinung stets deutlich, stand für seine Überzeugungen ein und scheute auch den Konflikt im Dienst der Sache nicht. Er hat im besten Sinne gefordert und gefördert. Gerhard Dammann hinterlässt ein umfangreiches berufliches Erbe. In seinem Sinne gibt der vorliegende Band einen Einblick in aktuelle Entwicklungen und Fragestellungen der Psychodynamischen Psychiatrie. Die Autorinnen und Autoren, zum Teil langjährige Wegbegleiter Gerhard Dammanns, greifen verschiedene Fragestellungen auf, die auch ihn besonders beschäftigt haben.

Literatur

Buchheim, P. (2020). Erinnerungen und Würdigung der Zusammenarbeit mit Gerhard Dammann von 1995 bis 2000 in Münchener Arbeitsgruppen. *Persönlichkeitsstörungen*, *24*, 327–332.

Dammann, G. (2014). Desobjektalisierung – Theorie und Klinik eines Konzepts von André Green. *Psyche – Z Psychoanal.*, *68*(9/10), 886–921.

Dammann, G., Teschler, S., Haag, T., et al. (2011). Increased DNA methylation of neuropsychiatric genes occurs in borderline personality disorder. *Epigenetics*, *6*(12), 1454–1462.

Kraus, B., Dammann, G., Rudaz, M., et al. (2021). Changes in the level of personality functioning in inpatient psychotherapy. *Psychotherapy Research*, *31*, 117–131.

Lackinger, F., Dammann, G., Wittmann, B. (2008). *Psychodynamische Psychotherapie bei Delinquenz.* Schattauer.

Sollberger D., Gremaud-Heitz D., Riemenschneider A., et al. (2014). Change in Identity Diffusion and Psychopathology in a Specialized Inpatient Treatment for Borderline Personality Disorder. *Clin Psychol Psychother*, *22*(6). 559–569.

Zimmermann, J., Benecke, C., Hörz-Sagstetter, S., et al. (2015). Normierung der deutschsprachigen 16-Item-Version des Inventars der Persönlichkeitsorganisation IPO-16. *Z Psychosom Med Psychother.*, *61*(1), 5–18.

1 Werden wir eine einheitliche Theorie der Psychotherapie haben oder nicht?

Cord Benecke

1.1 Einleitung: Kritik an den »Psychotherapieverfahren«

Das Konzept der unterschiedlichen *Psychotherapieverfahren*, wie es für die psychotherapeutische Versorgung in Deutschland und vielen anderen Ländern bisher maßgeblich ist, wurde in den letzten Jahren – insbesondere im Kontext der Diskussionen um das neue Psychotherapeutengesetz in Deutschland – zum Teil heftig kritisiert. So wendete sich beispielsweise Rief (2018) dagegen, dass »systemkonservativ veraltete Verfahrensbegriffe gepflegt werden« (S. 70). In einer Stellungnahme der Deutschen Gesellschaft für Psychologie (DGPs) zum Entwurf des neuen Psychotherapeutengesetzes hieß es zudem: »[z]ukunftsorientierter evidenzbasierter Pluralismus anstatt Verankerung traditioneller Psychotherapieverfahren« (DGPs, 2019, S. 4), und dass die »Fixierung traditioneller Therapieverfahren« dazu führen würde, »dass Innovation behindert wird und Deutschland von den internationalen wissenschaftlichen Entwicklungen der Psychotherapie abgehängt wird«. Solche Aussagen suggerieren, dass die wissenschaftlich anerkannten Verfahren weder evidenzbasiert noch zukunftsorientiert seien, und dass die wissenschaftliche Weitentwicklung der Psychotherapie davon abhänge, dass das Konzept unterschiedlicher Psychotherapieverfahren aufgegeben werde. Aber auch außerhalb des deutschsprachigen Raumes gibt es immer wieder Stimmen, die proklamieren, dass es an der Zeit sei, eine *Integration* der verschiedenen psychotherapeutischen Schulen/Ansätze vorzunehmen. Goldfried (2019) geht beispielsweise davon aus, dass sich der theoretische Konsens nun weit genug entwickelt habe.

Zwar gab es immer wieder Versuche, integrative oder generische theoretische Störungsmodelle zu entwickeln, aus denen sich eine allgemeine oder eben eine integrative Psychotherapie ableiten lassen sollte; die bekanntesten Ansätze stammen wohl von Wachtel (1977), Prochaska (1984) und Grawe (1998). Bisher konnte jedoch keines dieser Modelle überzeugen, geschweige denn, sich durchsetzen, was wohl daran liegt, dass diese Modelle, so durchdacht sie auch sind, eben immer nur einen Teil der insgesamt für relevant gehaltenen Modellkomponenten berücksichtigen und daher von einem Großteil der Psychotherapeutenschaft nicht als Bereicherung oder Fortschritt erlebt wurden.

Dennoch kritisiert Rief (2019) die »Monotheorien« der wissenschaftlich anerkannten Verfahren und schlägt ein eigenes »übergeordnetes Störungsmodell« vor (Rief & Strauß, 2018), bei dem allerdings nicht ersichtlich wird, warum es weniger

»mono« sein soll als beispielsweise die aktuellen (und sehr komplexen) Theorien aus dem kognitiv-behavioralen oder dem psychodynamischen Umfeld. Auch das jüngst von Rief et al. (2021) vorgelegte Herausgeberwerk *Psychotherapie. Ein kompetenzorientiertes Lehrbuch* bleibt meines Erachtens der Integration und einem erkennbaren Mehrwert letztlich schuldig.

Auch die Psychotherapieforschung proklamiert seit geraumer Zeit ein neues Zukunftsmodell: Die *evidenzbasierte, personalisierte, modularisierte Psychotherapie. Personalisierte Psychotherapie* (analog zu einer individualisierten Medizin oder Präzisionsmedizin, z. B., Leiner, 2015) bedeutet, dass sich das therapeutische Vorgehen nicht ausschließlich aus der ICD- oder DSM-Diagnose ergibt (folglich nicht ausschließlich störungsspezifisch angelegt ist), sondern dass *individuelle Merkmale jenseits der Symptomatik* in den Fokus genommen und zur Adaptierung des Vorgehens berücksichtigt werden, sowie dass das therapeutische Vorgehen laufend an den konkreten Behandlungsfortschritt angepasst wird. Im Unterschied zur herkömmlichen Psychotherapie, in der die Therapeut:innen seit je her eine Personalisierung auf der Basis ihrer (auch verfahrensbezogenen) Diagnostik vornehmen, wird in der Personalisierten Psychotherapie davon ausgegangen, dass die Indikationsstellung und Auswahl der Behandlungsmodule auf einer empirischen Basis mithilfe von Algorithmen bzw. Künstlicher Intelligenz besser, weil *evidenzbasiert*, vorgenommen werden kann.

So plädiert beispielsweise Zipfel (2021) für eine »Enhanced Psychotherapy«, deren Grundidee darin besteht, innovative Therapiemodule, die stark mechanismen- und prozessorientiert sind, für bestimmte umschriebene Therapieziele und individualisiert zu entwickeln und diese mit Leitlinien-Psychotherapien zu kombinieren und zu integrieren. Diese Therapiemodule können auf verschiedenen Konzepten beruhen und auch miteinander kombiniert werden; dazu gehören beispielsweise (a) digitale Behandlungsansätze (z. B. virtuelle Realitätsumgebungen oder serious games), (b) kognitive und emotionale Trainings, (c) nichtinvasive Hirnstimulationsverfahren und (d) Therapietools für Patient:innen mit einem erhöhten Risiko für ein ungünstiges Therapieergebnis. Die Wahl der modularen Therapie erfolgt auf einer Datenbasis, die sich auf eine multidimensionale Diagnostik stützt. Die Implementierung eines engmaschigen Monitorings des Therapieprozesses soll auch die adaptive Gestaltung der Behandlung ermöglichen, indem Patient:innen mit einem hohen Risiko für ein Nichtansprechen auf die Therapie identifiziert werden können und gegebenenfalls ein Therapiewechsel oder zusätzliche Interventionen eingeleitet werden. Prozess- und Outcomedaten werden integriert, um die Therapiestrategie zu verfeinern und um die Vorhersagekraft klinischer Entscheidungen zu verbessern. Ziel dieses Ansatzes ist es, eine individualisiertere Therapie zu ermöglichen, die letztendlich zu nachhaltigeren Behandlungserfolgen führt und beispielsweise auch häufige Komorbiditäten besser adressiert. Moderne Verfahren des Maschinellen Lernens und der Künstlichen Intelligenz sollten zur Integration von relevanten psychosozialen und biomedizinischen Daten zur erfolgreichen Therapiesteuerung genutzt werden.

Bisher liegen aber meines Wissens keine überzeugenden Studienergebnisse vor, die diese Modelle empirisch stützen könnten. Auch andere Autor:innen kommen zu diesem Schluss: »The current state of affairs reflects our lack of knowledge of how to shape treatment protocols to the particular social and psychological factors prominent in the history of any individual patient« (Fonagy & Luyten, 2019, S. 270). Schramm et al. (2024) untersuchten eine modularisierte Psychotherapie (dies ist im Wesentlichen eine kognitive Verhaltenstherapie (KVT) ergänzt um Module mit Achtsamkeitselementen und Modulen aus der Mentalisierungsbasierten Psychotherapie sowie CBASP-Elementen), deren Personalisierungs- und Modularisierungsmethodik aber noch von den oben skizzierten Ankündigungen entfernt erscheint. In dieser Studie ergibt sich kein signifikanter Vorteil der personalisierten Variante gegen über der üblichen KVT.

1.2 Warum gibt es überhaupt unterschiedliche Psychotherapieverfahren?

In der Medizin bezeichnet ein Symptom ein Zeichen, das auf eine Erkrankung hinweist. Das Symptom ist von der *eigentlichen Krankheit*, vom »Defekt in der Person« (Schulte, 1998, S. 20), zu unterscheiden. Einzelnen Symptomen können unterschiedliche Erkrankungen zugrunde liegen. Die Aufgabe des Arztes besteht darin, anhand der Symptome Hypothesen über die zugrunde liegende Erkrankung zu bilden und diese dann zu überprüfen, z. B. durch Laboruntersuchungen oder Bildgebungsverfahren. Erst dann kann die Behandlung der *eigentlichen* Erkrankung geplant werden.

Im Bereich von psychischen Störungen ist die Lage weitaus unklarer, da in den gebräuchlichsten Nomenklaturen psychischer Störungen (DSM-5 und ICD-10) eine bestimmte Konstellation von Symptomen die Störung/Krankheit *ist.* Die diesen Symptomen zugrunde liegenden Prozesse oder Veränderungen in der Person werden im DSM und in der ICD explizit nicht berücksichtigt, sodass im Bereich der psychischen Störungen ein für *Krankheit* im medizinischen Modell analoger allgemein akzeptierter Begriff fehlt (Cooper, 2004; Zachar, 2000). Da bisher kein wissenschaftlicher Konsens über die den Syndromen zugrunde liegenden *pathologischen Veränderungen* bzw. Prozesse hergestellt werden konnte, sind die Störungstheorien bisher nur verfahrensspezifisch erfolgt.

Jede Psychotherapie basiert auf einem Störungsmodell und damit auf Annahmen über die den Syndromen zugrunde liegenden *pathologischen Veränderungen* bzw. Prozesse, die üblicherweise aus einer Reihe von psychischen Komponenten zusammengesetzt sind, die jeweils wiederum in Wechselwirkung miteinander stehen. Aus diesen Störungsmodellen werden die therapeutischen Strategien und die dazu gehörenden Haltungen, Methoden und Techniken abgeleitet. Die Psychotherapie wirkt auf die Komponenten des Störungsmodells und Veränderungen in diesen Komponenten haben wiederum Einfluss auf die Symptomatik. Keine Psychotherapie bearbeitet die Symptomatik *direkt.* ▶ Abb. 1.1 versucht, diesen Prozess zu veranschaulichen. Die angewendeten Methoden und Techniken werden im Ein-

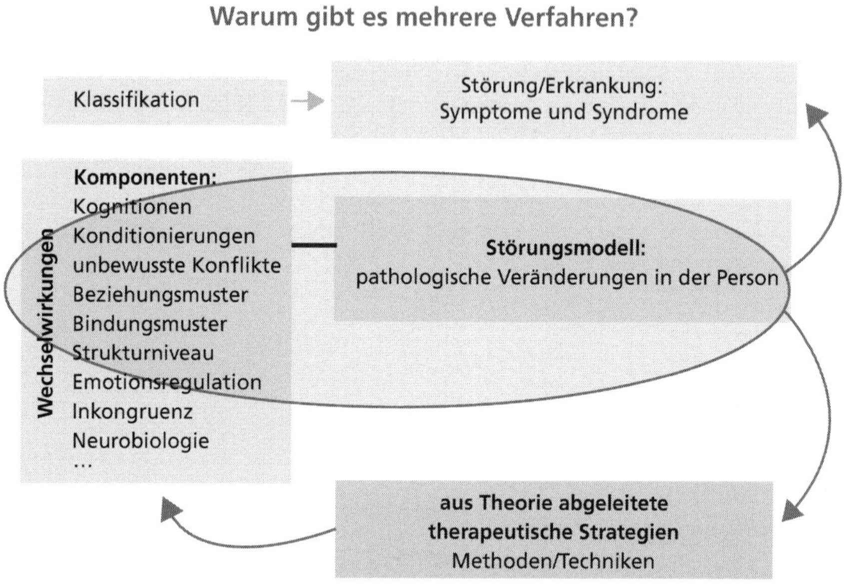

Warum gibt es mehrere Verfahren?

Klassifikation

Störung/Erkrankung:
Symptome und Syndrome

Komponenten:
Kognitionen
Konditionierungen
unbewusste Konflikte
Beziehungsmuster
Bindungsmuster
Strukturniveau
Emotionsregulation
Inkongruenz
Neurobiologie
...

Wechselwirkungen

Störungsmodell:
pathologische Veränderungen in der Person

aus Theorie abgeleitete
therapeutische Strategien
Methoden/Techniken

Abb. 1.1: Zusammenhang zwischen Klassifikation, Störungsmodell mit den jeweiligen Komponenten und den daraus abgeleiteten therapeutischen Strategien und Methoden

zelfall jeweils an die oder den individuelle:n Patient:in angepasst – die Behandlung wird personalisiert.

Da es kein objektives Wahrheitskriterium und keinen wissenschaftlichen Konsens über die den einzelnen psychischen Störungen zugrunde liegenden Mechanismen gibt, haben sich im Verlauf der Geschichte der Psychotherapie unterschiedliche Störungstheorien mit jeweils unterschiedlichen Kernkomponenten entwickelt, aus denen entsprechend unterschiedliche verfahrenstypische therapeutische Haltungen, Strategien und Techniken abgeleitet wurden und werden (► Abb. 1.2).

Zwar gibt es einige Komponenten, über deren Bedeutung für die Entwicklung psychischer Störungen größtenteils Konsens besteht (z. B. Emotionsregulation oder Mentalisierung), aber auch diese sind nicht unumstritten und werden in den verschiedenen Therapieverfahren wiederum oftmals unterschiedlich gesehen und gewichtet. Ebenso besteht zwar Konsens darüber, dass sogenannte *common factors* (wie z. B. die therapeutische Beziehung oder Empathie) in allen Behandlungen eine Rolle spielen – die Bedeutung und Funktion dieser *common factors* werden aber wieder unterschiedlich konzeptualisiert.

Diese Störungstheorien und die daraus abgeleiteten Behandlungen unterliegen einem steten Entwicklungsprozess, auch und gerade innerhalb der verschiedenen Verfahren, sodass immer wieder Weiter- und/oder Neuentwicklungen entstehen, die das Spektrum der mittels Psychotherapie behandelbaren psychischen Erkrankungen deutlich erweitert haben. Diese Weiter- und/oder Neuentwicklungen haben sich allerdings weitgehend innerhalb der jeweiligen Verfahrensspektren vollzogen, mit

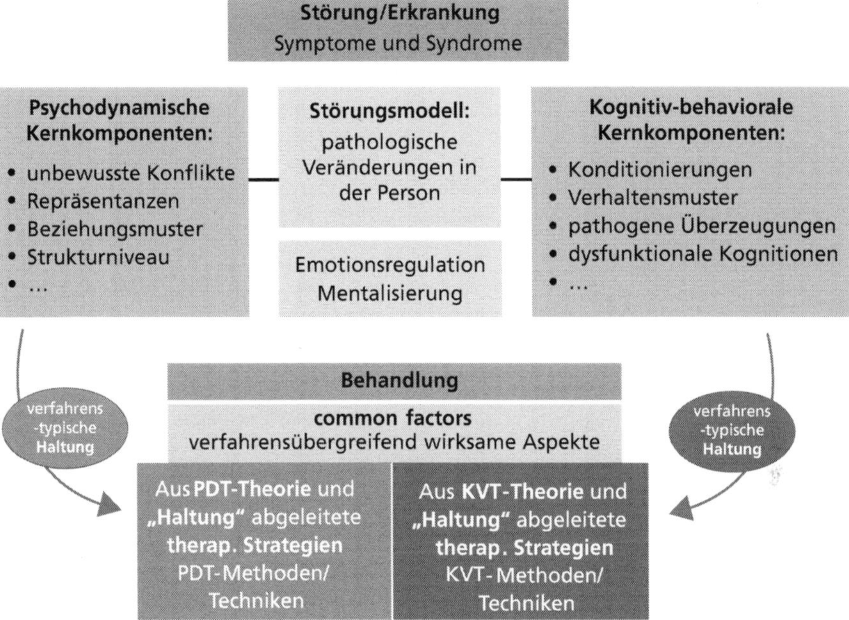

Abb. 1.2: Unterschiedliche Kernkomponenten führen zu unterschiedlichen Psychotherapieverfahren

nur gelegentlichen Anleihen aus anderen Verfahren oder gänzlich anderen Kontexten (wie z. B. fernöstlichen Meditationstechniken).

So bleibt es bisher bei den verschiedenen Psychotherapieverfahren, die sich trotz aller Annäherungen (siehe beispielsweise Benecke, 2016) immer noch deutlich unterscheiden, wie Studien zur Anwendung von psychotherapeutischen Techniken im Prozess zeigen (Übersichten in Benecke, 2014, 2016). Es wurden verschiedene Instrumente entwickelt, um verfahrenstypische Interventionen anhand von Audio-/Video-Aufzeichnungen zu erfassen und/oder von Patient:innen und Therapeut:innen einschätzen zu lassen. Die bekanntesten sind das Psychotherapy Process Q-Sort (PQS, Ablon & Jones, 1998; Albani et al., 2008) und die Comparative Psychotherapy Process Scale (CPPS, Blagys & Hilsenroth, 2000, 2002). Beispielhaft finden sich in ► Tab. 1.1 die Items des psychodynamisch-interpersonellen und des kognitiv-behavioralen Prototypen aus der Patient:innen-Version der CPPS.

Tab. 1.1: Items der Patient:innen-Version der CPPS. PDT = Psychodynamische Therapie, KVT = Korgnitiv-behaviorale Therapie.

PDT-typische Techniken	KVT-typische Techniken
1. Mein Therapeut ermutigte mich, Gefühle zu erkunden, über die ich nicht gerne spreche (z. B. Ärger, Neid, Aufregung, Trauer oder Glück). 2. Mein Therapeut stellte einen Zusammenhang zwischen meinen gegenwärtigen Gefühlen oder Wahrnehmungen und Erfahrungen in meiner Vergangenheit her. 3. Mein Therapeut machte mich auf Ähnlichkeiten zwischen meinen vergangenen und gegenwärtigen Beziehungen aufmerksam. 4. Die Beziehung zwischen dem Therapeuten und mir war ein Schwerpunkt des Gesprächs. 5. Mein Therapeut ermutigte mich, meine Gefühle in der Sitzung zu erleben und auszudrücken. 6. Mein Therapeut sprach meine Vermeidung wichtiger Themen oder meine Stimmungswechsel an. 7. Mein Therapeut zeigte andere Möglichkeiten auf, meine Erfahrungen oder Ereignisse zu verstehen, die ich bisher noch nicht gesehen hatte. 8. Mein Therapeut entdeckte wiederkehrende Muster in meinen Handlungen, Gefühlen und Erfahrungen. 9. Ich begann das Gespräch über bedeutsame Belange, Ereignisse und Erfahrungen. 10. Mein Therapeut ermutigte mich, über meine Wünsche, Fantasien, Träume oder frühe Kindheitserinnerungen (positive oder negative) zu sprechen.	1. Mein Therapeut gab mir deutliche Hinweise oder machte direkte Vorschläge zur Lösung meiner Probleme. 2. Mein Therapeut brachte aktiv die Gesprächsthemen und Aktivitäten während der Sitzung ein. 3. Unser Gespräch konzentrierte sich auf unangemessene oder unlogische Überzeugungen. 4. Mein Therapeut schlug mir spezielle Aktivitäten oder Aufgaben (Hausaufgaben) vor, die ich außerhalb der Sitzung ausprobieren sollte. 5. Mein Therapeut lenkte die Aufmerksamkeit auf meine zukünftige Lebenssituation. 6. Mein Therapeut vermittelte mir Informationen und Fakten über meine gegenwärtigen Symptome, meine Erkrankung oder die Behandlung. 7. Mein Therapeut verhielt sich mir gegenüber ähnlich wie ein Lehrer. 8. Mein Therapeut schlug mir ausdrücklich vor, dass ich in der Therapie gelernte Verhaltensweisen zwischen den Sitzungen durchführen sollte. 9. Mein Therapeut brachte mir spezifische Techniken zur Bewältigung meiner Symptome bei.

Eine Mischung verschiedener Techniken wird als *eklektisch*[1] bezeichnet. Anfang der 2000er Jahre wurde *eklektisch* zur beliebtesten Selbstbezeichnung von Therapeut:-innen im englischsprachigen Raum (Eubanks-Carter et al., 2005). Allerdings hat dieser Begriff mittlerweile eher den Beigeschmack der Beliebigkeit: »Unglücklicherweise gibt es offenbar wenig Übereinstimmung zwischen eklektischen Therapeuten über die spezifischen Techniken, die am hilfreichsten sind, und daher ist die Wahrscheinlichkeit gering, dass zwei eklektische Therapeuten dieselben Techniken

1 Eklektizismus, von griech. ἐκλεκτός, eklektos, »ausgewählt«: In verschiedenen Disziplinen bezeichnet der Begriff ein Vorgehen, bei dem Methoden oder Elemente aus unterschiedlichen theoretischen Systemen herausgenommen und neu verbunden werden.

bei dem gleichen Patienten machen würden« (Lambert, 2013, S. 8; übers. aus Leichsenring et al., 2019). Norcross (2005) spricht in diesem Zusammenhang von *Synkretismus*[2] und benennt damit die Gefahr, dass Psychotherapie ohne einheitlichen theoretischen Rahmen jedweden Anspruch an intersubjektive Nachvollziehbarkeit verlieren könnte. Wenn der Therapeut nach Belieben, persönlichen Vorlieben oder Weltanschauungen seine persönliche *Integration* betreibt, wird seine Praxis willkürlich und damit möglicherweise bedenklich für die Patient:innen (Sell & Benecke, 2020).

Wir sind demnach meines Erachtens noch weit entfernt von einer einheitlichen Theorie der Psychotherapie. Auch wenn dies insbesondere einige verhaltenstherapeutisch orientierte, akademisch tätige klinische Psycholog:innen zu stören scheint, hat die Vielfalt auch Vorteile: »So wie Wirkung und Nebenwirkung von Medikamenten individuell unterschiedlich sind, so sind auch therapeutische Methoden und Behandlungsstrategien der verschiedenen Verfahren für bestimmte Menschen mit bestimmten Störungsbildern mehr oder weniger gut geeignet« (Günter Ruggaber, dgvt, Wortprotokoll der 49. Sitzung des Ausschusses für Gesundheit am 15.05. 2019).

Es erscheint wenig sinnvoll, unterschiedliche Psychopharmaka zu *vereinheitlichen*, indem beispielsweise alle Wirkstoffe zusammengemischt würden, und ebenso wenig sinnvoll wirkt ein Mischen der unterschiedlichen Psychotherapieverfahren bzw. deren Interventionen ohne eine Theorie, aus der sich eine Legierung halbwegs schlüssig herleiten ließe. Wie in ▶ Abb. 1.3 illustriert, geht es weniger darum, eine Einheitspsychotherapie zu entwickeln, sondern Kriterien für eine differenzielle Indikation zu erarbeiten.

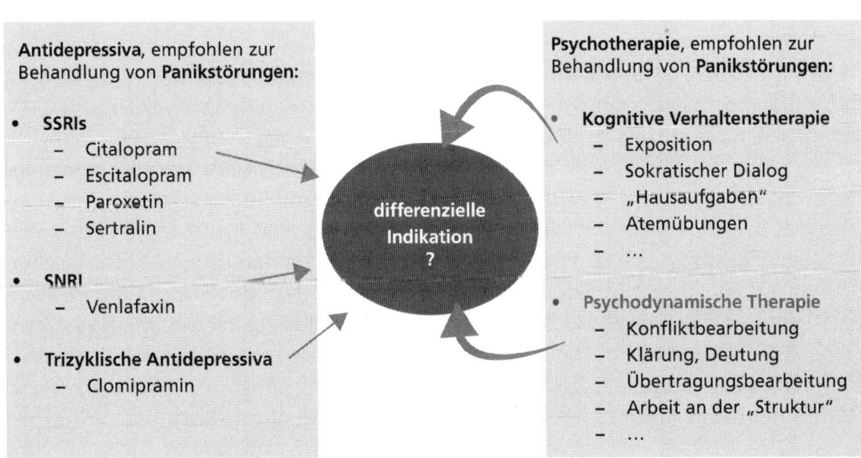

Abb. 1.3: Unterschiedliche pharmakologische Wirkstoffe, unterschiedliche psychotherapeutische Interventionen

2 Der Begriff ist in der Philosophie und in der Theologie eine abwertende Bezeichnung für die unkritische Mischung aus Grundsätzen und Lehren verschiedener Herkunft.

1.3 Verfahrensvielfalt und Vielfalt von Integrationsansätzen

Zudem wurden unterschiedliche Wege bzw. Arten der Integration verschiedener Psychotherapieansätze beschrieben (Arkowitz, 1997): technischer Eklektizismus, gemeinsame Wirkfaktoren, theoretische Integration und assimilative Integration. Sell und Benecke (2020) haben diese vier Integrationsansätze auf ihre Anwendbarkeit zur »Methodenintegration in der psychodynamischen Psychotherapie« geprüft und sind zu dem Schluss gekommen, dass die Bemühungen um eine Psychotherapieintegration zwar eine Bereicherung darstellen, dass ihnen allerdings auf konzeptueller Ebene deutliche Grenzen gesetzt sind, sodass sie ihren eigenen Anspruch letztlich nicht einlösen können.

Sie plädieren am ehesten für eine assimilative Integration, bei der die etablierten Grundorientierungen und Verfahren beibehalten und durch Komponenten der anderen Verfahren ergänzt werden, wobei diese anderen Komponenten aber in die bestehende Veränderungstheorie integriert werden: »Assimilative Integration bedeutet ‚Übersetzung' von einer therapeutischen Technik oder einem behandlungstechnischen Konzept aus dem theoretischen Zusammenhang einer Grundorientierung in den theoretischen Zusammenhang einer anderen. Soll der neue theoretische Zusammenhang dabei widerspruchsfrei bleiben, muss das betreffende Konzept in der ›fremden‹ theoretischen Sprache reformuliert werden und es müssen Bezüge zu anderen zentralen behandlungstechnischen Konzepten der Zielrichtung hergestellt werden. Dabei wird sich das zu assimilierende Konzept fast notwendigerweise auch in seiner behandlungstechnischen Bedeutung verändern« (Sell & Benecke, 2020, S. 193 f.).

Der Sinn in Psychotherapieverfahren auszubilden besteht nach wie vor darin, dass die Beherrschung eines Psychotherapieverfahrens jemanden dazu befähigt, die gesamte Bandbreite der psychischen Störungen zu behandeln, inklusive der üblicherweise anzutreffenden komplexen Störungen (folglich Patient:innen mit einer hohen Komorbidität). Dies gelingt, weil sich das behandlungstechnische Vorgehen aus einer in sich stringenten und umfassenden Theorie über die menschliche Psyche und den Bedingungen der Entstehung und Aufrechterhaltung von psychischen Störungen ableitet. Eine solche umfassende Behandlungskompetenz erlaubt es auch, evtl. auftauchende Komplikationen im Behandlungsverlauf in ihrer Komplexität zu verstehen und darauf wiederum basierend auf einem Gesamtverständnis angemessen zu reagieren, da die komplexen Theorien Aussagen über *funktionale* Zusammenhänge und Prozesse enthalten, aus denen sich individuell adaptierte (personalisierte) Veränderungsstrategien ableiten lassen, anstatt auf Alltagspsychologie oder eine theoriefreie Versuch-und-Irrtum-Strategie angewiesen zu sein (Benecke, 2019). »Aus unserer Sicht führt Integration mit dem Ziel der Vereinheitlichung bestenfalls nicht weiter und schlimmstenfalls zu einer theoretischen und behandlungstechnischen Verarmung der Psychotherapie« (Sell & Benecke, 2020, S. 194 f.).

Aus der Tatsache, dass sich Therapeut:innen über alle Patient:innen hinweg deutlich in ihrer Wirksamkeit unterscheiden und dass diese Unterschiede zwischen Therapeut:innen deutlich größer sind als die Unterschiede zwischen den therapeutischen Methoden (Barkham et al., 2017; Wampold et al., 2018), leiten Sell und Benecke (2020) ab, dass eine erfolgversprechende Strategie zur Weiterentwicklung von Psychotherapien in der Weiterentwicklung der Psychotherapeut:innen besteht – und nicht vornehmlich in der Entwicklung immer neuer Verfahrens- oder Methodenvarianten oder einer Einheitspsychotherapietheorie. Zwiebel beschreibt dies für die Psychoanalyse folgendermaßen: »Die entscheidende Grundannahme all dieser Ansätze ist, dass jeder Analytiker ein individuelles Arbeitsmodell aus expliziten und impliziten Annahmen und Überzeugungen ausbildet, die seine Arbeitsweise in entscheidender Weise prägen. Dieses Arbeitsmodell ist eine komplexe Legierung aus offizieller Theorie, ihrer Aneignung, den eigenen Ausbildungserfahrungen, der klinischen Praxis, der eigenen Persönlichkeit und den persönlichen Lebenserfahrungen und -schicksalen. Immer gibt es eine Kluft zwischen Theorien, Modellen und der realen, unmittelbaren Praxis« (Zwiebel, 2023, S. 224). Yalom wählte folgende Worte: »Formale Texte, Zeitschriftenaufsätze und Vorlesungen beschreiben Therapie als exakt und systematisch, mit sich sorgfältig abzeichnenden Stadien, strategisch-technischen Interventionen, methodischer Entwicklung … und als ein sorgfältiges rationales Programm von Interventionen … Aber ich glaube wirklich, dass der Therapeut das ›Eigentliche‹ hineinwirft, wenn niemand zuschaut« (Yalom, 1989a, S. 13).

Literatur

Ablon, J. S., Jones, E. E. (1998). How expert clinicians prototypes of an ideal treatment correlate with outcome in psychodynamic and cognitive-behavioral therapy. *Psychother Res*, *8*, 71–83.

Albani, C., Ablon, S. J., Levy, R. et al. (2008). *Der »Psychotherapie Prozess Q-Sort« von Enrico E. Jones. Deutsche Version und Anwendungen.* Verlag Ulmer Textbank.

Arkowitz, H. (1997). Integrative theories of therapy. In P.L. Wachtel, S. Messer (Ed.), *Theories of psychotherapy. Origins and evolution* (pp. 227–288). American Psychological Assoc.

Barkham, M., Lutz, W., Lambert, M. J. et al. (2017). Therapist Effects, Effective Therapists, and the Law of Variability. In L. G. Castonguay, C. E. Hill (Eds.), *How and why are some therapists better than others? Understanding therapist effects* (pp. 13–36). American Psychological Association.

Benecke, C. (2014). *Klinische Psychologie und Psychotherapie. Ein integratives Lehrbuch.* Kohlhammer.

Benecke, C. (2016). *Psychodynamische Therapien und Verhaltenstherapie im Vergleich: Zentrale Konzepte und Wirkprinzipien.* Vandenhoeck & Ruprecht.

Benecke, C. (2019). Die Zukunft der Psychotherapieverfahren im neuen Psychotherapiestudium. *Psychotherapeutenjournal*, 393–401.

Blagys, M. D., Hilsenroth, M. J. (2000). Distinctive features of short-term psychodynamic-interpersonal psychotherapy: A review of the comparative psychotherapy process literature. *Clin Psychol Sci Prac*, 7, 167–188.

Blagys, M. D., Hilsenroth, M. J. (2002). Distinctive activities of cognitive-behavioral therapy: A review of the comparative psychotherapy process literature. *Clin Psychol Rev*, *22*, 671–706.

Cooper, R. (2004). What is Wrong with the DSM? *Hist Psychiatry*, *15*, 5–25.

DGPs (2019). Stellungnahme der DGPs und des Fakultätentages Psychologie zur Anhörung vor dem Gesundheitsausschuss des Bundestags am 15.05.2019 (Aufruf am 27.06.2019).

Elsaesser, M., Herpertz, S., Piosczyk, H. et al. (2022). Modular-based psychotherapy (MoBa) versus cognitive-behavioural therapy (CBT) for patients with depression, comorbidities and a history of childhood maltreatment: study protocol for a randomised controlled feasibility trial. *BMJ Open*, *12*, e057672.

Fonagy, P., Luyten, P. (2019). Fidelity vs. flexibility in the implementation of psychotherapies: time to move on. *World Psychiatry*, *18*, 270–271.

Goldfried, M. R. (2019). Obtaining consensus in psychotherapy: What holds us back? *Am Psychol*, *74*, 484–496.

Grawe, K. (1998). *Psychologische Therapie.* Hogrefe.

Leichsenring, F., Abbass, A., Beutel, M. et al. (2019). Vom Sinn des Verfahrenskonzepts und der Verfahrensvielfalt – und warum das Baukasten-System in der Psychotherapie nicht funktioniert. *Z Psychosom Med Psychother*, *65*, preprint.

Leiner, P. (2015). Präzisionsmedizin: Zukunft der Krebsmedizin. *Ärzte Zeitung*, online, https://www.aerztezeitung.de/Medizin/Zukunft-der-Krebsmedizin-247319.html.

Prochaska, J. O. (1984). *Systems of Psychotherapy: A Transtheoretical Analysis.* Dorsey Press.

Rief, W. (2018). Das kritische Gutachten des Wissenschaftlichen Beirats zur humanistischen Psychotherapie: Anlass zur Reflexion des Begriffs »Psychotherapieverfahren«. *Verhaltenstherapie*, *28*, 68–71.

Rief, W. (2019). Von der verfahrensorientierten zur kompetenzorientierten Psychotherapie-Qualifikation. *Psychotherapeuten-Journal*, 261–268.

Rief, W., Schramm, E., Strauß, B. (2021). *Psychotherapie. Ein kompetenzorientiertes Lehrbuch.* Elsevier.

Rief, W., Strauß, B. (2018). Integratives Störungsmodell als Grundlage der Therapieplanung. *Psychotherapeut*, online first.

Schramm, E., Elsaesser, M., Jenkner, C., Hautzinger, M., Herpertz, S.C. (2024): Algorithm-based modular psychotherapy vs. cognitive-behavioral therapy for patients with depression, psychiatric comorbidities and early trauma: a proof-of-concept randomized controlled trial. World Psychiatry 23, 257–266.

Schulte, D. (1998). Psychische Gesundheit, psychische Krankheit, psychische Störung. In U. Baumann, M. Perrez (Ed.). *Lehrbuch Klinische Psychologie und Psychotherapie* (2nd ed., pp. 19–32). Huber.

Sell, C., Benecke, C. (2020). Methodenintegration in der psychodynamischen Psychotherapie. *PDP – Psychodynamische Psychotherapie*, *19*, 185–200.

Wachtel, P. L. (1977). *Psychoanalysis And Behavior Therapy: Toward An Integration.* Basic Books.

Wampold, B. E., Imel, Z. E., Flückiger, C. (2018). *Die Psychotherapie-Debatte. Was Psychotherapie wirksam macht.* Hogrefe.

Zachar, P. (2000). Psychiatric Disorders are Not Natural Kinds. *Philosophy, Psychiatry & Psychology*, *7*, 167–182.

Zipfel, S. (2021). Integration mechanismenorientierter modularer Interventionen mit etablierten Psychotherapieverfahren – der Ansatz einer »Enhanced Psychotherapy«. *PSYCH up2date*, *15*, 184.

Zwiebel, R. (2023). Überlegungen zum psychoanalytischen Arbeitsmodell in der Lehranalyse. *Psyche*, *77*, 222–249.

2 Wozu brauchen wir heute noch stationäre Psychotherapie?

Bernhard Grimmer

2.1 Einleitung

Stationäre Psychotherapie ist vor allem im deutschsprachigen Raum weit verbreitet und gilt als ein Erfolgsmodell, nicht zuletzt aufgrund der von Liebherz und Rabung (2013) in ihrer Metaanalyse nachgewiesenen Wirksamkeit. Im letzten Jahrzehnt ist aber zu beobachten, dass sich die Aufenthaltsdauern der Patient:innen auf den Psychotherapiestationen deutlich verkürzen oder, wie in der Schweiz zu beobachten, Psychotherapiestationen umfunktioniert oder geschlossen werden. Unter dem Slogan *ambulant vor stationär* werden längerfristige hochintensive stationäre psychotherapeutische Behandlungen aufgrund der Aufenthaltsdauer und der entstehenden Kosten infrage gestellt.

In der Schweizer Psychiatrischen Klinik Münsterlingen bestehen aktuell fünf Psychotherapiestationen; die Betten wurden entgegen der sonst zu beobachtenden Entwicklung in den letzten Jahren kontinuierlich ausgebaut. Die Stationen sind einerseits störungsspezifisch (Traumafolgen, Persönlichkeitsstörungen, Depression) ausgerichtet und andererseits an Entwicklungsaufgaben (Adoleszentenpsychiatrie) orientiert. Vier der Stationen (mit Ausnahme der Station für Traumafolgen) arbeiten auf der Basis eines psychodynamischen Grundkonzepts, in das spezifische Verfahren integriert werden. Alle Stationen sind kantonal und außerkantonal nachgefragt und sehr gut belegt.

Vor diesem Hintergrund soll im Folgenden dargestellt werden, was stationäre psychodynamische Psychotherapie leisten kann und warum sie weiterhin für bestimmte Patient:innen ein wichtiges Behandlungsangebot darstellt. Zunächst wird das Modell der integrativen psychodynamischen Teamarbeit skizziert. Danach wird die besondere Bedeutung der stationären Psychotherapie für die Behandlung von Persönlichkeitsstörungen herausgearbeitet. Zum Schluss werden die vorliegenden Wirksamkeitsnachweise diskutiert.

2.2 Stationäre psychodynamische Psychotherapie

In der stationären psychodynamischen Psychotherapie wird eine Gruppe von Patient:innen durch das Team der Station behandelt. Dazu gehören in der Regel

Ärzt:innen, Psycholog:innen, Pflegefachpersonen, Spezialtherapeut:innen und Sozialarbeiter:innen. Jansen (2012) spricht daher von der *integrativen psychoanalytischen Teamarbeit*. Bei den Patient:innen, die zur Behandlung aufgenommen werden, kommt es unweigerlich zu einer Aktivierung und Aktualisierung verinnerlichter früherer Beziehungserfahrungen und Beziehungskonflikte. Diese sind mit den Symptomen und den Leiden der Patient:innen verbunden und inszenieren sich dann in der Patientengruppe und mit den Mitgliedern des Behandlungsteams und werden teilweise in *Handlungsdialogen* verkörpert. So entsteht eine Matrix wechselseitiger Übertragungs- und Gegenübertragungsprozesse. Die verschiedenen Persönlichkeiten der Patient:innen und der Behandler:innen, aber auch die unterschiedlichen Funktionen und Rollen der Mitarbeiter:innen auf der Station, die wiederum zu unterschiedlichen Beziehungsangeboten und Verhaltensweisen gegenüber den Patient:innen führen, aktivieren verschiedene innere Objekte, Selbstzustände und Affekte sowie ungelöste Konflikte. Dadurch kann es zu unterschiedlichen Übertragungen auf verschiedene Personen kommen.

Beispiel 1

Herr A., Anfang 20 mit einer depressiven Symptomatik, hatte sich vor dem Klinikeintritt sozial massiv zurückgezogen, seine Lehre abgebrochen und befand sich in einem sehr verhärteten Verhältnis zum Vater. Er war enttäuscht über die ausbleibende Unterstützung und Zuwendung vom Vater, und die Beziehung war in den vergangenen Jahren geprägt vom Wechsel zwischen Distanzierung und Streit, sowie vermeintlicher Gleichgültigkeit und anhaltenden Vorwürfen gegenüber dem Vater. Eine Lösung aus der finanziellen und teils emotionalen Abhängigkeit zum Vater gelang Herrn A. nicht.

Kurz nach Behandlungsbeginn zeigten sich seine Probleme im Umgang mit männlichen Autoritätspersonen. Er versuchte die Therapeutische Leitung durch Austesten der Grenzen zu provozieren und zu entmachten. Durch ein verachtendes und entwertendes Auftreten gelangte er nach einem eher unauffälligen Einstieg bald in eine tonangebende Position als Gegenleitung in der Patientengruppe. Herr A. stabilisierte sich über diese mit Bestätigung und Bewunderung durch die Mitpatient:innen einhergehende Rolle und wehrte eigene Selbstzweifel und zwischenmenschliche Unsicherheit ab. Zugleich kam er jedoch zunächst nicht in ein therapeutisches Arbeiten und zur inneren Ablösung vom Vater sowie zur Entwicklung eigener Stärke für die anstehenden Entwicklungsaufgaben (Arbeit, Ausbildung, Beziehungsfähigkeit).

Das Beispiel zeigt, wie sich die verinnerlichte Konflikt- und Beziehungsdynamik mit dem Vater in der Begegnung mit der Therapeutischen Leitung auf der Station inszeniert.

Die Besonderheit der stationären Psychotherapie besteht darin, dass unterschiedliche Personen (multipersonell) mit unterschiedlichen Professionen (multiprofessionell) und unterschiedlichen Therapieverfahren (multimodal) die Patient:innen in unterschiedlichen Gruppen- und Einzelsettings behandeln. Dadurch entsteht ein hochintensives Therapieprogramm mit Einzel- und Gruppentherapien, verbalen und nonverbalen Verfahren, Gesprächstherapien und Kreativtherapien wie Kunst- und Musiktherapie, Bewegungstherapien, oder auch Achtsamkeits- oder Skills-gruppen. Die meisten Angebote finden jedoch in Gruppen verschiedener Größe statt. In all diesen Therapien geht es neben dem spezifischen Verfahren immer auch und besonders um die Handlungsdialoge, die Inszenierungen sowie die Übertragungen und Gegenübertragungen. Die jeweiligen Gruppenleitungen stehen damit vor der Herausforderung, sich in die Handlungsdialoge verwickeln zu lassen, das entsprechende Therapieprogramm durchzuführen und gleichzeitig die interpersonellen Prozesse zu beobachten. Weil sich die Patient:innen für einen bestimmten Zeitraum, in der Regel zehn bis zwölf Wochen, in einem *Beziehungsfeld* mit den Mitpatient:innen und dem Behandlungsteam bewegen, lassen sich deren typische, sich wiederholende Muster der Interaktionsgestaltung mit der Zeit immer besser registrieren und verstehen. Im Rahmen von Teambesprechungen werden diese Beobachtungen integriert und in ein Verständnis der zentralen Konfliktdynamik einer:s Patient:in übersetzt.

Die entstehenden Übertragungs- und Gegenübertragungsprozesse werden demnach genutzt, um den Patient:innen die zentralen Beziehungsmuster, -erfahrungen und verinnerlichten Konfliktdynamiken bewusst zu machen, die ihren Symptomen zugrunde liegen. Dafür bedarf es einer therapeutischen Haltung aller Teammitglieder, die darauf ausgerichtet ist, sich einerseits in die Prozesse von *Rollenzuweisung* und Rollenübernahmen, die mit den Übertragungs- und Gegenübertragungsprozessen verbunden sind, verstricken zu lassen, aber andererseits auch ihre spontanen Reaktionstendenzen und Affekte zu erkennen, zu containen und wieder eine möglichst neutrale Haltung einzunehmen. Auf die Identifikation mit den Patient:innen sollte immer wieder die Entidentifikation folgen, um nicht mit einem bestimmten Konfliktanteil dauerhaft verbunden zu sein.

2.3 Gruppentherapie

Eine besondere Bedeutung kommt in unserer Münsterlinger Konzeption der stationären psychodynamischen Therapie der analytischen Gruppenpsychotherapie zu, die nach Möglichkeit mit einer Frequenz von mindestens drei Wochenstunden stattfinden sollte. Im Gegensatz zu anderen Therapieformen nehmen alle Patient:-innen einer Station an der Gruppe teil. Dabei kommen sowohl die Themen der einzelnen Patient:innen zur Sprache, aber auch Erlebnisse und Interaktionen, die im Stationsalltag stattfinden. Die Gruppentherapie ist der Ort, an dem die wechselseitigen Übertragungen, Rollenzuweisungen und -übernahmen sichtbar und benannt und so der Bearbeitung zugänglich werden. Da die Mitpatient:innen zumeist nicht in erster Linie therapeutisch auf die anderen Patient:innen reagieren, inszenieren sich alltagsnähere Interaktionen und die Patient:innen werden mit ihren typischen Mustern des Beziehungsverhaltens konfrontiert. Darüber hinaus bietet die Gruppe aber auch die Möglichkeit neue Erfahrungen zu machen, sich auszuprobieren, Anerkennung zu erfahren und Ängste zu überwinden.

In der gruppenanalytischen Arbeit geht es darum, zu verstehen, welche Themen die Gruppe insgesamt aktuell besonders beschäftigen und wie sich die einzelnen Gruppenmitglieder dazu positionieren. Ausgangspunkt ist die Frage, mit welchen Konflikten die Gruppe als Ganzes beschäftigt ist, welche Konfliktlösungsstrategien im Sinne eines Gruppendrucks entstehen und welche Konfliktanteile (die zentrale Angst und Bedrohung in der Gruppe) dadurch abgewehrt werden. Anders ausgedrückt geht es darum, die psychosozialen, interpersonellen Konfliktkonstellationen und Abwehrmechanismen zu entschlüsseln. Zugleich wird untersucht, welche Gruppenmitglieder sich in welcher Weise zu diesen Konfliktthemen positionieren und mit welchen Konfliktpolen sie sich identifizieren. Das wiederum wird sowohl durch den vorherrschenden Gruppendruck als auch durch die innerpsychisch aktivierten *Selbst-Affekt-Objektbeziehungsdyaden* motiviert.

Beispiel 2

In einer Vertretungssituation einer stationären Gruppentherapie bei Abwesenheit der Gruppenleiterin verspätet sich der vertretende Gruppenleiter, der zugleich Vorgesetzter der eigentlichen Gruppenleitung ist. Die Gruppe beginnt daraufhin mit zehn Minuten Verzögerung. Zunächst äußern zwei männliche Mitpatienten ihre allgemeine Unzufriedenheit darüber, dass sie sich aktuell in der Patientengruppe nicht wohlfühlen und viele ihrer Mitpatient:innen und die Gespräche im Stationsalltag nicht mehr ertragen würden. Zunächst richtet sich ihr Ärger an die Mitpatient:innen. Der Leitungswechsel, die Abwesenheit der eigentlichen Gruppenleitung sowie die Verspätung des Vertreters werden zunächst nicht thematisiert. Nach einer Weile spricht eine Teilnehmerin ihren Ärger über die Verspätung des Gruppenleiters an, dem sich ein großer Teil der Gruppe anschließt. Der vertretende Gruppenleiter wird scharf für seine Verspätung kritisiert. Ihm werden mangelndes Interesse vorgeworfen und die Ungleichbehandlung (Patient:innen müssen pünktlich sein, die Leitung darf zu spät kommen) wird moniert. Mehr und mehr wird sein Verhalten stellvertretend für das Versagen der gesamten Station angeprangert, in der sich das Personal nicht gut um krisenhafte Patient:innen kümmere, man allein gelassen werde und immer wieder viele Therapieangebote ausfallen würden. Einige Patient:innen betonen, dass ihnen dadurch ihre Behandlung verunmöglicht werde. Der zuvor kritisierte stellvertretende Gruppenleiter wird schließlich von einem männlichen Patienten aufgefordert, aufgrund seiner Macht als leitender Vorgesetzter auf der Station »aufzuräumen«, sich persönlich der Missverständnisse anzunehmen und der Gruppe zu versichern, dass er dies tun wird. Als diese Versicherung unterbleibt, zeigen sich der Patient und einige andere enttäuscht und setzen ihre Anklage über das Versagen des Teams fort. Nach einer Weile äußert sich eine Patientin, zunächst etwas zaghaft, und stellt infrage, ob das Klagen und Lamentieren über die enttäuschenden Therapeut:innen die Gruppe wirklich weiterbringe und ob das Team sich wirklich so schlecht um die Patient:innen kümmere. Einige weitere Gruppenmitglieder greifen ihre Mitteilung auf. Ein männliches Gruppenmitglied, der die Gruppe mit seinem Ärger über die Mitpatient:innen eröffnet hatte und der in der Folge auch seinen Ärger über das versagende Team stark zum Ausdruck brachte, formuliert gegen Ende der Gruppe unter Tränen sein eigenes Gefühl des Versagens, in der Therapie nicht weiter zu kommen und seine Probleme in Beziehungen nicht ändern zu können.

Die Gruppe befindet sich zunächst im Modus der Abhängigkeit. Dabei dominieren Enttäuschung, aggressive Anklage und Entwertung der abwesenden oder versagenden Leitung. Das zentrale Gruppenthema ist der Umgang mit dem erlebten Versagen idealisierter Objekte und die Hoffnung nach einem allmächtigen Retter, der das Versagen korrigiert und optimale Bedingungen schafft. Idealisierung und Projektion von Omnipotenzfantasien sind vorherrschend. Abgewehrt ist zunächst die Angst vor dem Alleinsein und der geforderten Autonomie und Selbständigkeit, wenn die Objekte nicht ideal sind, sowie die Zumutung sich mit dem eigenen erlebten Versagen und den eigenen Konflikten sowie den Konflikten innerhalb der Gruppe auseinanderzusetzen. Die einzelnen Gruppenmitglieder nehmen dabei unterschiedliche Pole des Konflikts ein; zum Teil wechseln sie die Position auch während der Gruppe.

Die Gruppentherapie bietet auch die Möglichkeit, die im Stationsalltag auftretenden konflikthaften Interaktionen zwischen den Patient:innen vor dem Hintergrund ihrer jeweiligen Therapiethemen zu besprechen und ihnen neue Beziehungserfahrungen zu ermöglichen.

2.4 Rahmen und Zeit in der stationären Psychotherapie

Damit sich die intrapsychische Dynamik der Patient:innen entfalten und vom Behandlungsteam beobachtet werden kann, müssen auf der Station ein klares Setting und ein Rahmen mit eindeutigen Regeln vorhanden sein. Dabei ist weniger bedeutsam wie streng die Regeln sind, sondern dass sie für das gesamte Team und die Patient:innen klar und bekannt sind. Nur dann ist es möglich, den Umgang von Patient:innen mit den Regeln im Zusammenhang mit seiner Psychodynamik zu verstehen und ein mögliches Agieren thematisieren zu können.

Der Aufenthalt auf der Psychotherapiestation ermöglicht Regression und eine Entlastung auf Zeit. Dies soll es ermöglichen, ohne den Druck des Alltags funktionieren zu müssen und an den Therapiethemen zu arbeiten. Gleichzeitig fördert die versorgende und haltende Umwelt auf der Therapiestation auch Abhängigkeits- und Versorgungswünsche. Aus diesem Grund ist es relevant, die regressive Dynamik zu begrenzen und auch das Realitätsprinzip aufrechtzuerhalten. Dazu trägt bei, möglichst schon bei Eintritt den Austrittstermin festzulegen, Arbeitgeber- und Paargespräche durchzuführen und den Therapiealltag durch Vorgaben wie verpflichtende Therapieteilnahmen zu strukturieren. Von besonderer Bedeutung ist die therapeutische Haltung, die das Behandlungsteam entwickelt. Neben der Bereitschaft, sich in Prozesse von Rollenzuweisung und Rollenübernahme partiell verwickeln zu lassen, und der Fähigkeit, die Inszenierungen der Dynamiken zu verstehen, ist eine kreditierende Beziehungsgestaltung (Grimmer, 2014) notwendig. Sie verbindet eine empathische und haltende Zuwendung mit Zutrauen und Zumuten von Entwicklungsschritten, wodurch sie antiregressiv wirkt.

2.5 Stationäre Psychotherapie der Persönlichkeitsstörungen

Der hier beschriebene übertragungsfokussierte Ansatz der stationären Psychotherapie ist besonders geeignet für die Behandlung von Persönlichkeitsstörungen. Gerhard Dammann hat dieses stationäre Behandlungskonzept maßgeblich entwickelt und in verschiedenen Publikationen beschrieben (Dammann 2012; Dulz et al., 2022).

Persönlichkeitsstörungen manifestieren sich in erster Linie als Beziehungsstörungen. Aufgrund der dominierenden Abwehrmechanismen der Spaltung und der Projektion besteht die Tendenz, unterschiedliche Konfliktanteile mit verschiedenen Personen zu wiederholen, sodass es gleichzeitig zu positiven, idealisierenden und negativen, entwertenden Beziehungen kommt. Diese lassen sich auf der Station beobachten und in ein ganzheitliches Verständnis der Konfliktdynamik integrieren.

Beispiel 3

Herr G. bringt sich von Beginn an aktiv, stets Rat gebend und dabei oft belehrend in die Gruppensitzungen ein; eigene Anliegen oder Probleme bleiben verborgen. Er reagiert sehr irritiert und gekränkt, als er von einem Mitpatienten damit konfrontiert wird.

In den Beziehungen zum Behandlungsteam wird eine hierzu konträre Beziehungsgestaltung sichtbar: die Unterwerfung unter ein als bedrohlich und mächtig erlebtes Objekt. Herr G. zeigt sich hier überangepasst, geradezu unterwürfig, auf Äußerungen der Einzeltherapeutin reagiert er regelrecht automatisiert mit »Ja, Frau Doktor …«, ohne dass in der Therapeutin das Gefühl entsteht, ihn wirklich zu erreichen und in einen authentischen Kontakt zu kommen.

Noch in der Abklärungsphase kommt in der Gruppentherapie der Umgang von Herrn G. mit den Parkregularien der Klinik zur Sprache. So hatte er sich gegenüber Mitpatient:innen offensichtlich damit gebrüstet, die zu leistende Parkgebühr zu umgehen, indem er auf einem der für Dienstärzte reservierten Parkplätze mit einem selbst gebastelten Dienstarztschild parke.

Auf einmal wird eine andere abgewehrte Selbst-Objektbeziehung sichtbar: das heimliche manipulative Dominieren und Verachten des bedrohlichen, mächtigen Objekts. Erst das Zusammenfügen der reinszenierten verschiedenen, sich gegenseitig jedoch bedingenden Selbst-Objektbeziehungen im Behandlungsfokus und die Bearbeitung in der Einzeltherapie ermöglichen im Weiteren ein wirkliches In-Kontakt-Kommen mit dem Patienten und dessen von Widersprüchen bestimmten inneren Welt.

Das Zusammenfügen der widersprüchlichen Selbstanteile und Beziehungsmuster findet in Teambesprechungen statt und wird anschließend als Behandlungsfokus verschriftlicht und mit den Patient:innen besprochen. Übergeordnet leitend ist dabei immer die Frage, welche Aspekte prioritär zu bearbeiten sind, um eine ambulante Weiterbehandlung zu ermöglichen. Stationäre Psychotherapie ist als Teil einer Behandlungskette zu verstehen, mit dem Ziel, Patient:innen im ambulanten Setting therapiefähig zu machen. Das ist bei der Planung der Therapie, der Formulierung des Behandlungsfokus und der Festlegung der Therapieziele besonders zu berücksichtigen. Darüber hinaus erfüllt der Behandlungsfokus noch weitere Ziele:

1. Grundlage für die therapeutische Haltung
2. Containment und Verdauungsfunktion des Teams
3. Verständnis von dysfunktionalem Verhalten

Beispiel 4

Der dritte Teil des Behandlungsfokus eines 40-jährigen Patienten, der nach sechs mehrmonatigen stationären akutpsychiatrischen Behandlungen aufgrund wiederholter depressiver Dekompensationen mit suizidalen Äußerungen zur stationären Psychotherapie aufgenommen wurde, stellt die Bedeutung der Suizidgedanken in den Zusammenhang mit der Verleugnung von durch Ohnmacht reaktivierten aggressiven Selbstanteilen.

Mit dem sich Einlassen auf Suizidgedanken gewinnt der sich zuvor als ohnmächtig erlebende Patient wieder die Kontrolle über sich selbst und über die Umgebung, die ängstlich besorgt reagiert. Im Zulassen von Regression und Suizidgedanken (und den Folgen für die Umgebung) finden verleugnete, mit dem Selbstkonzept des friedlichen, kultivierten, angepassten Mannes nicht zu vereinbarende, aggressive Selbstanteile ihren Ausdruck.

2.6 Wirksamkeit der stationären Psychotherapie

Wie eingangs bereits erwähnt ist die Wirksamkeit stationärer Psychotherapie im Hinblick auf die Verbesserung der Symptomatik auch durch Metaanalysen (z. B.,

Liebherz & Rabung, 2013) belegt, wobei der größte Effekt im Bereich der Depressivität zu beobachten ist. Dazu schreiben Frank und Huber (2021, S. 229), die in ihrer großen naturalistischen Studie mit über 500 Proband:innen den gleichen Effekt fanden, Folgendes:

> »Die deutlichsten Ergebnisse ergaben sich bei der Verbesserung der depressiven Symptomatik. [...] Ein weiterer Grund für die guten Ergebnisse könnte darin liegen, dass das stationäre Setting besonders bei depressiven Patienten wirksam ist, die mit der Aktivierung durch vielfältige Beziehungen und durch das Getragen und Verstanden werden – nicht zuletzt auch durch ihre Mitpatienten – ihre Beziehungsbedürfnisse stillen und Hoffnung schöpfen können.«

In den letzten Jahren zeigte sich aber auch, dass sich nicht nur die Symptomatik verbessert, sondern auch das Funktionsniveau und Aspekte der psychischen Struktur. In der Münsterlinger Studie zur stationären Psychotherapie ergab sich eine mittlere Prä-Post-Effektstärke, gemessen mit dem Strukturfragebogen der Operationalisierten Psychodynamischen Diagnostik (OPD-SF) und dem Mentalisierungsfragebogen (Kraus et al., 2021). Dabei erreichten die Patient:innen am Ende der stationären Behandlung im Durschnitt fast das Strukturniveau von Patient:innen, die sich in ambulanter Psychotherapie befinden. Das untermauert das zuvor beschriebene Ziel, durch die stationäre Behandlung eine ambulante Therapie vorzubereiten und zu ermöglichen. Die Zahlen in dieser Studie stimmen weitgehend mit denen von Frank und Huber (2021) überein. Allerdings haben sie noch eine wesentliche Wechselwirkung beobachtet: Während depressive Patient:innen die größte Reduktion in der Symptomatik zeigen, verbessern sich bei emotional instabilen Persönlichkeitsstörungen besonders die strukturellen Merkmale.

2.7 Fazit

Stationäre Psychotherapie ist eine hochintensive wirksame multimodale Behandlung. Besonders bei schwer erkrankten Patient:innen mit Persönlichkeitsstörungen ermöglicht sie oft erst eine kontinuierliche ambulante Behandlung. Die hier beschriebene übertragungsfokussierte integrative Teambehandlung lässt sich als Beziehungskonflikttherapie im Hier und Jetzt verstehen. Die sich auf der Station entfaltenden Dynamiken ermöglichen eine Bearbeitung der momentan bewusstseinsnahen und affektiv besonders bedeutsamen Themen, die mit der Entwicklung der Symptomatik und den Problemen in der Alltagsbewältigung und Beziehungsgestaltung verbunden sind.

Literatur

Benjamin K., Dammann, G. Rudaz, M. et al. (2021). Changes in the level of personality functioning in inpatient psychotherapy. *Psychotherapy Research*, *31*, 117–131.

Dammann, G. (2012). Grundprinzipien der psychoanalytisch-orientierten stationären Behandlung von Patienten mit schweren Persönlichkeitsstörungen. *Psychoanalyse. Texte zur Sozialforschung*, *16*, 514–529.

Dulz, B., Lohmer, M., Kernberg, O. F. et al. (2022). *Borderline-Störungen – Übertragungsfokussierte Psychotherapie. Ein Manual zur stationären Therapie.* Hogrefe.

Frank, J., Huber, D. (2021). Naturalistische Studie zur Wirksamkeit stationärer psychodynamischer Psychotherapie. *Forum Psychoanal*, *37*, 217–234.

Grimmer, B. (2014). *Psychotherapeutisches Handeln zwischen Zumuten und Mut machen.* Kohlhammer.

Jansen, P. (2012). Zur Theorie und Praxis psychoanalytisch begründeter stationärer Psychotherapie. *Forum Psychoanal*, *28*, 337–358.

Liebherz, S., Rabung, S. (2013). Wirksamkeit psychotherapeutischer Krankenhausbehandlung im deutschsprachigen Raum: Eine Meta-Analyse. *PPmP – Psychotherapie Psychosomatik Medizinische Psychologie*, *63*(09/10), 355–364.

Rösch, C., Grimmer, B. (2017). Störungsspezifische stationäre Behandlung von Persönlichkeitsstörungen: Integration von TFP und DBT. Persönlichkeitsstörungen, *Psychosomatik Medizinische Psychologie*, *63*(09/10), 355–364.

3 Soziale Kohäsion und Teamkohäsion – Grundlagen und Evidenzen für die »Kraft der Gruppe«

Harald Gündel und Katharina Fleig

3.1 Einleitung

In Zeiten der Polykrise (z. B., Tooze, 2023) und einer dynamischen kontinuierlichen Veränderung der Gesellschaft sowie der Arbeitswelt kommt es zu einer Zunahme psychischer und psychosomatischer Beanspruchung. Im Setting Arbeitsplatz wird vor diesem Hintergrund ein Anstieg verschiedener entsprechender Parameter wie z. B. von Arbeitsunfähigkeitstagen, Arbeitszeitverkürzungen und Personalfluktuation beobachtet. Diese Phänomene wurden während der SarsCov-2-Pandemie noch verstärkt. Unter erschwerten Rahmenbedingungen mit hohen Anforderungen und Belastungen sowie geringen Kontroll- bzw. Entscheidungsmöglichkeiten kann in Teams eine Tendenz zur Entsolidarisierung entstehen: Jeder Einzelne versucht, so gut es geht für sich selbst zuerst zu sorgen (pers. Mitteilung Jochen Schweitzer); der Blick auf das gemeinsame Ganze, die Arbeitsaufgabe einer Gruppe sowie gegenseitige Solidarität und Unterstützung, kann verloren gehen. Solche Entwicklungen können ebenso unter vielen anderen Bedingungen der dynamischen Veränderung und ggfs. Verdichtung auftreten. Sie können sich sowohl in einzelnen Teams und Abteilungen sowie in ganzen Arbeitsbereichen als auch auf gesellschaftlicher Ebene manifestieren.

Gegenläufig gab und gibt es immer wieder Best-Practice-Beispiele, in denen ein guter Zusammenhalt, Vertrauen, Austausch und gegenseitige Unterstützung sowie eine Orientierung an der gemeinsamen Arbeitsaufgabe unter den Teammitgliedern die individuelle Gesundheit und Zufriedenheit sowie die gemeinsame Arbeit der Gruppe an der jeweiligen Arbeitsaufgabe unterstützen und fördern.

Dieses Phänomen der Teamkohäsion ist nach aktuellem Kenntnisstand ein relevanter protektiver Faktor für körperliche und seelische Gesundheit am Arbeitsplatz. Zumindest klinisch wird oft beobachtet, dass Menschen zu einem Zeitpunkt körperlich, seelisch oder *psychosomatisch* erkranken, an dem ein bewährtes Team am Arbeitsplatz, z. B. durch Umorganisationsmaßnahmen, verändert wird und die zuvor erlebte Unterstützung innerhalb eines Teams verloren geht. Tatsächlich ist *Herding*, folglich der evolutionär in vielen Spezies (z. B. auch Ameisen und Fische) beobachtbare Zusammenschluss von einzelnen Lebewesen zu gemeinsamen Handlungen und ggfs. ähnlichen Gedanken, mit vielen Vorteilen für die teilnehmenden Individuen im Hinblick auf Gesundheit und Leistungsfähigkeit verbunden. Diesem Phänomen scheint u. a. eine neuronale Synchronisation über verschiedene Individuen hinweg zugrunde zu liegen (Yang, 2020).

Im Bereich der Prävention der o. g. möglichen negativen (entsolidarisierenden) Entwicklungen in Teams und Gruppen unter zunehmendem Veränderungsdruck erscheint es als wesentliche Bewältigungsstrategie, gerade soziale Kohäsion und Teamkohäsion, folglich *die Kraft der Gruppe*, zu stärken, um deren protektive Wirkung für die persönliche Gesundheit und Leistungsfähigkeit des Ganzen zu erhalten.

Im Folgenden sollen die verschiedenen begrifflichen Konzepte und aktuelle Entwicklungen in Bezug auf die Konstrukte soziale Kohäsion, Teamkohäsion und Gruppenkohäsion skizziert und diskutiert werden.

3.2 Soziale Kohäsion als übergeordneter Begriff auf gesellschaftlicher Ebene

Soziale Kohäsion (engl. social cohesion; lat. con- zusammen, haerere haften, kleben), folglich der insbesondere durch gemeinsame Motive und Ziele gewährleistete innere Zusammenhalt einer sozialen Gruppe,[3] ist zunächst ein eher soziologischer Begriff. Nach Chan (2006) ist soziale Kohäsion sinngemäß definiert als eine Zustandsbeschreibung, die sowohl vertikale als auch horizontale Interaktionen unter Mitgliedern einer Gesellschaft charakterisiert. Diese Charakterisierung erfolgt auf der Basis einiger Merkmale und Normen: Zentral dabei sind Vertrauen, das Gefühl der Zugehörigkeit und eine Bereitschaft, Anteil zu nehmen und zu helfen, sowie die daraus ableitbaren Verhaltensweisen (Orazani, 2023). Soziale Kohäsion beinhaltet demnach als zentralen Kern Vertrauen in horizontalen und vertikalen Beziehungsgefügen, die persönliche Identifikation mit einer als wertvoll und bedeutsam eingeschätzten Gruppe und die Bereitschaft, sich für Belange dieser Gruppe durch die Unterstützung anderer Gruppenmitglieder einzusetzen. Im Gegensatz zum eher soziologischen Begriff der sozialen Kohäsion werden die Begriffe *Teamkohäsion* und *Gruppenkohäsion* häufiger in der Psychologie verwendet.

Theoretische Grundlage der sozialen Kohäsion ist zum einen die *social identity theory* (Tajfel & Turner, 1979): Die soziale Identitätstheorie findet z. B. ihre praktische Anwendung, wenn einzelne Menschen sich als Mitglieder einer bestimmten sozialen Gruppe fühlen und diese Gruppe als bedeutsam und relevant für die eigene Identität ansehen (z. B. bezüglich der Religion, einer politischen Orientierung oder eines Sportteams). Letztlich ist das Schlüsselmerkmal in der Anwendung der sozialen Identitätstheorie das Ausmaß, in dem einzelne Menschen sich in ihrem Selbsterleben in Bezug auf ihre Zugehörigkeit zu einer bestimmten sozialen Gruppe definieren. Soziale Kohäsion wird vor diesem Hintergrund auch als das Ergebnis einer gemeinsam geteilten sozialen Identität verstanden.

3 Quelle: https://dorsch.hogrefe.com/stichwort/soziale-kohaesion

Ein weiterer Aspekt einer solchen Gruppenidentität ist, dass oft einer gemeinsamen Innen-Gruppe (»wir«, »we, us«) eine oder mehrere Außen-Gruppe(n) (»die Anderen«, »them«) gegenübergestellt werden. Yang et al. (2020) sprechen hier von »in-group cooperation« und »out-group-aggression«. Die Autor:innen diskutieren neuronale Grundlagen für dieses, bei erhöhter sozialer Kohäsion innerhalb einer Gruppe häufiger beobachtete Phänomen einer erhöhten Konkurrenz bis hin zu Aggressivität gegenüber einer anderen Gruppe (»outgroup«) (z. B. über den Mechanismus einer verminderten Aktivität im rechten dorsolateralen präfrontalen Kortex bei den »in-group«-Mitgliedern, Yang, 2020).

Soziale Kohäsion ist aber auch ein Aspekt einer meist positiv *funktionierenden* Gesellschaft. Menschen mit Führungsverantwortung im gesellschaftlichen Bereich bzw. Führungskräfte des Wirtschaftslebens versuchen nicht selten, einen Gemeinschaftssinn im Sinne eines *Wir-Gefühls* herzustellen, das zentral für soziale Kohäsion ist. Der Europarat beschreibt die soziale Kohäsion in einem Aktionsplan aus dem Jahr 2010 als agilen Prozess sowie als die »Fähigkeit einer Gesellschaft, das Wohlergehen all ihrer Mitglieder zu sichern und durch Minimierung von Ungleichheiten und Vermeidung von Marginalisierung Unterschiede und Spaltung zu bewältigen sowie die Mittel zur Erreichung des Wohlergehens aller zu gewährleisten«. Der Europarat sieht die soziale Kohäsion sogar als Grundlage für das Erreichen der Werte der Menschenrechte, der Demokratie und der Rechtsstaatlichkeit an (o. V., 2010).

Es ist allerdings auch lebensnah zu sehen, dass soziale Kohäsion auf gesellschaftlicher Ebene nicht grundsätzlich »gut« sein muss, sondern auch z. B. in Form der beschriebenen »out-group-aggression« (Yang, 2020) ideologisch im negativen Sinne ausgenutzt bzw. angewendet werden kann.

Eine weitere theoretische Grundlage der sozialen Kohäsion ist die sog. Kontakttheorie (*contact theory*) von G. Allport (1954). Die Kontakttheorie besagt, dass der persönliche zwischenmenschliche Kontakt ein wesentlicher Einflussfaktor ist, um gegenseitige Vorurteile abzubauen und ein Gefühl der Gemeinsamkeit entstehen zu lassen. Allport definiert vier sog. *positive Bedingungsfaktoren*, unter deren Einfluss zwischenmenschlicher Kontakt Vorurteile gegenüber Mitgliedern anderer (z. B. sozialer oder gesellschaftlicher) Gruppen reduzieren kann. Diese vier positiven Faktoren sind (1) gleichrangiger Status zwischen den Gruppen, (2) gemeinsame Ziele, (3) Zusammenarbeit verschiedener Gruppen und (4) eine Unterstützung durch die jeweiligen Autoritäten.

In einem systematischen Review (Orazani et al., 2023) wurde durch die Analyse von 73 Studien untersucht, welche Interventionen geeignet sind, um soziale Kohäsion zu stärken. Dieser systematische Review ergab verschiedene Kernaussagen. Die meisten theoriegestützten Intervention beruhen demnach vor allem auf der bereits empirisch validierten Kontakttheorie sowie auf der Theorie des sozialen Kapitals (Putnam, 2000). Eine Mehrzahl der wirksamen Interventionen zielt darauf ab, soziale Benachteiligung (*social inequality*) innerhalb einer Gruppe und zwischen verschiedenen Gruppen zu vermindern. Interventionen sind besonders wirksam, wenn sich die betroffenen Menschen mit der jeweiligen Intervention identifizieren bzw. sich auch selbst engagieren. Es wurde außerdem deutlich, dass sowohl ein Top-Down- (Interventionen von Forscher:innen konzipiert) als auch ein Bottom-Up- (d. h. partizipative Interventionsentwicklung; Orazani, S. 993)Ansatz erfolgreiche

Interventionen zur Stärkung sozialer Kohäsion begründen konnten. Bei Konflikten zwischen verschiedenen Gruppen scheint ein Top-down-Ansatz am erfolgreichsten zu sein. Auch der Europarat führt explizit diese beiden Ansätze als Methoden im Aktionsplan 2010 zur Förderung sozialer Kohäsion auf. Betont werden die wechselseitigen Interaktionen dieser beiden Ansätze (o. V., 2010). Die Autor:innen schlussfolgern nach einer ausführlichen Diskussion ihrer Rechercheergebnisse, dass gezielte Interventionen die soziale Kohäsion verbessern konnten, in vielen Bereichen aber noch weiterer Forschungsbedarf besteht.

Miller et al. (2020) untersuchten eingehender die theoretische Grundlage des Konzeptes der sozialen Kohäsion und dessen Bezüge zu Gesundheitsverhalten und Gesundheitsmerkmalen. Die Autor:innen charakterisieren soziale Kohäsion als ein Konzept, dass gegenseitiges Vertrauen und Solidarität innerhalb einer Gruppe von Menschen beschreibt. Die Autor:innen sehen insgesamt vier zentrale Merkmale (s. o.) von sozialer Kohäsion: Vertrauen, Solidarität, Verbundenheit und ein Gefühl der Zugehörigkeit. Soziale Kohäsion wird dabei als Teil des übergreifenden Bereiches der sozialen Umgebung (*social environment*) verstanden. Die Autor:innen kritisieren, dass die Operationalisierung des Begriffs *soziale Kohäsion* in der Gesundheitsliteratur inkonsistent ist. Ein häufig alternativ verwendeter Begriff für soziale Kohäsion sei *soziales Kapital*. Beide Konzepte unterscheiden sich jedoch. Soziales Kapital ist sinngemäß definiert als die positiven Güter einer Gesellschaft, die Vertrauen, persönliche Beziehungsnetzwerke und soziale Normen der gegenseitigen Wertschätzung beinhalten. Gesellschaften mit einer höheren sozialen Kohäsion haben in der Regel auch ein höheres soziales Kapital. Daher sollte nach Miller et al. (2020) der Begriff des sozialen Kapitals als ein umschriebener Bereich innerhalb des Konzeptes der sozialen Kohäsion verstanden werden. In der Regel korreliert soziale Kohäsion mit positiven gesundheitsbezogenen Konsequenzen, z. B. mit seelischer Gesundheit, geringere Depressionswerte oder einer besseren Blutzuckereinstellung (Miller et al., 2020).

Die Begriffe *soziales Kapital* und *soziale Kohäsion* werden in der Literatur oft synonym benutzt. Soziales Kapital wird dabei oft als ein Annäherungsmaß zur Bestimmung der sozialen Kohäsion verwendet (s. o.). Die Literaturübersicht von Miller et al. (2020) zeigt, dass der Begriff der sozialen Kohäsion meistens innerhalb von gesellschaftlichen Gruppen wie Nachbarschaften, Gemeinden oder anderen regionalen Strukturen benutzt wurde. Einige Studien untersuchten das Phänomen der sozialen Kohäsion auch innerhalb spezifischer Settings wie Arbeitsplatz oder Schule.

Soziale Kohäsion innerhalb verschiedener gesellschaftlicher Untergruppen wird unterschiedlich operationalisiert und gemessen. Aktuell gibt es keinen einheitlichen Ansatz, um soziale Kohäsion zu erfassen. Es fehlt auch ein gemeinsames Verständnis, auf welcher Ebene der Gesellschaft soziale Kohäsion am besten gemessen werden kann. Die Autor:innen empfehlen daher, dass immer der Kontext, in dem soziale Kohäsion beschrieben wird, genau geschildert werden sollte, z. B. Ebene des Arbeitsplatzes, der Schule oder der Gemeinde. Sie schlagen vor, soziale Kohäsion als das Ausmaß zu verstehen, in dem ein einzelner Mensch Vertrauen, Solidarität, Verbundenheit und ein Gefühl der Zugehörigkeit innerhalb einer Gruppe der Gesellschaft entwickelt (freie Übersetzung, HG). Miller et al. weisen darauf hin, dass soziale Kohäsion potenziell auch negative Bedeutungen haben kann, z. B., wenn sich innerhalb sozialer Gruppen ungesunde Verhaltensweisen ausbreiten, die dann von anderen Mitgliedern einer Gruppe übernommen werden können (Miller et al., 2020).

3.3 Teamkohäsion als ein wichtiges Merkmal von Teams und Gruppen

Die Grundlagen und Konzepte der Begriffe der Team- und Gruppenkohäsion stammen u. a. aus den 1970er und 1980er Jahren. Das Konzept der *group cohesiveness* wurde sogar schon im Jahr 1954 im Rahmen von industrieller Arbeit beschrieben und mit arbeitsbezogenen Ängsten in Zusammenhang gebracht (Seashore, 1954).

Die beiden Begriffe werden als Beschreibung desselben Konzeptes verwendet und in der Literatur nicht klar voneinander abgegrenzt. Die ersten Untersuchungen dieses Konzeptes stammen aus der Militärforschung sowie der Sportpsychologie. Neuere, bisher wenige Studien wurden auch im Arbeitsplatzkontext durchgeführt. Heute wird der Begriff *Teamkohäsion* eher im Bereich der Sportpsychologie und *Gruppenkohäsion* überwiegend im psychotherapeutischen Kontext verwendet.

Teamzusammenhalt (*Teamcohesion*) ist als relevanteste Voraussetzung für den Erfolg eines Teams beschrieben worden (Lakhmani, 2021). Teamkohäsion hat oft positive Auswirkungen auf alle Teammitglieder und erhöht die Produktivität des gesamten Teams. Die Definition von Teamkohäsion kann auf einer individuellen und auf einer Gruppenebene erfolgen. Auf der individuellen Ebene beschreibt Teamkohäsion, wie sich eine einzelne Person im Hinblick auf eine Gruppe fühlt, und was für Gefühle eine Gruppe in dieser Person auslöst (Dion 2000; Lakhmani, 2022). Auf der Gruppenebene ist Kohäsion ein dynamischer Zustand des gesamten Teams, der fluktuieren kann (Marks, 2001). Eine häufige Definition von Teamkohäsion, z. B. für Sportteams, ist die von Carron (1982; frei übersetzt, HG): die Tendenz einer Gruppe, zusammenzubleiben, vereinigt zu bleiben mit der Absicht, die jeweiligen Ziele gemeinsam zu verfolgen. Im Original aus dem Jahr 2013 heißt es:

> »A dynamic process reflected in the tendency for a group to stick together and remain united in the pursuit of its instrumental objectives and/or for the satisfaction of member affective needs« (Carron et al., 1998, aus Martin et al., 2013).

Interessanterweise konnten Godfrey et al. (2021) außerdem Zusammenhänge von ethnischer Diversität in Sportteams und aufgabenzentrierter Teamkohäsion aufzeigen (Godfrey et al., 2021).

Lakhmani et al. (2022) unterscheiden verschiedene Aspekte der Kohäsion in Gruppen: Funktionen, Richtungen und Teamresilienz.

3.3.1 Funktionen

Eine Funktion der Kohäsion beschreibt das gemeinsame Commitment einer Gruppe im Hinblick auf gemeinsame Ziele, und die Fähigkeit des Teams, diesbezüglich zusammenzuarbeiten (Beal, 2003). Diese sogenannte *aufgabenbezogene Kohäsion* (*Task Cohesion*) wird von persönlichen (interpersonalen) Faktoren beeinflusst: Hierzu zählt insbesondere die *soziale Kohäsion*, also inwieweit sich die einzelnen Gruppenmitglieder mögen, sich mit der Gesamtgruppe identifizieren und sich wünschen, in der Gruppe zu bleiben/Teil der Gruppe zu sein (Friedken, 2004), folglich inwiefern sich die einzelnen Teammitglieder zueinander hingezogen und miteinander verbunden fühlen (*Interpersonal Attraction*). Soziale Kohäsion entsteht unter anderem dadurch, dass persönliche Themen miteinander geteilt und wichtige Lebensereignisse gemeinsam gefeiert werden.

Tatsächlich wurde gezeigt, dass gegenseitige Zuneigung mit der Gesamtleistung einer Gruppe korreliert (Dion, 2000). Es besteht ferner eine Beziehung zwischen der gegenseitigen Anziehung zwischen Gruppenmitgliedern und der sogenannten Teamidentität, also dem Ausmaß, zu dem sich eine Person mit den anderen Teammitgliedern identifizieren kann. Dies ist oft davon abhängig, wie ähnlich sich ein Gruppenmitglied zu den anderen Gruppenmitgliedern fühlt. Bedeutsam für die Gruppenkohäsion ist auch die allgemeine Gefühlslage, positiv oder negativ, die durch die Zugehörigkeit zu einer Gruppe entsteht.

Neben diesen beiden Funktionen der Kohäsion wird auch eine sogenannte *strukturelle Kohäsion* beschrieben, die aus den Faktoren Exklusivität, Stolz der gesamten Gruppe, Zusammengehörigkeitsgefühl und gemeinsame Normen besteht. Exklusivität beschreibt die persönliche Identifikation mit einer bestimmten Gruppe im Kontrast mit anderen Gruppen. Der Stolz, zu einer Gruppe zu gehören (*group pride*), ist ein emotionaler Bestandteil von Kohäsion und beschreibt, inwiefern der Status oder die Ideologie der gesamten Gruppe die einzelnen Gruppenmitglieder ansprechen. Ein Zusammengehörigkeitsgefühl ist ein wesentlicher Bestandteil der strukturellen Kohäsion, folglich inwiefern die Gruppenmitglieder sich zueinander hingezogen fühlen. Gemeinsame Gruppennormen sind ebenfalls ein relevanter konstituierender Faktor der Teamkohäsion.

3.3.2 Richtungen

Ferner können verschiedene Richtungen von Kohäsion beschrieben werden (Lakhmani, 2022). Diese beziehen sich auf hierarchische Gefüge in einer Gruppe. Unterschieden werden hier vertikale Kohäsion, horizontale Kohäsion und Komplementarität.

Der Begriff *vertikale Kohäsion* beschreibt die Verbundenheit über verschiedene Hierarchieebenen hinweg. Beispielsweise zeigen Militäreinheiten, deren Führer:-innen eine starke vertikale Kohäsion zu den ihnen zugehörigen Armeemitgliedern aufweisen, Führungsqualitäten, Kompetenz, technische Fähigkeiten und ernsthafte Sorge für das Wohl der ihnen anvertrauten Soldat:innen. Hier besteht eine klare

Korrelation zwischen der Wahrnehmung der Soldat:innen von ihren Führungskräften (fürsorglich, kompetent) und dem Ausmaß der Kohäsion.

Horizontale Kohäsion beschreibt die Beziehungen innerhalb eines Hierarchielevels. Horizontale Kohäsion entwickelt sich normalerweise, wenn die jeweiligen Positionen im Team klar sind und etablierte Gruppennormen und Erwartungen bestehen. Teammitglieder brauchen dabei etwas Zeit, diese Beziehungen zueinander zu entwickeln, bevor eine Kohäsion erreicht ist (Kozlowski et al., 1999).

Komplementarität stellt eine weitere Richtung neben der horizontalen und vertikalen Kohäsion dar. Dieser Begriff beschreibt, inwiefern Einzelne ihre jeweils besonderen Fähigkeiten ins Team einbringen können, und inwieweit dies durch die anderen Teammitglieder wertgeschätzt wird.

Weiterhin lassen sich die drei Richtungen (vertikal, horizontal und komplementär) in verschiedenen Dimensionen betrachten: Die *primäre* Dimension der Kohäsion beschreibt die Beziehungen einer einzelnen Person zu ihren Teammitgliedern und Führungskräften. Dagegen bezieht sich die sogenannte *sekundäre Kohäsion* auf die Beziehung der Gruppenmitglieder zur gesamten Institution. Sie kann entsprechend auch organisationale oder institutionelle Kohäsion genannt werden. Diese verbindet Einzelne im Sinne eines höheren Zweckes zur gesamten Gruppe. Diese Ebene wird oft vernachlässigt. Ebenso besteht eine Verbindung/Kohäsion zur Gesellschaft, die beschreibt, welche Beziehung zwischen einer einzelnen Person oder einem Team und der Gesellschaft als Ganze besteht.

3.3.3 Teamresilienz

Teamresilienz wird als dritter Aspekt der Teamkohäsion verstanden. Hierbei geht es darum, erfolgreich auf herausfordernde Ereignisse zu reagieren und nach einer Stressbelastung (gemeinsam) zu regenerieren und wieder den Zustand eines sich selbst regulierenden Gleichgewichtes zu erreichen (*bouncing back*), oder sogar gemeinsam nach der erfolgreichen Bewältigung einer gemeinsamen Aufgabe zu wachsen (*Post-Event Learning and Groove*; Cato, 2018; Lakhmani, 2022).

Teamkohäsion ist also i. d. R. ein gesundheitsbezogener protektiver Faktor, der dabei hilft, auch schwierige Situationen in einer insgesamt anstrengenden Umgebung gemeinsam zu bewältigen (Lakhmani, 2022; Li et al., 2014). Die wissenschaftliche Literatur zeigt, dass die Zugehörigkeit zu einem hochkohäsiven Team eine wesentliche Rolle für die seelische Gesundheit der Teammitglieder spielt (Vanhove & Herian, 2015). Teamkohäsion ist besonders wichtig in Teams, die sich viel koordinieren müssen, voneinander abhängig sind und in komplexen und dynamischen Zusammenhängen und entsprechenden Aufgabenbereichen arbeiten. In solchen Situationen ist die gegenseitige soziale Unterstützung zentral.

3.3.4 Messung von Teamkohäsion

Es existieren verschiedene Messinstrumente zur Erfassung des Konzeptes der Team- und Gruppenkohäsion in der Literatur. Diese unterscheiden sich hinsichtlich ihrer Validierung (Grossman et al., 2021; Salas, 2015). Salas et al. untersuchten in ihrem

Review die Definitionen von Kohäsion mit ihren Subdimensionen sowie Kohäsionsmessinstrumente (Salas, 2015). Frühere Untersuchungen verfolgten eher eindimensionale Ansätze (z. B. die Anziehungskraft oder der Widerstand der Teammitglieder, eine Gruppe zu verlassen), während spätere Definitionen breiter gefasst wurden und mehrere Dimensionen einschlossen (z. B. das Ergebnis aller Kräfte, die auf die Mitglieder wirken, um in der Gruppe zu bleiben) (Grossman, 2021). Aktuell verwendete Messinstrumente sind häufig multidimensional.

Carron et al. unterschieden im Jahr 1998 zwischen zwei Arten von Kohäsion mit insgesamt vier Subdimensionen (Martin, 2013). Diese vier Subdimensionen der Teamkohäsion lassen sich mit dem am häufigsten verwendeten Messinstrument zur Erfassung der Gruppen-/Teamkohäsion messen: dem 18-Item Group Environment Questionnaire (GEQ; Widmeyer et al., 1895), welcher die übergeordneten Konzepte *soziale Kohäsion (social cohesion)* und *aufgabenorientierte Kohäsion (task cohesion)* beinhaltet. Dieser Fragebogen wurde primär für die Untersuchung von Teamkohäsion in Sportteams entwickelt, welche in einem konkreten Kontext agierten (Pescosolido & Saavedra, 2012). *Task cohesion* ist dabei definiert als »the extent of motivation towards achieving the organization's goals and objectives« (Carless, 2000, S. 73; Widmeyer et al., 1985, S. 17). Soziale Kohäsion wird demgegenüber von denselben Autor:innen beschrieben als »the motivation to develop and maintain social relationships within the group«.

Carless und de Paola (2000) adaptierten den beschriebenen GEQ auf den Arbeitsplatzkontext, um die Erklärungskraft des Messinstruments für dieses Setting zu erhöhen. Dafür änderten sie die Formulierungen von sechs Items, sodass der Fragebogen ein organisatorisches Umfeld anstelle eines Sportkontextes widerspiegelt. Der GEQ basiert auf einem empirisch validierten 3-Faktoren-Modell: Diese drei Faktoren sind 1) soziale Kohäsion, 2) aufgabenbezogene Kohäsion und 3) Attraktivität der Gruppe für die jeweilige Person (S. 79). Die aufgabenbezogene Kohäsion (*task cohesion*) war in einer empirischen Querschnittsstudie an 120 Mitarbeiter:innen einer öffentlichen Institution in Australien im Vergleich zur sozialen Kohäsion der bessere Prädiktor für die Leistung der Arbeitsgruppe (Carless & de Paola, 2000). Die aufgabenbezogene Kohäsion korrelierte dabei mit sozialer Unterstützung und Kommunikation/Kooperation. Die Autor:innen der Studie interpretieren ihre Ergebnisse auch dahingehend, dass soziale Kohäsion eine Vorstufe der aufgabenbezogenen Kohäsion sein könnte.

In einer aktuellen Arbeit stellten Lieb et al. (2024) die Entwicklung und Validierung eines kurzen Fragebogens zur Messung von Teamkohäsion am Arbeitsplatz vor (»Erlanger Fragebogen zur Teamkohäsion, ETC). Der Fragebogen besteht aus 13 Items und misst zwei Faktoren der Kohäsion im Team: *kollegiale Solidarität* sowie *Verbundenheit und Problemmanagement.* Gemäß Lieb et al. eignet er sich aufgrund der geringen Itemzahl für Arbeitsumgebungen mit hoher Arbeitsbelastung und begrenzter Zeit, insbesondere für das Gesundheitswesen. Der Fragebogen enthält absichtlich keine Fragen im Hinblick auf Führungskräfte, um eine möglichst hohe Homogenität des Fragebogens zu erreichen. Die Pilotversion des Fragebogens wurde in einer Stichprobe von 126 Pflegekräften getestet. Erste Ergebnisse zeigen gute Werte für die Reliabilität und Validität. Die Unterskala *kollegiale Solidarität* erfasst gegenseitige Unterstützung, respektvolle gegenseitige Behandlung, Vertrauen, gute Kommunikation innerhalb des Teams, Gerechtigkeit und einen Gemeinschaftssinn. All diese Aspekte sind zentral für das Konstrukt der sozialen Kohäsion (s. o.; Lieb et al., 2024). Der Faktor *Verbundenheit und Problemmanagement* beinhaltet Merkmale wie eine gemeinsame soziale Identität bzw. ein gemeinsames Gruppengefühl, die Fähigkeit zur konstruktiven Lösung von Kompromissen, Meinungsfreiheit, die Fähigkeit eines Teams, neue Mitglieder zu integrieren und nicht auszuschließen, sowie eine kollaborative Arbeitsweise (Lieb et al., 2024).

In der Validierungsstichprobe korrelierte der Score des Erlanger Fragebogens zur Erfassung von Teamkohäsion (ETC) am Arbeitsplatz mit depressiven Symptomen. Geringere Symptome einer Depression wurden auch schon in vorangehenden Publikationen mit besserer Teamkohäsion in Verbindung gesehen. Geringere Depressionswerte sind in früheren Publikationen zudem mit höheren Werten für soziales Kapital korreliert (Lieb et al., 2024). Im Hinblick auf die Ausprägung von Angst in der Validierungsstichprobe fand sich lediglich für den Faktor *Verbundenheit und Problemmanagement* eine Korrelation von höherer Angst mit niedrigerer Teamkohäsion. Schon in vorangehenden Arbeiten habe sich ein Zusammenhang von höherer Teamkohäsion mit niedrigerer Angstausprägung im medizinischen Bereich gezeigt (Lieb et al., 2024). Ferner bestand eine Korrelation zwischen höheren Werten in der Skala zur Erfassung von Teamkohäsion mit geringerer Anstrengung und erhöhter Belohnung im Effort-Reward-Imbalance(ERI)-Fragebogen (Li, 2019).

3.3.5 Teamkohäsion und ökonomische Leistung/Effektivität

Grundsätzlich hat Teamkohäsion einen Einfluss auf individuelle Parameter wie arbeitsbezogene Zufriedenheit, Arbeitsunfähigkeitstage und Personalfluktuation, aber auch auf gruppenbezogene Parameter wie die Leistung eines Teams (*team performance*, z. B., Caress, 2000). Die Beziehung zwischen Teamkohäsion und Leistungsfähigkeit bzw. (ökonomischer) Effektivität des gesamten Teams ist wissenschaftlich überwiegend gut belegt (Lakhmani, 2022). Hohe Kohäsion sagt eine gute gemeinsame Gruppenleistung voraus (Oliver, 1999), ebenso Leistungsverhalten und Teamentscheidungen. Diese positive Beziehung wurde für Teams im Militär, für Sportteams und für Projektteams nachgewiesen (Lit. s. Lakhmani, 2021). Carron et al. konnten in einer Metaanalyse von Sportteams signifikante moderate bis hohe Zusammenhänge zwischen der Teamkohäsion und der Teamperformance detektieren. Moderate Zusammenhänge fanden sich in Studien, die den GEQ verwendeten. Bei ausschließlich weiblichen Teams waren die Zusammenhänge signifikant höher als in Studien mit männlichen Teams (Carron, 2002).

Das Ausmaß der Zusammenhänge von Teamkohäsion und Leistungsfähigkeit unterscheiden sich folglich je nach verwendetem Konzept/Konstrukt für die Teamkohäsion – und möglicherweise auch geschlechterabhängig.

In manchen Zusammenhängen sind gemäß einer Metaanalyse von Grossman et al. (2021) *distale* Maße der Gruppenkohäsion aber ebenso prädiktiv wie *proximale* Maße der Teamkohäsion. Im Original heißt es: »Measures that are more proximal to what a team does – those assessing task cohesion, utilizing referent shift items, and capturing behavioral manifestations of cohesion – show stronger relationships with performance compared to those assessing social cohesion, utilizing direct consensus items, and capturing attitudinal manifestations of cohesion, which are more distal« (Grossmann, 2021, S. 182). Auch der Stolz, einer bestimmten Gruppe anzugehören (*group pride*) hat offensichtlich einen überraschenden Einfluss auf die Leistungsfähigkeit (Grossman, 2021).

Ganotice et al. stellten weitere positive Konsequenzen der Teamkohäsion heraus: Sie untersuchten am Beispiel von interprofessioneller Zusammenarbeit im Gesundheitswesen die Zusammenhänge zwischen Teamkohäsion und kollektiver Wirksamkeit (*collective efficacy*). In ihrer Studie konnte die Teamkohäsion die kollektive Wirksamkeit voraussagen und diese wiederum die Ergebnisse der Zusammenarbeit von Teams (*team collaboration outcomes*) (Ganotice et al., 2022).

Teamkohäsion ist auch ein relevanter Einflussfaktor dafür, inwiefern einzelne Teammitglieder gerne zusammenarbeiten möchten. Es kann so etwas wie ein gemeinsamer *Social Flow* auftreten, während Aufgaben bearbeitet werden, bei denen die einzelnen Teammitglieder besonders abhängig voneinander sind. Hochkohäsive Teams haben gemeinsame Ziele, Prozesse und ähnliche Muster zwischenmenschlicher Beziehungen (Hackmann, 2000).

Allerdings ist ein offener Austausch zentral für innovative Gedanken und kreative Prozesse. Es besteht das Risiko, dass Gruppen mit einer hohen Kohäsion sich mehr darauf konzentrieren, positive gemeinsame Beziehungen zu behalten, anstatt auch möglicherweise unangenehme Themen anzusprechen. Eine Studie zeigte, dass vertiefte soziale Beziehungen unter Gruppenmitgliedern zu einer verminderten Innovation führen können (Sethi, 2002). Die individuelle Aufmerksamkeit und Anstrengung könne darauf verwendet werden, innerhalb der durch die Gruppennormen und die bisherigen Erfahrungen der Gruppe gesetzten Grenzen zu bleiben (Pescosolido & Saavedra, 2012). Das Konzept der Teamkohäsion wird daher auch kritisch hinsichtlich des ökonomischen Nutzens betrachtet (Pescosolido & Saavedra, 2012). Veränderungskraft und Kreativität können in einer sozialen Umgebung unter einer hohen sozialen Kohäsion leiden. Auch hier braucht es daher eine gesunde Balance.

3.4 Neuronale Grundlagen

Unseres Wissens nach untersuchte nur eine Studie, inwieweit es eine neuronale Grundlage für Kohäsion für Teams und deren Leistungsfähigkeit gibt (Reinero et al., 2021). Die Autor:innen konstatieren zunächst, dass es eine besondere Fähigkeit von Menschen ist, in Gruppen zusammenzuarbeiten. Jahrzehntelange Forschung habe die folgenden Einflussfaktoren für erfolgreiche Teams gefunden: gemeinsame Identität, ein Klima der psychologischen Sicherheit, emotionale Intelligenz (Reinero et al., 2021) und kollektive Gruppenintelligenz. Gleichzeitig konnte eine umfassende, bei der Firma Google durchgeführte Studie überraschenderweise keine starken Prädiktoren erfolgreicher Teams finden. Vor diesem Hintergrund haben die

Autor:innen versucht, zusätzliche, nicht nur psychologische Determinanten von Kollaboration und Gruppenkohäsion zu untersuchen. Ihr besonderer Fokus lag dabei auf möglichen neurobiologischen Grundlagen (Inter-Brain Synchrony) von Gruppenkohäsion.

Die Autor:innen untersuchten insgesamt 174 Studierende, die in 44 Gruppen á 4 Personen im Rahmen eines Experimentes zusammengearbeitet haben. In der Interventionsgruppe (IG) wurde vor der Durchführung einer gemeinsam zu bearbeitenden komplexen Aufgabe versucht, die Teamkohäsion gezielt zu stärken. In der Kontrollbedingung (KG) arbeitete jede der vier in einer Gruppe zusammengestellten Personen für sich. Während einer komplexen testpsychologischen Aufgabe wurde dann bei der IG und der KG die elektrische Aktivität mittels eines EEG abgeleitet. Das zentrale Ergebnis der Studie war, dass das Ausmaß an Synchronizität, gemessen mit dem EEG, innerhalb der jeweiligen Vierergruppen-Mitglieder offensichtlich einen relevanten Aspekt der gemeinsamen Zusammenarbeit widerspiegelte. Das Ausmaß an Synchronizität der EEG-Aktivität (Inter-Brain Synchrony) der jeweiligen Vierergruppe konnte dabei das spätere Ergebnis der Zusammenarbeit der jeweiligen Vierergruppe beim Lösen der komplexen testpsychologischen Aufgaben vorhersagen. Dieses Maß hatte eine höhere Vorhersagekraft als die selbst eingeschätzte Identifikation des Einzelnen mit der jeweiligen Gruppe. Die Autor:innen schlussfolgerten, dass das Ausmaß an EEG-Synchronizität (Inter-Brain Synchrony) zwischen den beteiligten Personen ein wichtiger Baustein sein kann, um das Phänomen der Zusammenarbeit und damit der Kohäsion innerhalb von Teams zu verstehen (Reinero et al., 2021). Die Studie bestätigt damit einen Zusammenhang zwischen Teamkohäsion und verbesserter Leistungsfähigkeit.

Weiterhin untersuchten zwei Studien die neuronale Synchronität von Dyaden beim gemeinsamen Lösen von Aufgaben mittels funktioneller Nahinfrarotspektroskopie (fNIRS) in Abhängigkeit vom biologischen Geschlecht. Interessanterweise konnten die Autor:innen Unterschiede in der neuronalen Synchronität in Abhängigkeit vom Geschlecht der Personen detektieren (Baker, 2016; Cheng, 2015). Die Autor:innen folgerten daraus Einflüsse der Geschlechter auf neuronale Prozesse während des kooperativen Verhaltens. Für den Arbeitsplatzkontext wurde der Einfluss des Geschlechts auf die neuronale Synchronität während der Zusammenarbeit im Team bisher noch nicht explizit untersucht. Vor dem Hintergrund des steigenden Frauenanteils im Erwerbsleben bzw. in der Erwerbsarbeit wäre eine spezifische Untersuchung dieser Subdimension von gesellschaftsrelevantem und ökonomischem Interesse.

3.5 Führungskräfte

Die wechselseitigen Beziehungen von *Führung* und *Teamkohäsion* wurden bisher wenig untersucht. Oh und Yoo untersuchten diese Frage mithilfe eines Fragebogens mit Skalen zu transformationeller Führung, sozialen Normen und Teamkohäsion.

Dieser Fragebogen enthielt jedoch nur drei Items für die Teamkohäsion. Sie detektierten einen signifikant positiven Effekt transformationeller Führung auf Teamkohäsion. Auch soziale Normen hatten einen signifikant positiven Effekt auf diese (Oh & Yoo, 2023).

Volevakha et al. verwendeten in ihrer Studie kein spezifisches Instrument zur expliziten Erfassung der Teamkohäsion, sondern Subskalen anderer Fragebögen. Interessanterweise zeigten sie, dass in ihrer Studie ein hohes Maß an *Teamkohäsion* die *psychologische Sicherheit* der Mitarbeiter:innen erhöhte. Außerdem habe diese einen negativen Einfluss auf die *Beziehung zum Management* – Mitarbeiter:innen von Teams mit hohem Zusammenhalt neigten in der Interpretation der Autor:innen eher dazu, Druck und Zwang seitens des Managements zu spüren. Sie erklären dies dadurch, dass Teams mit hohem Zusammenhalt eher bestrebt seien, ihre Interessen gegenüber der Leitung zu verteidigen, und sogar versuchen könnten, einen Teil der Befugnisse zu übernehmen (Volevakha et al., 2021). Die bisherigen Ergebnisse zum Zusammenhang zwischen Führung und Teamkohäsion erscheinen insgesamt noch nicht eindeutig und sprechen für weitere Untersuchungen zu diesem Thema.

3.5.1 Erste neuronale Perspektiven

Ein bislang eher singulärer Artikel befasst sich damit, inwieweit die Synchronisierung der Hirnaktivität von Menschen innerhalb einer Gruppe mit der Herausbildung einer Führungsrolle korreliert, und ob Ausmaß und Art der Kommunikation zwischen potenzieller Führungskraft und Mitarbeiter:innen hierbei eine Rolle spielen (Jiang, 2015). Diese Frage wurde in einer komplexen Versuchsanordnung mit insgesamt zwölf Gruppen á drei Personen mittels EEG/fNIRS untersucht. Es zeigte sich innerhalb einer durch die Führungskraft initiierten Kommunikation eine signifikante Korrelation zwischen der Inter-Brain Synchrony in der jeweiligen Dyade und den kommunikativen Fähigkeiten der Führungskraft (jeweils bewertet durch externe Beobachter:innen).

Die Ergebnisse dieser Studie legen insgesamt nahe, dass es eher die Qualität als die Quantität von Kommunikation seitens der Führungskraft ist, die einen Menschen zur Rolle als Führungskraft qualifiziert. Das Ausmaß an Inter-Brain Synchrony zwischen Führungskraft und Mitarbeiter:innen wurde besonders durch verbale Kommunikation beeinflusst, weniger durch nonverbale Kommunikation. Das deutet darauf hin, dass verbale Kommunikation einer der Hauptfaktoren für die Herausbildung einer Führungsrolle innerhalb von Gruppen ist. Offensichtlich kann verbale Kommunikation das Herausbilden einer Führungsrolle auch dadurch begünstigen, indem sie eine neuronale Synchronisierung zwischen Führungskraft und Mitarbeiter:innen hervorruft. Diese Art der Herausbildung einer Führungsrolle ist möglicherweise spezifisch für Menschen. Die Ergebnisse legen nahe, dass dynamische soziale Interaktion eine wesentliche Rolle in der Herausbildung einer Führungsrolle darstellt. Die Autor:innen schlussfolgern, dass ein wichtiger Faktor dieser dynamischen sozialen Interaktion die Fähigkeit ist, sich in andere Menschen hineinversetzen zu können (»Grasping the mind of others«; Jiang, S. 4277, zitiert nach Schilbach, 2013). Interessanterweise zeigte sich das höchste Ausmaß an Inter-Brain

Synchrony für die untersuchten Führungskraft-Mitarbeiter:innen-Paare im linken TPJ (Temporoparietal junction), aber nicht in der Sprachregion (linker interiorer frontaler Kortex, IFC). Dieses Ergebnis legt nahe, dass Inter-Brain Synchrony vor allem durch ein hohes Ausmaß an *Mentalisierung*, also die Fähigkeit, sich in andere Menschen hineinzuversetzen, entsteht, was teilweise eine Aufgabe des linken TPJ ist. Diese Studie impliziert demnach, dass tatsächlich neuronale Aktivität (genauso wie interaktives Kommunikationsverhalten) geeignet ist, zwischen Menschen mit und ohne Führungsqualitäten zu unterscheiden (Jiang, 2015).

3.6 Fazit

Es ist eine langjährige klinische Erfahrung, sowohl in psychotherapeutisch geführten Gruppentherapien und therapeutischen Gemeinschaften als auch innerhalb von Teams am Arbeitsplatz, dass eine hohe soziale Kohäsion untereinander mit Gesundheit und Leistungsfähigkeit korreliert. Gerade auch aus den Erfahrungen der Covid-Pandemie erscheint es uns zentral, dass sich soziale Kohäsion als ein zentrales Merkmal bzw. ein relevanter Baustein für Resilienz des Einzelnen und der Gruppe am Arbeitsplatz herausgestellt hat (Schmidt-Stiedenroth, 2023). Diese Zusammenhänge bestätigen sich auch in ersten neuropsychologisch fundierten Untersuchungen (Reinero et al., 2021). Hier bestehen sogar Ansätze, die Mechanismen der positiven und resilienzsteigernden Wirkung von Teamkohäsion besser zu verstehen. Es ist also zu empfehlen, die Unterstützung von Teamkohäsion und einem Klima gegenseitigen Respektes und guter Zusammenarbeit noch stärker in den Fokus entsprechender gezielter Interventionen am Arbeitsplatz zu stellen. Teilweise bestehen mit solchen Interventionen bereits positive Erfahrungen innerhalb des Gesundheitssektors (Heltzel, 2021).

Letztlich fehlen größere empirische Untersuchungen in unterschiedlichen Arbeitsplatzsettings, die darstellen können, ob diese Kohäsion auch im größeren Zusammenhang ein zentraler Einflussfaktor für individuelle Gesundheit ist – und auch, ob bzw. unter welchen Bedingungen es ggfs. auch negative Begleiterscheinungen geben kann. Zukünftige Forschungsansätze sollten daher den Einfluss von Teamkohäsion auf Gesundheit und Leistungsfähigkeit am Arbeitsplatz noch gezielter und spezifischer untersuchen.

Weitere Aspekte zukünftiger Forschung sind die Wechselwirkungen von Teamkohäsion mit Führung (vertikale Kohäsion). Offen bleibt bisher, wie Führungskräfte soziale Kohäsion in Teams beeinflussen können und wie Teams in Abhängigkeit von der Stärke ihrer Kohäsion auf Führungskräfte wirken. Idealerweise sollten aber auch beginnende Einsichten in die neuronalen Mechanismen, die den positiven Effekten von Teamkollisionen zugrunde liegen, besser verstanden werden. Zukünftige Untersuchungen sollten (u. a. geschlechterabhängig) neurobiologische Korrelate der psychologischen und soziologischen Konzepte der Kohäsion untersuchen. Diese können zukünftig zu einem noch weitreichenderen Verständnis der Zusammenhänge von vertikaler und horizontaler Teamkohäsion, Teamleistungsfähigkeit bzw. -performance und psychosomatischer Gesundheit am Arbeitsplatz beitragen.

Unterstützt durch das Deutsche Zentrum für Psychische Gesundheit (DZPG).

Literatur

Allport, G. W. (1954). *The nature of prejudice.* Addison-Wesley.

Baker, J. M., Liu, N., Cui, X. et al. (2016). Sex differences in neural and behavioral signatures of cooperation revealed by fNIRS hyperscanning. *Sci Rep, 6*, 26492.

Beal, D. J., Cohen, R. R., Burke, M. J. et al. (2003). Cohesion and Performance in Groups: A Meta-Analytic Clarification of Construct Relations. *Journal of Applied Psychology*, *88*(6), 989–1004.

Carron, A. V. (1982). Cohesiveness in Sport Groups: Interpretations and Considerations. *Journal of Sport Psychology*, *4*(2), 123–138.

Carron, A. V., Brawley, L. R., Widmeyer, W. N. (1998). The measurement of cohesiveness in sport groups. In J. L. Duda (Ed.), *Advances in sport and exercise psychology measurement* (pp. 213–226). WV: Fitness Information Technology.

Carron, A. V., Colman, M. M., Wheeler, J. et al. (2002). Cohesion and performance in sport: A meta-analysis. *Journal of Sport and Exercise Psychology*, *24*, 168–188.

Cato, C. R., Blue, S. N., Boyle, B. (2018). Conceptualizing Risk and Unit Resilience in a Military Context. In B. D. Trump, M.-V. Florin, I. Linkov (Ed.), *IRGC Resource Guide on Resilience (Vol. 2): Domains of Resilience for Complex Interconnected Systems (pp. 53–59).*

Chan, J., To, H.-P., Chan, E. (2006). Reconsidering social cohesion: Developing a definition and analytical framework for empirical research. *Social Indicators Research*, *75*(2), 273–302.

Cheng, X., Li, X., Hu, Y. (2015). Synchronous brain activity during cooperative exchange depends on gender of partner: A fNIRS-based hyperscanning study. *Hum Brain Mapp, 36*(6), 2039–2048.

Dion, K. L. (2000). Group Cohesion: From »Field of Forces« to Multidimensional Construct. *Group Dynamics: Theory, Research, and Practice*, *4*(1), 7–26.

Duhigg, C. (2016). *What Google Learned From Its Quest to Build the Perfect Team.* New York Times Magazine. https://www.nytimes.com/2016/02/28/magazine/what-google-learned-from-its-quest-to-build-the-perfect-team.html

Friedkin, N. E. (2004.) Social Cohesion. *Annual Review of Sociology*, *30*(1), 409–425.

Ganotice, F. A. Jr., Chan, L., Shen, X. et al. (2022). Team cohesiveness and collective efficacy explain outcomes in interprofessional education. *BMC Med Educ.*, *22*(1): 820. PMID: 36447247; PMCID: PMC9706965.

Grossman, R., Nolan, K., Rosch, Z. et al. (2021). The team cohesion-performance relationship: A meta-analysis exploring measurement approaches and the changing team landscape. *Organizational Psychology Review*, *12*(2), 181–238.

Heltzel, R. (2021). *Psychodynamische Beratung in Organisationen.* Psychosozial-Verlag.

Hackman, J. R., Wageman, R., Ruddy, M. et al. (2000). Team Effectiveness in Theory and in Practice. In C. L. Cooper, E. A. Locke (Eds.), *Organizational Psychology – Linking Theory with Practice* (pp. 109–127). Blackwell Publishers Ltd.

Ilgen, D. R., Pulakos, E. D. (2019). *The Changing Nature of Work Performance: Implications for Staffing, Personnel Actions, and Development* (pp. 240–292). Jossey-Bass.

Jiang J., Chen C., Dai B. et al. (2015). Leader emergence through interpersonal neural synchronization. *Proc Natl Acad Sci U S A, 112*(14), 4274–4279. Epub 2015 Mar 23. PMID: 25831535; PMCID: PMC4394311.

Kozlowski, S. W., Gully, S. M., Nason, E. R. et al. (1999). Developing Adaptive Teams: A Theory of Compilation and Performance across Levels and Time. In *The Changing Nature of Work Performance: Implications for Staffing, Personnel Actions, and Development*, edited by D. R.

Li, A., Early, S. F., Mahrer, N. E. et al. (2014). Group Cohesion and Organizational Commitment: Protective Factors for Nurse Residents' Job Satisfaction, Compassion Fatigue, Compassion Satisfaction, and Burnout. *Journal of Professional Nursing, 30*(1), 89–99.

Li J., Leineweber C., Nyberg A. et al. (2019). Cost, Gain, and Health: Theoretical Clarification and Psychometric Validation of a Work Stress Model With Data From Two National Studies. *J Occup Environ Med, 61*(11), 894–904.

Lieb M., Erim Y., Morawa E. (2024). Development and validation of a questionnaire for measuring team cohesion: the Erlangen Team Cohesion at Work Scale (ETC). *BMC Psychol,12*(1), 91. PMID: 38388465; PMCID: PMC10885512.

Lakhmani, S. G., Neubauer, C., Krausman, A. et al. (2022). Cohesion in human–autonomy teams: An approach for future research. *Theoretical Issues in Ergonomics Science, 23*(6), 687–724.

Marks, M. A., Mathieu, J. E., Zaccaro, S. J. (2001). A Temporally Based Framework and Taxonomy of Team Processes. *Academy of Management Review, 26*(3), 356–376.

Martin L., Eys M., Blair Evans M. et al. (2013). Cohesion in Sport: New Directions for Practitioners. *Journal of Sport Psychology in Action, 4*(1), 14–25.

Miller, H. N., Thornton, C. P., Rodney, T. et al. (2020). Social Cohesion in Health: A Concept Analysis. *Advances in Nursing Science, 43*(4), 375–390.

Oh Y, Yoo JI. (2023). Team Cohesion in Individual/Team Sports Athletes: Transformational Leadership and the Role of Social norms. *Healthcare (Basel), 11*(6):792. PMID: 36981449; PMCID: PMC10048186.

Oliver, L. W., Harman, J., Hoover, E. et al. (1999). A Quantitative Integration of the Military Cohesion Literature. *Military Psychology, 11*(1), 57–83.

Orazani, S. N., Reynolds, K. J., Osborne, H. (2023). What works and why in interventions to strengthen social cohesion: A systematic review. *Journal of Applied Social Psychology, 53*(10), 938–995.

o. V. (2010) *Die neue Strategie und Aktionsplan des Europarates für soziale Kohäsion.* https://www.coe.int/t/dg3/socialpolicies/source/Die%20neue%20Strategie%20und%20Aktionsplan%20des%20Europarates%20f%C3%BCr%20soziale%20Koh%C3%A4sion%20dt-%20Version.pdf.

Pescosolido, A. T., Saavedra, R. (2012). Cohesion and sports teams: A review. *Small Group Research, 43*(6), 744–758.

Putnam, R. D. (2000). *Bowling alone: Revised and updated: The collapse and revival of American community.* Simon & Schuster.

Reinero, D. A., Dikker, S., Van Bavel, J. J. (2021). Inter-brain synchrony in teams predicts collective performance. *Social Cognitive and Affective Neuroscience, 16*(1–2), 43–57.

Salas E., Grossman R., Hughes A. M. et al. (2015). Measuring Team Cohesion: Observations from the Science. *Human Factors, 57*(3), 365–374.

Schmidt-Stiedenroth K., Guthardt L., Genrich M. et al. (2023). What helps hospital staff in times of crisis: qualitative results of a survey on psychosocial resources and stressors in German hospitals during the COVID-19 pandemic. *Front Public Health, 11*, 1260079. PMID: 37869202; PMCID: PMC10585258.

Schilbach L, et al. (2013) Toward a second-person neuroscience. Behav Brain Sci 36(4): 393–414.

Seashore S. (1954). *Group Cohesiveness in the industrial work group.* Survey Research Center, Institute for Social Research, University of Michigan.

Tajfel, H., Turner, J. C. (1979). An integrative theory of intergroup conflict. In W. G. Austin, S. Worchel (Ed.), *The social psychology of intergroup relations* (pp. 33–37). Brooks/Cole.

Tooze, A. (2023). *This is why ›polycrisis‹ is a useful way of looking at the world right now.* World Economic Forum. https://www.weforum.org/agenda/2023/03/polycrisis-adam-tooze-historian-explains/.

Vanhove, A. J., Herian, M. N. (2015). Team Cohesion and Individual Well-Being: A Conceptual Analysis and Relational Framework. In E. Salas, W. B. Vessey, A. X. Estrada (Ed.), *Team*

Cohesion: Advances in Psychological Theory, Methods, and Practice. research on Managing Groups and Teams , (pp. 53–82). Emerald Group Publishing Limited.

Volevakha I. B., Kolomiiets N. V., Kukhar T. V. (2021). Organizational factors of psychological safety in the workplace. *Wiad Lek.*, *74*(11), 2789–2793. PMID: 35023494.

Yang J, Zhang H, Ni J, et al. (2020). Within-group synchronization in the prefrontal cortex associates with intergroup conflict. *Nat Neurosci.*, *23*(6), 754–760. Epub 2020 Apr 27. PMID: 32341541.

4 Psychosen: Psychosomatosen des Gehirns?

Heinz Böker

4.1 Einleitung: Psychosomatisches Denken

Das Thema der 10. Münsterlinger Tagung »Fortschritte der psychodynamischen Psychiatrie«, die dem Andenken an Gerhard Dammann – einem bedeutsamen und inspirierenden Förderer psychodynamischen Denkens in der Psychiatrie – gewidmet ist, regt mich zu einem Rückblick auf die gemeinsame Zeit und Zusammenarbeit mit Prof. Stavros Mentzos an der Psychiatrischen Universitätsklinik in Frankfurt/Main an (in der Zeit von 1988 bis 1996).

Ein wesentlicher Arbeitsschwerpunkt bestand darin, im Rahmen der 1984 gegründeten »Psychose-Konferenz« systematisch die Verläufe von psychotherapeutisch behandelten psychotischen Patient:innen zu untersuchen und zu diskutieren. Die Tatsache, dass die »Psychose-Konferenz« in einer Psychosomatischen Abteilung einer Universitätsklinik entstand, ist bemerkenswert. Vielleicht ermöglichte es gerade dieser für die Auseinandersetzung mit dem Thema Psychosen und Psychosen-Psychotherapie ungewöhnliche, nicht von traditionellen Regularien und Denkschemata geprägte institutionelle Rahmen, die Sackgassensituation zu überwinden, die sich in der Behandlung psychotischer Patient:innen ergeben hatte – nicht zuletzt auch durch die unzureichende Anwendung früherer psychoanalytischer Theorien, die im Kontext neurotischer Störungen entstanden waren.

Mentzos (2000) schlug vor, Psychosen als »Psychosomatosen des Gehirns« aufzufassen Mit diesem systemtheoretisch orientierten Modell spiralförmiger, sich wechselseitig beeinflussender biologischer, intrapsychischer, interpersoneller und soziokultureller Faktoren bei der Entwicklung psychischer Erkrankungen werden frühere linear-monokausale Krankheitsauffassungen überwunden (Böker, 2011). In dieser Sichtweise handelt es sich um Erkrankungen, bei denen die prädisponierenden biologischen Faktoren nicht nur schon von Geburt oder früher Säuglingszeit an vorhanden, sondern oft direkt oder indirekt an der psychischen Entwicklung beteiligt sind (Mirsky, 1958). Eine konstitutionelle, relativ geringfügige Störung kann unter den Bedingungen eines bestimmten Milieus und einer bestimmten psychosozialen Konstellation zur Entwicklung einer veränderten Persönlichkeitsstruktur beitragen. Um eine der pragmatischen Kernaussagen von Stavros Mentzos zu zitieren: »Kleine Ursache, große Wirkung«.

Die gemischte biologische und psychosoziale Vulnerabilität kann mit intrapsychischen und interpersonellen Konflikten und Spannungen einhergehen und schließlich in einem längeren Prozess zu sekundären, auch zusätzlichen somatischen, neurobiologischen Veränderungen führen. Psychische und somatische Faktoren stehen in einem Wechselwirkungszusammenhang, weshalb einerseits subjektiv Erfahrenes zu einer Veränderung des neurobiologischen Substrates beiträgt und andererseits die somatische Disposition im Verlauf der Entwicklung eine biografische, seelische und soziale Bedeutung erlangen kann.

In Anlehnung an Mentzos habe ich später die Depressionen als Psychosomatosen der Emotionsregulation beschrieben (Böker, 2001, 2002, 2019a, b).

Dieses *psychosomatische Denken* hat erhebliche Konsequenzen für Forschung und Therapie. Es ermöglicht nicht nur die Implikation der Ergebnisse der Hirnbiologie, der Genetik, der Epidemiologie, der klinisch-psychiatrischen und der psychoanalytischen Depressions- und Psychose-Forschung, es eröffnet ferner die Chance, »per Extrapolation, neue Einsichten, Ordnungsprinzipien und Anregungen zu erhalten« (Mentzos, 2000, S. 23).

Aus neurobiologischer Perspektive wird z. B. die Frage zu beantworten sein, durch welche therapeutischen Maßnahmen sich eine hinreichend tiefgreifende und langanhaltende Veränderung der Nutzung der im Gehirn von Patient:innen etablierten Verschaltungsmuster erreichen lässt. Nicht zuletzt berücksichtigt das *psychosomatische Denken* in der Psychiatrie insbesondere auch die historische Dimension der individuellen Wirklichkeit und zielt auf die Integration beispielsweise des depressiven Erlebens im Sinne einer möglichen Intensivierung der Selbstidentität ab (Böker, 2003; Scharfetter, 2002; 2007).

Ich habe bisher keine:n andere:n Kolleg:in kennengelernt, der oder die den Mut gehabt hätte, einem »Lehrbuch der Psychodynamik« den Untertitel »Die Funktion der Dysfunktionalität psychischer Störungen« zu geben. Damit wird unterstrichen, dass psychische Störungen nicht nur Defizite und Dysfunktionalitäten sind, sondern »in gewissem Sinne auch aktiv, wenn auch unbewusst mobilisierte Prozesse mit eigenen defensiven und/oder kompensatorischen Funktionen« (Mentzos, 2009, S. 279; Böker, 2011).

In seinem dreidimensionalen Modell psychischer Krankheit betonte Mentzos insbesondere die Bedeutung des Modus der Verarbeitung: Dieser Modus bedient sich verschiedener Abwehr- und Bewältigungsmechanismen und ist nicht zwangsläufig mit einem bestimmten Konflikt oder Trauma verbunden. Es ist sicherlich von großer therapeutischer Bedeutung, dass durch diese funktionelle Betrachtungsweise »die Diagnosen flexibler und den gegebenen Besonderheiten des einzelnen Menschen gerecht« werden (Mentzos, 2009, S. 281).

Die Berücksichtigung der Funktion der Dysfunktionalität ist somit auch ein wesentliches Grundelement einer adäquaten therapeutischen Haltung: »Der Patient wird nicht als defektuöses, gehandikaptes, nur gestörtes Individuum, sondern als ein in unlösbaren Widersprüchen und Antinomien verfangener Mensch betrachtet [...] diese Haltung [...] ermöglicht den Therapeuten eine sowohl intensiv einfühlsame, aber gleichzeitig auch respektvolle, achtsame Mitmenschlichkeit, welche eine der besten Voraussetzungen für eine erfolgversprechende Behandlung ist« (Mentzos 2009, S. 282).

Mentzos verwies auf die zu vermutende Parallelität zwischen der dilemmatischen Dynamik der Psychosen (dem Dilemma von Autonomie und Abhängigkeit in der Schizophrenie und dem Dilemma von Selbstwerthaftigkeit und Objektwerthaftigkeit in der Depression) einerseits und der neurobiologisch feststellbaren Dysbalance zwischen kortikalen und subkortikalen neuronalen Systemen andererseits. Die Fortschritte der Neurobiologie eröffnen – nach Mentzos' Einschätzung – »bei angemessener und kritischer Verwendung neue Horizonte und neue Möglichkeiten der Integration neurobiologischer Befunde und Psychodynamik« (Mentzos, 2009, S. 281). Auch lässt sich vermuten, dass die neurobiologischen Befunde eher mit den psychodynamischen Konstellationen und weniger mit den nosologischen Krankheitseinheiten in Parallele zu setzen sind.

Mentzos' Modelle inspirierten mich wesentlich bei meinen eigenen empirischen Forschungen: zunächst mittels qualitativer, einzelfallbasierter Persönlichkeitsforschung bei depressiv Erkrankten (Böker et al., 2000), später dann mit kombinierten neuropsychologischen und Neuroimaging-Studien, u. a. bei ehemals an Katatonie Erkrankten (Northoff et al., 2002).

Ich werde im Folgenden die Grundzüge *psychosomatischen Denkens* in der Psychiatrie charakterisieren und einen Überblick über psychotherapierelevante neurowissenschaftliche Befunde in der Depressions- und insbesondere in der Psychoseforschung vermitteln.

In einem vorherigen Buchbeitrag der Reihe »Psychotherapie in Psychiatrie und Psychosomatik« im Kohlhammer-Verlag (Böker, 2019) wurde detailliert die Entwicklung der Depressionsforschung dargestellt. Der Fokus dieses aktuellen Buchbeitrags liegt auf den pathophysiologischen Zusammenhängen der Psychopathologie der Schizophrenie.

4.2 »Psychosomatisches Denken« in der Psychiatrie

Aus wissenschaftshistorischen und konzeptuellen Gründen erscheint es wichtig, einen Blick auf die Entwicklung der jeweiligen Begriffe zu richten. Das Modell der somatopsychischen-psychosomatischen Erkrankungen wurde ursprünglich von Mirsky et al. (1957) und Engel (1980) im Kontext der Inneren Medizin (z. B. Duodenalulcus, Hypertonie) entwickelt. Im Nachhinein ist es bemerkenswert, dass dieses Modell erst wesentlich später auch im Zusammenhang mit affektiven und schizophrenen Psychosen diskutiert wurde.

Das Modell impliziert die folgenden wesentlichen Elemente und Sichtweisen (Böker, 2002).

Modell der somatopsychischen-psychosomatischen Erkrankungen (Engel, 1980; Mirsky, 1958; Mirsky et al., 1957):

- Prädisponierende biologische Faktoren sind direkt oder indirekt an der psychischen Entwicklung beteiligt.
- Die systemtheoretische Perspektive fokussiert sich auf die Wechselwirkungen biologischer, psychologischer und sozialer Faktoren.

- Relativ geringfügige konstitutionelle Störungen können unter den Bedingungen eines ungünstigen Milieus (gestörte Beziehungen zu primären Bezugspersonen) zur Entwicklung einer psychischen Struktur beitragen, die mit intrapsychischen Konflikten und Spannungen einhergeht.
- Sekundäre somatische Veränderungen können in einem längeren Prozess resultieren.
- Subjektiv Erfahrenes trägt zur Veränderung des neurobiologischen Substrates bei.
- Die somatische Disposition erlangt im Verlauf der Entwicklung eine biografische, seelische und soziale Bedeutung.

Psychosomatisches Denken (Böker, 2002):

- berücksichtigt die Zirkularität von Wirkfaktoren aus unterschiedlichen Dimensionen (*Synergismen*).
- beachtet, dass gleichartige Regulationszustände (Syndrome) Ergebnisse sehr unterschiedlicher Prozesse sein können (*Äquifinalität*).
- bezieht systemimmanente adaptive Möglichkeiten der Neuorganisation des affektiv-kognitiven Systems (*Autopoiese*) mit ein.
- berücksichtigt, dass der theoretische Standort der Behandelnden handlungsleitend ist und das Beobachtungsergebnis bestimmt (*Dimensionen*).
- trägt bei zur *Erfassung der unterschiedlichen Funktionen des Symptoms:* Abwehr, Bewältigung, Stabilisierung des Selbst sowie psychosomatische Sackgassen.
- respektiert die Eigenständigkeit der Phänomene auf jeder der verschiedenen Systemebenen (*Interpunktionen*).
- berücksichtigt die *historische Dimension der individuellen Wirklichkeit.*
- ist *handlungsleitend* bei der Entlastung in der Akutphase, der Stabilisierung und der Neuorientierung.
- zielt auf die *Auflösung und Integration des Erlebens in der Krankheit* ab: Intensivierung der Selbstidentität und Körperwahrnehmung.
- unterstreicht die *Bedeutung des Körpererlebens* und dessen Verstehen in der psychotherapeutischen Begegnung (Böker, 2002).

4.3 Depressionen = Psychosomatosen der Stimmungs-Antriebssysteme und der Emotionsregulation

Depressionen sind mehrdimensionale Erkrankungen, die sich als Psychosomatosen der Stimmungs-Antriebssysteme (Mentzos, 1995) bzw. der Emotionsregulation auffassen lassen (Böker, 2000, 2002, 2006, 2009, 2012, 2015). Das Modell der Depression als Psychosomatose der Emotionsregulation konzeptualisiert diese als einen psychobiologischen Zustand, der in verschiedenen Stufen abläuft, bei denen es jeweils zu Wechselwirkungen seelischer und neurobiologischer Prozesse kommt (ausführliche Darstellung im Band »Depression: Psychoanalytische Theorie – Forschung – Behandlung« dieser Reihe im Kohlhammer-Verlag; Böker, 2019).

Das Modell berücksichtigt neben der gemischten biologischen und psychosozialen Vulnerabilität den Einfluss der Persönlichkeit, der kognitiven Struktur, aktueller und chronisch belastender Lebensereignisse und die durch veränderte Lebensbedingungen (oftmals Trennungserlebnisse) induzierte psychobiologische Stressreaktion, die mit neurophysiologischen Störungen, kognitiven Störungen und dysfunktionellen Bewältigungsstrategien einhergeht (Böker, 2002, 2009, 2019).

Auf der Grundlage der Psychopathologie der Depression und der Ergebnisse aktueller neurowissenschaftlicher Untersuchungen wurde ein neuropsychodynamisches Modell entwickelt, das die Dimensionen des bekannten dreidimensionalen psychodynamischen Modells psychischer Krankheiten (Struktur, Konflikt, Abwehr- und Bewältigungsmechanismen) in einen neurowissenschaftlichen Kontext stellt (Böker et al., 2015; Böker, 2019).

Aufgrund der festgestellten funktionellen Störungen der Depression lässt sich annehmen, dass es sich nicht um Störungen einzelner Regionen, sondern vielmehr um dysfunktionelle Adaptationsversuche handelt, die mit Störungen übergeordneter Prozesse einhergehen (z. B. des Default-Mode-Netzwerkes, das für die Regulation der Hirnaktivität in unterschiedlichen Bereichen zuständig ist).

Die erhöhte Ruhezustand-Aktivität in anterioren, kortikalen Mittellinienregionen führt schließlich zu einem *verringerten Umweltfokus* und geht einher mit dem Gefühl des Abgeschnittenseins von der Welt, einem *erhöhten Körperfokus* (mit somatisch-vegetativen Symptomen) und einem *erhöhten Selbstfokus* (mit dem oftmals quälenden Grübeln und der radikalen Infragestellung der eigenen Person).

Auf der Grundlage der Ergebnisse von Neuroimaging-Studien, u. a. der Zürich-Depression-Study, ließ sich annehmen, dass die *Ich-Hemmung bei Depressiven auf neuronaler Systemebene* auf unterschiedlichen *Komponenten* beruht (Böker & Northoff, 2016, 2018):

- erhöhtes Processing der internen körperlichen Stimuli
- vermindertes Processing der emotionalen Stimuli
- Dysbalance interner körperlicher und emotionaler Stimuli, woraus ein verstärktes Körpererleben resultiert; die emotionale Hemmung schlägt um in eine Ich-Leere und Ich-Hemmung.
- Dysfunktion der kortikalen Mittellinienstrukturen (CMS): Störung des Zusammenspiels der CMS als funktionelle Einheit
- Introjektion (Internalisierung, vermehrter Binnenfokus): reziproke Modulation (Signalveränderungen in entgegengesetzten Richtungen, d. h. Signalzunahmen und -abnahmen in verschiedenen Regionen)

Entscheidend ist dabei aus neuropsychodynamischer Sicht die *erhöhte Ruhezustand-Aktivität* in den *anterioren kortikalen Mittellinienregionen* und die *reduzierte Ruhe-Stimulus-Interaktion.* Im Hinblick auf die Phänomenologie der Depression resultiert schließlich ein vermehrter Selbst-Fokus verbunden mit dem Gefühl der Gefühllosigkeit und Anhedonie und ein vermehrtes Processing früherer Stimuli der eigenen Vergangenheit, verbunden mit negativem Affekt.

4.3.1 Veränderungen der räumlich-zeitlichen Struktur bei depressiv Erkrankten

Aktuelle neurowissenschaftliche Studien eröffnen einen weiteren Zugang zu den dysfunktionellen Zusammenhängen und dem veränderten Selbst-Erleben in der Depression. So weisen Scalabrini et al. (2020) anhand eines Reviews von fMRT- und eigener EEG-Studien bei depressiv Erkrankten auf die veränderte räumlich-zeitliche Struktur des Gehirns hin. Die Studien belegen eine atypische Ruhezustand-Modulation bei einer Major Depressive Disorder (MDD), die verbunden ist mit veränderter räumlich-zeitlicher Dynamik (*intrinsic neural timescales and spatial patterns*), welche die Wahrnehmung und Kognition der Depressiven formt.

Die veränderte zeitliche Dynamik (gemessen mittels EEG) ist charakterisiert durch kürzere neuronale Zeitskalen (*intrinsic neural timescales*, ACW) bei frontaler Ableitung mit reduzierter Ruhe-Stimulus-Interaktion, während die observierten räumlichen Muster (gemessen mittels fMRI) mit veränderten Ruhe-Stimulus-Interaktionen in unterschiedlichen Hirnregionen einhergingen. Somit wurde die Bedeutung der Ruhezustand-Hypothese der Depression bestätigt.

4.4 Psychotherapierelevante wissenschaftliche Befunde der Schizophrenie-Forschung

Während das Selbst-Erleben in der Depression neben dem Gefühl der Gefühllosigkeit und der Anhedonie insbesondere durch die Dimension der Werthaftigkeit (bzw. die Selbstwertgefühl-Regulation und Selbstwertzweifel) charakterisiert wird, ist das *Selbst-Erleben* bei *schizophren Erkrankten* qualitativ ein anderes. In psychodynamischer Sicht stehen dabei die *Fragmentierungsgefahr* (Kohut, 1973; Scharfetter, 2003: »Das Ich zerrinnt«), der *Nähe-Ferne-Konflikt* (Burnham, 1955) und das *Autonomie-Abhängigkeits-Dilemma* (Mentzos, 2009) im Vordergrund.

In einer ergänzenden Ich-psychologischen Klassifikation stellte Mentzos (2011) die Überstimulation/Emotionalisierung der Unterstimulation (emotionale Armut und Rigidität) gegenüber und bildete mit seinem Ansatz zur Bipolarität der Emotionalität (»Rechtshirnigkeit«/Überstimulierung/produktive psychotische Symptomatik vs. »Linkshirnigkeit«/Entemotionalisierung/Rigidität/Minussymptomatik) eine Brücke zwischen Psychopathologie, Psychodynamik und Neurophysiologie.

Mentzos (2009) setzte sich insbesondere mit der *Funktion psychotischer Symptome* auseinander und beschrieb diese, wie oben erwähnt, im Zusammenhang mit seinen Überlegungen zur *Funktion der Dysfunktion.*

Dementsprechend sind psychotische Symptome nicht Defektmanifestationen, sondern lassen sich als symptomatischer Ausdruck neuropsychodynamischer Konstellationen auffassen, als Schutz- und Gegenregulationsversuche: »Sie sind nicht nur passiv erlittene, sondern auch aktiv – wenn auch meistens unbewusst – mobilisierte Reaktionen, Strategien, Mechanismen, so dass man vielfach paradoxerweise von einer Funktion innerhalb einer Dysfunktion sprechen kann« (Mentzos, 2011, S. 14).

Diese funktionale Betrachtung psychotischer Symptome hatte, wie bekannt, Vorläufer:

- Freud (1911, S. 308): »Was wir für Krankheitsproduktion halten, ist in Wirklichkeit der Heilungsversuch, die Rekonstruktion.«
- Bleuler (1911) fasste die sekundären Symptome der Schizophrenie als »mehr oder weniger missglückte Anpassungsversuche« auf.
- Jahrzehnte später beschrieb Scharfetter (1986) die »autotherapeutischen Anstrengungen« Schizophrener und Benedetti (1975) griff Freuds Begriff der »Rekonstruktionsversuche« erneut auf.
- In seinem mechanismus-zentrierten Ansatz spricht Mentzos (2011) von »Schutz- und Kompensationsmechanismen«.
- Northoff (2011, 2014) fasst das Prinzip kompensatorischer Mechanismen als Manifestation der Plastizität des Gehirns auf.
- Schließlich definiert Hartwich (1997, 2006, 2015) die »Parakonstruktion« im Kontext einer »neuropsychodynamischen Sichtweise psychischer Symptome, die im Gegensatz zum früheren Abwehrbegriff davon ausgeht, dass diese sowohl durch genetisch und somatisch bedingte Sensitivität/Vulnerabilität hervorgerufen werden als auch durch die induzierten Gegenregulationen, die ebenfalls somatische, neuronale und psychische Anteile haben, die mit neurobiologischen Befunden korrelieren« (Hartwich, 2015). Psychotische Symptome seien zumeist keine realitätsgerechten Rekonstruktionen, sondern entsprechen »Partialkohärenzen«.

Offene Fragen zielen auf die unterschiedliche Gewichtung der Einflussfaktoren beim jeweiligen Einzelschicksal ab (Hartwich & Dümpelmann, 2015). Auch die deskriptive Psychopathologie der Schizophrenie betont Desintegration und Desorganisation der Hierarchie psychischer Strukturen des Ich-Erlebens.

Erste Hinweise auf die Zusammenhänge der Symptomatik der Schizophrenie mit hirnfunktionellen Aberrationen (abnorme Rhythmisierungen) fanden sich bereits in den EEG-Ableitungen bei Schizophrenen durch Huber und Penin (1968).

In den vergangenen Jahrzehnten konnten die folgenden neuronalen Dysfunktionen spezifiziert werden:

- *Hyperkonnektivität zwischen vorderen und hinteren Mittellinienregionen des Gehirns* (Erhöhung der niederfrequenten Fluktuationen in den Mittellinienregionen in den Frequenzbereichen 0,01–0,1 Hz; Northoff, 2012): Diese Hyperkonnektivität korreliert mit der Stärke und Intensität der Kernsymptome (Wahn, Halluzinationen, Ich-Störungen).

- *Phase Resetting*
  - fehlende Modulation der Hirnaktivität und Anpassung an neue Kontexte (Northoff, 2012)
  - Veränderung zeitlicher Prozesse
  - reduzierte Rest-Task-Modulation infolge dysfunktionaler zeitlich-räumlicher Dynamik der Ruhe-Aktivität
  - Störung des Predictive Coding (Mediation der kognitiven Anpassung und psychopathologischer Symptome; Karanikolaou et al., 2022)
  - Konfusion interner und externer Kognition (Hartwich & Northoff, 2018; Northoff & Dümpelmann, 2013)
- *Mis-match-negativity (MMN)*
  - MMN: Ein abweichender akustischer Reiz, der in einen Strom bekannter akustischer Reize eingebettet ist, kann im EEG und MEG als negative Welle gemessen werden.
  - Korrelation bestimmter Amplituden mit Schwere der Erkrankung und Ausprägung kognitiver Störungen bei Schizophrenen (Javitt, 2009; Javitt et al., 2012); Patient:innen zeigen eine signifikante Reduktion der MMN-Amplitude im Vergleich zu Gesunden.
- *Akustische Halluzinationen*
  - Gammaphasensynchronisation zwischen links und rechts: positive Korrelation mit Stärke der Symptome
  - Dysfunktion im Verbal Self-Monitoring; erhöhte Aktivität im auditiven Kortex, fehlende Hemmung durch präfrontalen Kortex (Northoff & Dümpelmann, 2013)
  - Erhöhung der Ruhezustand-Aktivität im auditiven Kortex: verknüpft mit starken Schwankungen der Rest-Rest-Interaktion (Quin & Northoff, 2011)
  - gesteigerter Metabolismus im superioren temporalen Kortex während auditorischer Stimulation im Vergleich zur Ruhe-Bedingung; gesteigerter Metabolismus in mesolimbischen Regionen und verringerter Metabolismus im fusiformen Gyrus bei Schizophrenen während auditorischer Stimulation (Horga et al., 2014)
  - Zusammenfassend lässt sich vermuten, dass die abnormale Modulation des auditorischen Kortex durch limbisch-thalamische Strukturen in der Pathophysiologie der akustischen Halluzination eine Rolle spielen könnte.

4.4.1 Spontanaktivität und räumlich-zeitliche Dynamik des Gehirns

Auch die deskriptive Psychopathologie der Schizophrenie betont die Desintegration und Desorganisation der Hierarchie psychischer Strukturen des Ich-Erlebens. Im Hinblick auf die Entwicklung von Modellen zur Neuropsychodynamik von Psychosen sind die Erkenntnisse der sog. »Räumlich-zeitlichen Neurowissenschaften« (»Spatiotemporal Neuroscience«; Northoff, 2018; Northoff et al., 2020) von Bedeutung. Ausgehend von der spontanen Aktivität des Gehirns und seiner räumlich-zeitlichen Dynamik (*inner time and space*) wird eine Verbindung hergestellt zwischen der Dynamik des Gehirns und den Hirnfunktionen (u.a. Emotionsregulation, Kognition, Sensomotorik). Die räumlich-zeitliche Struktur des Gehirns wird dabei – im Sinne einer Brückenbildung – als die *gemeinsame Währung* (*common currency*) hirnorganischer Prozesse und mentaler Phänomene (von *brain and mind*) aufgefasst (Boeker et al., 2019).

Die Hypothese, dass spezifische Beziehungserfahrungen, insbesondere frühe *toxische*, traumatisierende Beziehungen, die räumlich-zeitliche Struktur der Ruhezustand-Aktivität nachhaltig verändern können, wurde bei einer Untersuchung traumatisierter Patient:innen (mittels Childhood Traumatic Questionnaire, CTQ, und fMRI) bestätigt: Die traumatisierten Patient:innen wiesen pathologische Veränderungen der zeitlichen Struktur der Ruhezustand-Aktivität auf (d.h. in ihrer Entropie im medialen präfrontalen Kortex) (Northoff et al., 2020).

Untersuchungen schizophren Erkrankter wiesen auf eine reduzierte intersubjektive räumlich-zeitliche Übereinstimmung neuronaler Aktivität hin (Wainio-Theberge et al., 2021, 2022).

Dazu wurde eine Methode entwickelt, um auf neuronaler Ebene *disconnectedness* als zentrales Merkmal der Schizophrenie mittels EEG-Daten zu operationalisieren und zu validieren. Zur Operationalisierung der intersubjektiven Übereinstimmung wurde die *Spatial intersubjective correlation method* herangezogen, die bereits zuvor für die Untersuchung gemeinsamer neuronaler Antworten und neuronaler Integration verwendet worden war. Naturalistische räumliche Stimuli wurden adaptiert, um die Übereinstimmung der zeitlichen Struktur im Ruhezustand-EEG zu erfassen. Dazu wurde der *Power-Law-Exponent* (PLE), ein Maß für die intrinsische neuronale Zeit-Skala (*intrinsic neural time scale*, ISC), bestimmt. Bei Schizophrenen fanden sich niedrigere Werte für die ISC und den PLE. Die Schizophrenie-Befunde wurden in einem unabhängigen EEG-Datensatz mit unterschiedlichen klinischen Charakteristika repliziert.

Aktuelle Studien unterstreichen die Besonderheiten der Dynamik der visuellen Wahrnehmung (Fan et al, 2024), der Zeitwahrnehmung (Lu et al., 2020, Wolf & Northoff, 2024) und der Ruhezustandsaktivität (Wolf & Northoff, 2024) bei Schizophrenen, insbesondere auch im Vergleich mit MDD.

Diese Ergebnisse legen nahe, dass Schizophrene eine verminderte intersubjektive Übereinstimmung der räumlich-zeitlichen Struktur neuronaler Aktivität aufweisen. Diese Befunde lassen sich als Beleg für den von Minkowski beschriebenen »Verlust des vitalen Kontaktes mit der Realität« bei Schizophrenen (*loss of vital contact* und *Unverbundenheit* bzw. *unconnectedness*) interpretieren (Wainio-Theberge et al., 2022).

Wie können nun diese neurowissenschaftlichen Erkenntnisse für die Entwicklung einer psychotherapeutischen Haltung und geeigneter therapeutischer Interventionen bei schizophren Erkrankten herangezogen werden?

Auch wenn erste Erkenntnisse darüber vorliegen, dass eine neuronale Modulation bei Schizophrenen durch Musiktherapie ermöglicht werden kann (He et al., 2018; Yang et al., 2018), muss im Kontext der Psychosen-Psychotherapie zunächst auf grundlegende klinische Erfahrungen (Scharfetter, 1986, 1999, 2003) verwiesen werden.

4.4.2 Therapeutische Haltung und psychotherapeutische Interventionen bei schizophren Erkrankten

Ausgehend von der Annahme spiralförmiger somatopsychischer-psychosomatischer Wechselwirkungen bei der Entwicklung schizophrener und schizoaffektiver Psychosen lässt sich annehmen, dass biologisch bedingte Störungen der Input-Verarbeitung zu einer erschwerten Lösung normaler entwicklungspsychologischer Aufgaben der Selbst-Objekt-Differenzierung beitragen können.

Das Dilemma selbst- und objektbezogener Tendenzen geht einher mit spezifischen, durch Antagonismen gekennzeichneten Bewältigungsversuchen, z.B. dem Rückzug zum Selbstpol (im Autismus) vs. dem Zerfließen der Ich-Grenzen (Fusion, Mischbilder; Mentzos, 2009).

Im Hinblick auf die Entwicklung einer geeigneten therapeutischen Grundhaltung und therapeutischer Interventionen sind sowohl die Autonomiewünsche wie auch objektbezogene Bedürfnisse der schizophren Erkrankten zu berücksichtigen. Als hilfreich für die therapeutische Orientierung kann dabei die Neu-Konzeptualisierung des ursprünglich auf Freud (1925) beruhenden Kathexis-Modells herangezogen werden. Freud (1925, S. 299) fasste *Kathexis* als psychische Vertretung der Triebe auf, die mit bestimmten Energien besetzt sind. In einer neuro-psychodynamischen Perspektive ist darunter die Besetzungsenergie des Ich-Bewusstseins zu verstehen (wobei der Zustand der Besetzung des erkannten inneren und äußeren Objektes dem erkennenden Subjekt adäquat ist).

Im Hinblick auf die Ich-Störung der Schizophrenie und die jeweilige Objektbesetzungsenergie lassen sich die folgenden unterschiedlichen psycho-energetischen Konstellationen unterscheiden.

Hypokathexis (Hartwich & Dümpelmann, 2015) beschreibt die verminderte Ich-Besetzung, bei der das erkennende Subjekt schwächer besetzt ist als erkannte Objekte (inkl. Schwächung der Ich-Grenzen, Überschwemmung des Ich-Bewusstseins durch Objekte).

Bei der *Hyperkathexis* (Hartwich, 2015) hingegen besteht eine übertriebene Besetzung, die sich in der Unbeirrbarkeit einer psychotischen Überzeugung manifestiert (z.B. Querulantenwahn, Eifersuchtswahn).

Bei der *Parakathexis* (Hartwich, 2015) werden *falsche Wirklichkeiten* als *neue Realität* erlebt (z.B. bei der paranoid-halluzinatorischen Schizophrenie; bei Neuroimaging-Studien fanden sich starke Schwankungen der intrinsischen Ruhezustand-Aktivität und der falschen Zuordnungen des extrinsischen und intrinsischen Ursprungs; Northoff & Dümpelmann, 2013).

Die *oszillierende Kathexis* (Hartwich & Dümpelmann, 2015) charakterisiert den Verlust der Ich- und Objektbesetzung in Verbindung mit einer oszillierenden Teilbesetzung von Ich-Fragmenten und einer ausgeprägten Strukturschwäche (insbesondere bei Hebephrenie).

Demgegenüber entwickelt sich die *Dekathexis* (Hartwich & Northoff, 2018; Northoff, 2011) z.B. bei einer fast völlig fehlenden Beziehung einer Mutter mit postpartaler Psychose zum Kind (mit postpartalem Abfall von GABAergen neuroaktiven Steroiden (NAS) und einer Störung der Konnektivität zwischen der Amygdala und dem posterioren singulären Kortex; Chase et al., 2014).

Antikathexis (Hartwich, 2015) beschreibt den schwersten Beziehungsverlust mit Übergang in den nihilistischen Wahn und u.U. erweitertem Suizid.

Antikohäsion (Hartwich, 2004) ist das Ergebnis einer speziellen Konstellation der Selbstfragmente in paradoxer Beziehung zueinander (mit Störung des Körperschemas, insbesondere bei der coenästhetischen Schizophrenie).

Hartwich (2015) berücksichtigt die aktuellen Ergebnisse der neurowissenschaftlichen Schizophrenie-Forschung. Er geht von der Funktionalität des psychotischen Symptoms aus und plädiert für einen verstehenden Umgang mit den existenziellen Schutzmechanismen des psychotischen Menschen. Dieser *Raum des Respektes* vor dem Symptom und der Person des oder der Erkrankten ist dabei nicht zu verwechseln mit einem *Eintauchen in das paranoide Erleben.*

Gerade angesichts der Fragmentierungsgefahr von Psychotiker:innen ist die Gegenübertragung der Therapeut:innen von besonderer Bedeutung. Dies gilt insbesondere auch für die Authentizität der Therapeut:innen. Wesentliche Zugänge zum psychotisch Erkrankten erschließen sich über die Förderung der Kreativität (u.a. Musik, Malen, bildnerisches Gestalten).

Psychotherapie als Präventionsmaßnahme ist insbesondere bei *psychosis high-risk-states* (HRS) von Bedeutung. Im weiteren Verlauf ermöglicht die Psychose-Psychotherapie wesentliche Beiträge zur aktiven Strukturstärkung und Reifungsförderung der Persönlichkeit. Nicht zuletzt wirkt die Gruppen-Psychotherapie der Vereinzelung entgegen.

4.5 Zusammenfassung und Ausblick

In einer neuropsychodynamischen Perspektive können Psychosen – ausgehend von dem Vorschlag von Mentzos (2000, 2009) – als *Psychosomatosen des Gehirns* aufgefasst werden. Diese Konzeptualisierung ermöglicht – unter Berücksichtigung der impliziten, erkenntnistheoretischen Aspekte psychosomatischen Denkens – eine Integration der vielfältigen genetischen, somatischen und neurobiologischen Befunde der Schizophrenie und ihrer Wechselwirkungsbeziehungen.

Neuere neurophysiologische und Neuroimaging-Befunde, die sich vor allem auch auf die räumlich-zeitliche Struktur des Gehirns Schizophrener fokussieren, lassen sich für ein Brückenkonzept mentaler und neurobiologischer Dimensionen (bzw. als »common currency«; Northoff, 2014; Northoff et al., 2020; Boeker et al., 2019) heranziehen. Auf diese Weise erhalten die bewährten klinischen Konzepte in der Psychotherapie schizophren Erkrankter, insbesondere das Dilemma selbst- und objektbezogener Tendenzen (und der damit verbundenen Bewältigungsmechanismen), eine weitere neurobiologische Unterfütterung.

Diese Erkenntnisse tragen nicht zuletzt auch dazu bei, die Gegenübertragung der Therapeut:innen für förderliche therapeutische Interventionen und zur Überwindung psychischer Antagonismen der psychotischen Patient:innen in einem »Raum des Respekts« (Hartwich, 2015) zu nutzen.

Literatur

Benedetti, G. (1975). *Ausgewählte Aufsätze zur Schizophrenielehre.* Vandenhoeck & Ruprecht.

Bleuler, E. (1911). *Dementia praecox oder Gruppe der Schizophrenien.* Deuticke.

Böker, H., Hell, D., Budischewski, K. et al. (2000). Personality and object relations in patients with affective disorders: Idiographic research by means of the repertory grid-technique. *J. Affect. Disord., 60,* 53–60.

Böker, H. (2001). Objektnähe und Idealisierung: Ergebnisse individuumzentrierter Untersuchungen von Selbstkonzept und Objektbeziehungen bei PatientInnen mit affektiven Psychosen. In F. Schwarz, Ch. Maier (Ed.), *Psychotherapie der Psychosen* (pp. 186–188). Thieme.

Böker, H. (2002). Depressionen: Psychosomatische Erkrankungen des Gehirns? In H. Böker, D. Hell (Eds.), *Therapie der affektiven und schizoaffektiven Störungen: Psychosoziale und neurobiologische Aspekte* (pp. 183–208). Schattauer.

Böker, H. (2003). Sind Depressionen psychosomatische Erkrankungen? *Vierteljahrsschrift der Naturforschenden Gesellschaft in Zürich, 148,* 1–16.

Böker, H. (2011). Zur Funktionalität der Dysfunktionalität – Die Dilemmata des an Psychose erkrankten Menschen. Laudatio zu Ehren von Stavros Mentzos. In: D. von Haebler, S. Mentzos, G. Lempa (Eds.), *Psychosenpsychotherapie im Dialog. Zur Gründung des DDPP* (pp 11–22). Vandenhoeck & Ruprecht.

Böker, H, Hartwich, P, Northoff, G. (2016) *Neuropsychodynamische Psychiatrie.* Springer.

Boeker, H., Hartwich, P., Northoff, G. (2018) (Eds.). Neuropsychodynamic Psychiatry. Springer.

Boeker, H., Hartwich, P., Northoff, G. (2019). What Psychopathology can learn from neuropsychodynamic psychiatry? A spatiotemporal approach. In: C.L. Eizirik , G. Foresti, G. Legorreta (Eds.), *Psychoanalysis and Psychiatry. Partners and Competitors in the Mental Health Field. Psychoanalytic Ideas and Applications Series.* (Series Editor) (pp. 93–122). Routledge.

Böker, H. (2019a). Emotion, Kognition und Handlung bei depressiv Erkrankten: Auf dem Weg zu einem neuropsychodynamischen Modell der Depression. In C. Henke, D. Huber, G. Dammann, et al. (Eds.), *Depression: Psychoanalytische Theorie – Forschung – Behandlung.* Reihe *Psychotherapie in Psychiatrie und Psychosomatik* (pp. 56–80). Kohlhammer.

Böker, H. (2019b). Depressionen als Psychosomatosen der Emotionsregulation: Zur Bedeutung der Psychotherapie in der Depressionsbehandlung. In H. Böker, P. Hoff, E. Seifritz (Eds.) *Psychosomatik heute. Psychosomatik in Klinik und Forschung* (pp. 143–166). Hogrefe.

Boeker, H., Kraehenmann, R. (2018). Neuropsychodynamic Approach to Depression: Integrating Resting State Dysfucctions of the Brain and Disturbed Self-Related Processes. *Front Hum Neurosci., 12,* 247. eCollection 2018. PMID: 29997487.

Boeker, H. (2020). Psychodynamic Psychiatry and Neurobiology. *Swiss Arch Neurol Psychiatr Psychother, 171,* 138–139.

Burnham, D. L. (1956). Some problems in communication with schizophrenic patients. *J Am Psychoanal Assoc, 3*(1), 67–81.

Chase, H. W., Moses-Kolko, E. L, Zevallos, C. et al. (2014). Disrupted posterior cingulate–amygdala connectivity in postpartum depressed women as measured with resting *BOLD fMR SCAN, 9,* 1069–1075.

Engel, G. L. (1980). *Psychisches Verhalten in Gesundheit und Krankheit.* Huber.

Fan, Y., Tao, Y., Wang, T., Gao, Y., Yheng, C., Zhang, X., Song, XM., Northoff, G. (2024) Irregularity of visual motion perception and negative symptoms in schizophrenia. NPJ Schizophrenia, in press.

Freud, S (1911). *Psychoanalytic Notes on an Autobiographical Account of a Case of Paranoia.* Standard Edition. Hogarth Press.
Freud, S. (1925). *Neurose und Psychose* (GW, Bd. 14). Fischer.
Hartwich, P. (1997). Die Parakonstruktion: eine Verstehensmöglichkeit schizophrener Symptome. Vortrag Frankfurter Symposion: Schizophrenien – Wege der Behandlung. In P. Hartwich, B. Pflug (Eds.), *Schizophrenien – Wege der Behandlung* (pp. 19–28). Wissenschaft & Praxis.
Hartwich, P. (2006). Schizophrenie. Zur Defekt- und Konfliktinteraktion. In: H. Böker (Ed.). *Psychoanalyse und Psychiatrie* (pp. 159–179). Springer.
Hartwich, P. (2015). Schizophrenie und andere Psychosen. In H. Böker, P. Hartwich, G. Northoff (Eds.), *Neuropsychodynamische Psychiatrie.* (pp. 193–230). Springer.
Hartwich, P., Northoff, G. (2018). Schizophrenia and Other Psychoses. In H. Böker, P. Hartwich, G. Northoff (Eds.), *Neuropsychodynamic Psychiatry* (pp. 171–218). Springer.
He, H., Yang, M., Duan, M. et al. (2018). Music therapy leads to increased insular connectivity and improved clinical symptoms in schizophrenia. *Front Neurosci., 11*, 744. eCollection 2017.
Henke C., Huber D., Dammann G. et al. (2019). Depression: Psychoanalytische Theorie – Forschung – Behandlung (Reihe Psychotherapie in Psychiatrie und Psychosomatik). Kohlhammer.
Javitt, D. C. (2009). Sensory processing in schizophrenia: neither simple nor intact. *Schizophr Bull, 35*(6), 1059–1064. Epub 2009 Oct 15. PMID: 19833806.
Javitt D. C., Buchanan, R. W., Keefe, R. S. E. et al. (2012). Effect of the neuroprotective peptide davunetide (AL-108) on cognition and functional capacity in schizophrenia. *Schizophr Res,136*(1–3), 25–31. Epub 2011 Dec 12.
Horga, G, Kaur, T. & Peterson, B. S. et al. (2014). Annual research review: Current limitations and future directions in MRI studies of child- and adult-onset developmental psychopathologies. *J Child Psychol Psychiatry, 55*(6), 659–680. Epub 2014 Jan 20.
Kohut, H. (1973). *Narzißmus.* Suhrkamp.
Mentzos, S. (1991). *Psychodynamische Modelle in der Psychiatrie.* Vandenhoeck & Ruprecht.
Mentzos, S. (1995). *Depression und Manie; Psychodynamik und Psychotherapie affektiver Störungen.* Vandenhoeck & Ruprecht.
Mentzos, S. (2000). Die »endogenen« Psychosen als die Psychosomatosen des Gehirns. In: T. Müller, N. Matejek (Hrsg.). *Ätiopathogenese psychotischer Erkrankungen. Forum der Psychoanalytischen Psychosentherapie.* (Band 3, pp. 13–33). Vandenhoeck & Ruprecht.
Mentzos, S. (2009). *Lehrbuch der Psychodynamik. Die Funktion der Dysfunktion.* Vandenhoeck & Ruprecht.
Mirsky, I. A., Reiser, M. F., Thaler, M. et al. (1957). Etiology of duodenal ulcer. I. Relation of specific psychological characteristics to rate of gastric secretion (serum pepsinogen). *Psychosom Med, 19*(1), 1–10. PMID: 13400987.
Mirsky, J. A. (1958). Physiology. Psychology and social determents in the ideology of duodenal ulcer. *Amer J Digst Des, 3*, 285–314.
Northoff, G., Bogerts, B., Baumgart, F. et al. (2002). Orbitofrontal cortical dysfunction and »sensori-motor regression«: A combined study of fMRI and personal constructs in catatonia. *Neuro-Psychoanalysis, 4*, 149–175.
Northoff, G., Kötter, R., Baumgart, F. et al. (2004). Orbitofrontal cortical dysfunction in akinetic catatonia: A functional Magnetic Resonance Imaging study during negative emotional stimulation. *Schizophrenia Bull, 30*(2), 405–427.
Northoff, G. (2011). *Neuropsychoanalysis in practice.* Oxford Univ Press.
Northoff. G. (2014). *Unlocking the Brain. Vol. II: Consciousness.* Oxford Univ Press.
Northoff, G. (2016). How do resting state changes in depression translate into psychopathological symptoms? From ›spatiotemporal correspondence‹ to ›spatiotemporal psychopathology‹. *Curr Opin Psychiatry, 29*, 18–24.
Northoff, G. (2018a). The brain's spontaneous activity and its psychopathological symptoms-»spatiotemporal binding and integration«. *Prog Neuropsychopharmacol Biol Psychiatry, 80*, 81–90.

Northoff, G. (2018b). Too fast or too slow? Time and neuronal variability in bipolar disorder—a combined theoretical and empirical investigation. *Schizophr Bull*, *44*, 54–64.

Northoff, G., Dümpelmann, M.. (2013). Schizophrenie – eine neuropsychodynamische Betrachtung. Z. *Psychodynamischen Psychotherapie. Forum der tiefenpsychologisch fundierten Psychotherapie*, *1*, 14–23.

Northoff, G., Wainio-Theberge, S., Eversc, K. (2020). Is temporo- spatial dynamics the »common currency« of brain and mind? In quest of »spatiotemporal neuroscience«. *Phys Life Rev.*, *33*, 34–54.

Scharfetter, C. (1986). *Schizophrene Menschen* (2. Aufl.). Urban & Schwarzenberg.

Scharfetter, C. (2007). Welche Therapie braucht der Patient? Symptome – Indikatoren von Bedürfnis und Zugänglichkeit. In: D. von Haebler, T. Müller, N. Matejek (Eds.). *Perspektiven und Ergebnisse der psychoanalytischen Psychosentherapie* (pp.24–44).Vandenhoeck & Ruprecht.

Scharfetter, C. (2003). *Wahn im Spektrum der Selbst- und Weltbilder.* Wissenschaft & Praxis.

Wainio-Theberge, S., Wolff, A., Northoff, G. (2021). Dynamic relationships between spontaneous and evoked electrophysiological activity. *Commun Biol*, *4*(1), 741.

Wainio-Theberge, S., Sandsten, K., Wolff, A. et al. (2022). Connectedness in schizophrenia – a neural investigation of Minkowski's »loss of vital contact with reality«. *Schizophrenia Bull.*, in press

Wolff, A., Northoff, G.(20 Temporal imprecision of phase coherence in schizophrenia and psychosisdynamic mechanisms and diagnostic marker. Mol Psychiatry. 2024 Feb;29(2):425–438. doi: 10.1038/s41380-023-02337-z. Epub 2024 Jan 16.

Yang, M., He, H., Duan, M. et al. (2018). The Effects of Music Intervention on Functional Connectivity Strength of the Brain in Schizophrenia. *Neural Plast*, *282*, 1832. eCollection 2018.

5 Psychodynamische Psychotherapie bei psychotischen Erkrankungen

Christiane Montag

5.1 Einleitung: Psychoanalytische Psychosen-Psychotherapie

Die Geschichte der Psychoanalyse ist seit ihrem Beginn untrennbar mit Gedanken und teilweise sehr komplexen Theorien zur Entstehung und Manifestation von psychotischen Erkrankungen verbunden. Dabei erscheint immer wieder bemerkenswert, dass bereits Sigmund Freud die Psychosen – im Vergleich zu den Neurosen – als Störungen auf verschiedenen Ebenen des Vorstellungsvermögens, also der Fähigkeit zur Repräsentation, konzeptualisiert hat: Er nahm an, dass es sowohl 1) zu einer Verwerfung von Sachvorstellungen (Objekt-Assoziationen), folglich zu einer Störung der präverbalen Konstitution von Realität, 2) zu einer Überbesetzung der Wortvorstellung, also der verbalen Repräsentation von Realität, sowie 3) zu einer Störung der Beziehung zwischen präverbaler und verbaler Repräsentation kommen kann (Freud, 1915). Bereits hier ergeben sich erstaunliche Parallelen zu zeitgenössischen Theorien zur Mentalisierungsfunktion und zu Embodiment/Verkörperung von interpersonellen Erfahrungen und deren Bedeutung für die Behandlung von Menschen mit Schizophrenien. Freud war auch geneigt, psychotische Symptome als Abwehrleistung, folglich als konstruktive Versuche einer Bewältigung unerträglicher Verluste und Realitäten anzuerkennen (Freud, 1924). Diese Haltung würde heute als explizit nicht defizitorientiert und modern gelten. Heutige psychodynamische Psychosetherapien wären undenkbar ohne die Vorarbeiten von Paul Federn mit seinem Konzept von der Ich-Grenze, Bions Theorie des Denkens, Winnicotts Erarbeitung des entwicklungspsychologischen Bezugs und der Rolle der Umwelt, ohne das Denken Melanie Kleins oder Jacques Lacans, und ohne die innovative klinische Arbeit von Frieda Fromm-Reichmann, Harry Stack Sullivan, Herbert Rosenfeld und vielen anderen – lange vor Beginn der Neuroleptika-Ära, mit einer stigmatisierten und exkludierten Gruppe von Patient:innen (Lempa et al., 2016). Während Freud bereits auf die Notwendigkeit von Modifikationen der psychoanalytischen Technik für die Psychosebehandlung hinwies, wird viel häufiger seine Entmutigung hinsichtlich der Anwendung der Psychoanalyse für diese Patientengruppe zitiert, und behandlungstechnische Einlassungen bleiben auch in den nachfolgenden Jahrzehnten selten.

5.1.1 Psychoanalytische Psychosen-Psychotherapie und evidenzbasierte Medizin

Zudem stellt sich mit dem Aufkommen der evidenzbasierten Medizin ein weiteres, existenzielles Problem dar: das Fehlen eines Wirksamkeitsnachweises für die psychodynamische Psychotherapie bei Psychosen aus randomisierten-kontrollierten Studien (RCT). Dieses Versäumnis der psychoanalytischen Gemeinschaft spiegelt sich mittlerweile in den fachspezifischen Leitlinien wider: In der letzten S3-Leitlinie Schizophrenie der DGPPN (2019) werden Kognitive Verhaltenstherapie, Training sozialer Fertigkeiten und Familieninterventionen mit dem höchsten Empfehlungsgrad A genannt, während psychodynamische oder psychoanalytische Therapien nur eine »Kann-Empfehlung« (Empfehlungsgrad 0) erhalten (DGPPN, 2019). Wie konnte es dazu kommen?

Eine Übersichtsarbeit der Cochrane-Foundation konstatiert noch 2012 das Fehlen jeglicher belastbarer Evidenz aus Studien (Malmberg & Fenton, 2001). Die wenigen, in der Vergangenheit durchgeführten Studien untersuchten entweder lediglich naturalistische Settings und zeigten eine schlechtere Prognose für Menschen mit Psychosen im Vergleich zu anderen Erkrankungen auf (Chestnut Lodge Follow-up Study; McGlashan,1985; McGlashan & Heinssen, 1988) und/oder entsprachen nicht den geforderten Qualitätsmerkmalen für Studien (Malmberg & Fenton, 2004). Die einzige größere RCT verglich eine hochfrequente, einsichtsorientierte, psychoanalytische Therapie mit einem eher niederfrequenten, realitätsbezogenen und supportiven Vorgehen – hier erwies sich die letztere Therapieform hinsichtlich der psychosozialen Funktion der Patient:innen als überlegen (Gunderson et al. 1984; Stanton et al., 1984). In der Folge wurde diese (zu) ehrgeizige Studie leider einseitig interpretiert – wenn Psychoanalyse keine positiven Effekte nachweisen könne und eventuell sogar mit schwerwiegenden Nebenwirkungen verbunden sei, solle auf Anwendung und Erforschung dieser Methode zukünftig verzichtet werden (Mueser & Berenbaum, 1990). Neben solchen wissenschaftlichen Diskursen führte sicherlich auch der Rückzug der Psychoanalyse aus den Universitäten und ihr Fokus auf Erkrankungen außerhalb des Spektrums der sog. *severe mental disorders* zu einem Erliegen jeglicher psychodynamisch inspirierten Forschungsaktivitäten und zu einer zunehmenden Dominanz der Kognitiven Verhaltenstherapie innerhalb der Psychiatrie. Erst in den letzten Jahren wurden zwei weitere wissenschaftliche Untersuchungen vorgelegt: Bent Rosenbaum und Kolleg:innen zeigten in einer quasi-randomisierten, naturalistischen Studie im Rahmen des »Danish National Schizophrenia Project« einen positiven Einfluss einer modifiziert-psychodynamischen, supportiven Psychotherapie auf das psychosoziale Funktionsniveau der behandelten Patient:innen nach zwei Jahren (Rosenbaum et al., 2012). Weijers und Kolleg:innen untersuchten die mentalisierungsbasierte Psychotherapie im Vergleich zur Standardbehandlung und berichteten eine signifikante Verbesserung der psychosozialen Funktion der behandelten Patient:innen zum Follow-up-Zeitpunkt (Weijers et al., 2020). Auf eine eigene, derzeit in Auswertung befindliche RCT werde ich weiter unten eingehen.

Angesichts des nicht mehr aufholbaren wissenschaftlichen Vorsprungs anderer Therapieverfahren muss zunächst begründet werden, warum psychodynamisches Denken und Handeln in der Psychosentherapie dennoch erfolgversprechend erscheinen. Die S3-Leitlinie der DGPPN (2019) beschreibt mittlerweile einen Paradigmenwechsel hinsichtlich der Inhalte und Formen von stationärer Psychotherapie im Akutsetting: Hier soll die vorgeschriebene psychiatrisch-psychotherapeutische Behandlung mindestens 50–100 Minuten Psychotherapie im Einzelsetting und bis zu 100 Minuten Gruppentherapie einschließen, wobei nicht nur störungsspezifische und manualisierte Psychotherapien gemeint sind, sondern alle psychotherapeutischen Interventionen, die dem Beziehungsaufbau, der Klärung von Behandlungszielen oder der Herstellung eines therapeutischen Arbeitsbündnis dienen. Bei der Arbeit mit akut psychotischen Patient:innen, auch und insbesondere im stationären oder stationsäquivalenten Setting, können sowohl psychodynamische Theorien über präverbale oder nicht repräsentierte mentale Zustände als auch die Vermittlung der Handhabung der Gegenübertragung und weiterer Interventionen als spezifische Methoden zur Beziehungs- und Emotionsregulation hilfreich sein. Diese Konzepte sind gerade dann von Nutzen, wenn Patient:innen sich noch nicht auf verbale und/oder strukturiertere Behandlungsangebote einlassen können.

5.2 Modifizierte Psychodynamische Psychotherapie der Psychosen (MPP-S)

Aus Sicht der hier vertretenen *Modifizierten Psychodynamischen Psychotherapie* der Psychosen (MPP-S; Lempa et. al, 2016) stellen Beziehungsaufbau und -erhalt insbesondere bei Menschen mit Psychosen aus dem schizophrenen Formenkreis zentrale und spezifische therapeutische Aufgaben dar, die aus psychodynamischer Perspektive sehr gut konzeptualisiert werden können. Eine zentrale Theorie ist das Bipolaritätsmodell der schizophrenen Psychosen von Stavros Mentzos (2012). Mentzos (2014) konkretisiert hierbei frühere psychodynamische Vorstellungen über eine der psychotischen Vulnerabilität zugrunde liegende, extreme Polarität zwischen Autonomie und Abhängigkeit zum sogenannten *psychotischen Dilemma:* Die Disposition zur Psychose entsteht durch eine durch biologische und Umweltfaktoren gleichermaßen bedingte grundlegende intrapsychische Gegensätzlichkeit zwischen dem Wunsch nach Selbst-Identität sowie dem Wunsch nach Bindung. Dabei droht der Verlust des Selbstgefühls, der Identität, in emotional bedeutsamen Beziehungen (Objektpol, Fusion) wie auch im Rückzug auf sich selbst (Selbstpol, *Autismus*). Diese Disposition kann durch Kompromissbildungen, wie zum Beispiel Vermeidung von Nähe, Leben in der Eigenwelt, Intellektualisierung, oder aber Vermeidung von Individuen oder Leben in symbiotischen Beziehungen, kompensiert werden. Kommt es aber zu einer Überforderung der Verarbeitungskapazitäten des Ich im Rahmen einer auslösenden (Schwellen-)Situation kann es zu einem weiteren Verlust von Ich-Funktionen, zum Durchlässigwerden von Ich-Grenzen und zur Desintegration kommen (Lempa et al., 2016). Mentzos (2009) versteht dabei das Auftreten psychotischer Symptome als Abwehrmechanismus: Diese gewährleisten, wenngleich in kompromisshafter und verzerrter Form, den Aufrechterhalt des Kontaktes zur Welt und zu den Objekten. Vor dem Hintergrund einer angenommenen *Funktionalität des Dysfunktionalen* können Wahn und Halluzinationen wie auch Aggression und Rückzug als Ausdruck einer kreativen, den Welt- und Objektbezug sichernden Leistung des Betroffenen gesehen werden – und sind daher keineswegs unverstehbar oder nur defizitär.

5.2.1 Die dilemmatische Struktur der Beziehungserfahrungen

In der Modifizierten Psychodynamischen Psychotherapie der Psychosen (Lempa et al., 2013; Lempa et al., 2016) gehört die Arbeit an der dilemmatischen Struktur der Beziehungserfahrung psychotischer Menschen daher zu den zentralen Aufgaben. Insbesondere in der frühen Phase der therapeutischen Arbeit werden Therapeut:innen durch sensible Beachtung ihrer Gegenübertragung die Arbeitsbeziehung stellvertretend und implizit regulieren und damit für die Patient:in eine modellhafte interpersonelle Erfahrung ermöglichen, in der die dilemmatischen Gegensätze abgemildert sind. Selbstidentität und Bezogensein schließen sich nicht mehr aus und können in der Realbeziehung, in *Echtzeit*, erfahren werden. Weitere wichtige Schwerpunkte der MPP-S sind ferner die Förderung der Differenzierung zwischen Selbst und Anderen, also der Ich-Grenzen, sowie von Urheberschaft und Intentionalität, die Arbeit an der Fähigkeit zur Emotionsregulation, an der Strukturierung der subjektiven Zeit und – ganz zentral – an der Fähigkeit zur Repräsentation. Dabei müssen, anknüpfend an Freud, nicht nur die Fähigkeit zur Symbolisierung/Mentalisierung, sondern auch die Re-Etablierung der Sachvorstellung und der Kontakt zwischen *Wort und Ding* gefördert werden. Im Gegensatz dazu werden psychotische Symptome eher tangential bzw. entsprechend der Gefährlichkeit, dem Leidensdruck und dem Wunsch der Patient:innen bearbeitet; Hypothesen zu deren Bedeutung dienen den Therapeut:innen als Orientierungspunkte, werden den Patient:innen jedoch zunächst nicht deutend anheimgestellt. Die psychodynamische Theorie geht davon aus, dass Symptome überflüssig werden, wenn das zugrunde liegende (strukturelle) Dilemma Linderung erfahren hat (Lempa et al., 2016).

5.2.2 Behandlungsphasen der MPP-S

Therapeutische Interventionen in der MPP-S können daher grob in zwei Phasen oder Modi gegliedert werden. In der ersten Behandlungsphase geht es primär um das modellhafte Erleben von Interpersonalität, d. h. idealerweise um eine Veränderung impliziten Beziehungswissens. Im »Moving along« (Morgan, 1998; Stern, 2005), folglich im gemeinsamen Erkunden der subjektiven Wahrnehmung des oder der Patient:in, werden viele interpersonelle Zyklen von Verwicklung und Begegnung durchschritten, bis sich ein dialogisches Verständnis entwickelt und eine nicht bedrohliche Bezogenheit erfahren werden kann. Diese Erfahrung kann nicht durch verbale Interventionen oder Deutungen verfrüht oder »kurzgeschlossen« werden. Interpersonelle Resonanz, aber auch Unterschiede und Brüche darin werden beachtet; Handlungsdialoge ermöglichen die aktuell bestmögliche Kommunikation der inneren Situation und die Erfahrung einer Antwort. In dieser Phase werden Therapeut:innen die Beziehung nicht nur implizit regulieren, sondern auch Gefühle stellvertretend äußern und diese ggf. mit dem Patienten gemeinsam aushalten. Eine mentalisierungsfördernde Haltung ist ein zentrales Prinzip, bei der die Expertenposition des Wissens und Deutens explizit vermieden wird und dafür in der Authentizität des Nichtwissens vorsichtig Fragen formuliert, das mentalisierende Denken des oder der Therapeut:in als Modell zur Verfügung gestellt und gemeinsame Bedeutungen gesucht werden. Jede Intervention in der Psychosebehandlung wird dahingehend überprüft, das psychotische Dilemma nicht zum Beispiel durch zu eindringendes Nachfragen oder eine zu hohe Aktivität des oder der Therapeut:in zu reaktivieren.

Diese erste Phase der Behandlung hat den Aufbau struktureller Kapazitäten, wie der Toleranz von Interpersonalität, des Mentalisierungsvermögens und der Selbstregulation zum Ziel. In späteren Therapiephasen werden diese Prinzipien weiterhin beachtet, zumal der Therapieprozess nicht geradlinig und hinsichtlich bedeutsamer Themen auch asynchron verläuft. Darüber hinaus kommen nun aber weitere Interventionen wie Klärung, Konfrontation, Deutung, Arbeit mit Metaphern und Bildern, Arbeit am Affektfokus im Hier und Jetzt der therapeutischen Beziehung sowie explizite Reflexion und Narrativbildung hinzu. Interpersonalität kann so auch verbal verstanden und rekonstruiert werden.

5.3 Randomisiert-kontrollierte Wirksamkeitsstudie zur MPP-S

Die beschriebene Therapieform der MPP-S wurde kürzlich von der eigenen Arbeitsgruppe (D. von Haebler, International Psychoanalytic University Berlin, G. Lempa, München und C. Montag, Charité Universitätsmedizin Berlin) in einer RCT auf ihre Wirksamkeit und Unbedenklichkeit untersucht. Das von der DGPT, der Stiftung Charité, der IPU und der Köhler-Stiftung geförderte Projekt wurde zunächst als monozentrische, prospektive, Beurteiler-verblindete, randomisiert-kontrollierte Pilotstudie geplant und später hinsichtlich Teilnehmer:innenzahl und Dauer (Protokolländerung nach Eingang weiterer Fördermittel) erweitert. Insgesamt wurden n = 130 Patient:innen mit schizophrenen und schizoaffektiven Psychosen im Alter von 18–64 Jahren von 2015 bis Herbst 2018 in die Studie eingeschlossen. Die Intervention beinhaltete die durch ein Manual und kontinuierliche Supervisionen gestützte modifizierte psychodynamische Psychosen-Psychotherapie, wobei mindestens 30 Sitzungen im Einzelsetting als protokollkonform angenommen wurden, jedoch auch längere Therapien stattfanden und aus ethischen Gründen trotz des Studienkontextes nicht verkürzt wurden. Die Kontrollbedingung umfasste die Standardbehandlung, zumeist im institutsambulanten Setting ohne Richtlinien-Psychotherapie. Primärer Endpunkt war die psychosoziale Funktions- und Teilhabefähigkeit, gemessen mit dem Mini-ICF-APP, dem Kurzinstrument zur Fremdbeurteilung von Aktivitäts- und Partizipationsstörungen bei psychischen Erkrankungen, in Anlehnung an die Internationale Klassifikation der Funktionsfähigkeit, Behinderung und Gesundheit (ICF) der Weltgesundheitsorganisation (Linden et al., 2009). Sekundäre Endpunkte waren einerseits psychotische Symptome, andererseits Parameter der psychischen Struktur aus psychodynamischer Perspektive (OPD-2; Arbeitskreis OPD, 2006), Metakognition, Mentalisierungsfähigkeit, interpersonelle Probleme und subjektives Sinnerleben. Als Sicherheitsparameter wurden die Symptomatik, der globale klinische Eindruck, schwere adverse Ereignisse sowie Substanzkonsum erfasst.

5.3.1 Ergebnisse der RCT-Studie

Die nun berichteten Resultate stammen aus einer Zwischenauswertung; die Ergebnisse der Gesamtstudie wurden noch nicht publiziert, sodass die Angaben als vorläufig betrachtet werden müssen. Insgesamt wurden n = 129 Patient:innen in die in *Intention-to-treat*(ITT)-Analyse eingeschlossen. Allerdings führte die Covid-19-Pandemie zeitweise zu substanziellen Verzögerungen von Studienvisiten und teilweise zum Verlust der Follow-up-Möglichkeit. Zum Zeitpunkt der Untersuchung zu Therapieende (24 Monate, *Post-Treatment*) konnten noch etwa 70 %, und zum Follow-up nach drei Jahren noch 52 % der Teilnehmer:innen untersucht werden. Die 20 Therapeut:innen führten im Schnitt 2,95 Behandlungen durch. Die Therapiedauer gemäß Studienprotokoll betrug im Mittel 76 Sitzungen, mit einer hohen Spannweite von 30–165 Sitzungen. Die beiden randomisierten Stichproben unterschieden sich zu Studienbeginn nicht in ihren demografischen und Erkrankungsparametern. Es zeigten sich im Verlauf auch keine entsprechenden Unterschiede zwischen den Patient:innen, die die Studie abgeschlossen hatten, im Vergleich zu jenen, die sie abgebrochen hatten. Erwähnenswert ist, dass in der Psychotherapie-Gruppe die Mehrzahl der Drop-outs vor Interventionsbeginn bzw. während oder nach der Probatorik stattfand; wenn Therapien begonnen hatten, wurden sie zumeist auch abgeschlossen. Problematisch war hingegen, dass die Patient:innen der Kontrollgruppe häufig von ihrem Randomisierungsergebnis enttäuscht waren und versuchten, eine Psychotherapie außerhalb der Studie zu erhalten. Diesem Problem sollte durch eine Protokolländerung u. a. zur Erhöhung der Teilnehmer:innenzahl, begegnet werden. Dennoch könnte diese Tendenz die Behandlungsergebnisse innerhalb der Psychotherapie-Gruppe im Gruppenvergleich gemindert haben.

Die ersten Vorab-Analysen der Studiendaten wurden mithilfe gemischter linearer Modelle ohne multiple Imputation von Werten für ausgelassene Studienvisiten vorgenommen. Die Analyse des Haupt-Outcome-Parameters, folglich des Mini-ICF-APPs, ergab auf diesem Weg Hinweise auf eine signifikante Interaktion zwischen

Randomisierungsstatus und Zeit sowohl zu Behandlungsende (24 Monate) als auch im Follow-up, wobei Patient:innen, die Psychotherapie erhalten hatten, die besseren Ergebnisse aufwiesen. Randomisierung in die Psychotherapiegruppe war im Vergleich zur Standardbehandlung auch mit einer Tendenz zur Reduktion von Negativsymptomatik assoziiert (signifikante Interaktion zwischen Randomisierungsstatus und Zeit zu Behandlungsende (24 Monate) und im Follow-up), während die Behandlung keinen Einfluss auf Positivsymptomatik zeigte. In der Gesamtstichprobe fiel vor Behandlungsbeginn eine starke Korrelation des OPD-2-Summenwertes der Strukturachse ($M = 2{,}80 \pm 0{,}46$) mit der psychotischen Symptomatik ($r_{Pearson} = 0{,}72$) auf. In einer vorläufigen Analyse der protokollkonform behandelten Stichproben konnte ebenfalls eine signifikante Interaktion zwischen Randomisierungsstatus und Zeit nachgewiesen werden, welche auf das Einsetzen struktureller Verbesserungen im späteren psychotherapeutischen Behandlungsverlauf hindeuten könnte. Gruppenunterschiede hinsichtlich der Sicherheitsparameter ergaben sich nicht. Es muss allerdings nochmals einschränkend darauf hingewiesen werden, dass die abschließenden Analysen für diese Studie noch nicht vorliegen. Limitierend muss zudem bemerkt werden, dass in der MPP-S-Studie nur eine relativ kleine Stichprobe untersucht und keine aktive Kontrollbedingung eingesetzt wurde. Die psychotherapeutische Intervention erwies sich letztlich als stark heterogen; die Coronapandemie übte einen Einfluss nicht nur auf die Psychotherapien, die teilweise online absolviert werden mussten, sondern auch auf die Durchführung der Studienvisiten aus. Der Anteil der Teilnehmer:innen, die zu Behandlungsende nicht mehr zu den Studienvisiten kamen, liegt mit ca. 30 % allerdings in ähnlicher Höhe wie die berichtete Attrition in anderen vergleichbaren Studien. Zuletzt muss auch erwähnt werden, dass Ausbildung und Zugehörigkeit der Studienleiter:innen zu einem psychodynamischen Verfahren ebenso wie die Teilfinanzierung durch psychoanalytisch geprägte Verbände und Institutionen theoretisch eine Verzerrung der Studienergebnisse bewirken könnten.

Dennoch handelt es sich um eines der wenigen Forschungsprojekte zur psychodynamischen Psychotherapie für Patient:innen mit sogenannten *schweren psychischen Störungen*, welche randomisiert-kontrollierte Designs verwendet haben. Die Ergebnisse rechtfertigen weitere Forschungsaktivitäten und müssen in unabhängigen Untersuchungen bestätigt werden. Es bleibt zu hoffen, dass das Interesse von therapeutisch Tätigen für tiefenpsychologisch-fundierte oder psychoanalytische Behandlungsverfahren insbesondere hinsichtlich der stationären wie auch ambulanten Behandlung von Menschen mit schizophrenen oder bipolaren Psychosen lebendig bleibt und zukünftig gestärkt wird. Die geschilderten Konkretisierungen der Behandlungstechnik und die angestrebte Evidenzbasierung des Verfahrens sollen die Ausbildung in und die breitere Verfügbarkeit von Psychosen-Psychotherapie fördern, wobei auch die Empfehlung durch fachspezifische Leitlinien von hoher Dringlichkeit erscheint.

Literatur

Arbeitskreis OPD. (2006). *Operationalisierte Psychodynamische Diagnostik OPD-2. Das Manual für Diagnostik und Therapieplanung.* Huber.

DGPPN. (2019). *S3-Leitlinie Schizophrenie. AWMF-Register Nr 038–009 2019 March 15.* https://www.awmf.org/leitlinien/detail/ll/038-009.html

Freud, S. (1915). *Das Unbewußte.* GW, X, XIV.

Freud, S. (1923). *Neurose und Psychose.* GW, XIII.

Gunderson, J. G. , Frank, A. F., Katz, H. M. et al. (1984). Effects of psychotherapy in schizophrenia: II. Comparative outcome of two forms of treatment. *Schizophr Bull, 10*(4), 564–598.

Lempa, G., Montag, C., von Haebler, D. (2013). Auf dem Weg zum Manual des psychodynamischen Psychosetherapeuten. *Psychotherapeut, 4*, 327–338.

Lempa, G., von Haebler, D., Montag, C. (2016). *Psychodynamische Psychotherapie der Schizophrenien. Ein Manual.* Psychosozial-Verlag.

Linden, M., Baron, S., Muschalla, B. (2009). *Mini-ICF-APP: Mini-ICF-Rating für Aktivitäts- und Partizipationsstörungen bei psychischen Erkrankungen. Ein Kurzinstrument zur Fremdbeurteilung von Aktivitäts- und Partizipationsstörungen bei psychischen Erkrankungen in Anlehnung an die Internationale Klassifikation der Funktionsfähigkeit, Behinderung und Gesundheit (ICF) der Weltgesundheitsorganisation.* Hans Huber.

Malmberg; L., Fenton, W. (2001). Individual psychodynamic psychotherapy and psychoanalysis for schizophrenia and severe mental illness. *Cochrane Database Syst Rev, 2001*(3), CD001360.

McGlashan, T. H., Heinssen, R. K. (1988). Hospital discharge status and long-term outcome for patients with schizophrenia, schizoaffective disorder, borderline personality disorder, and unipolar affective disorder. *Arch Gen Psychiatry, 45*(4), 363–368.

McGlashan, TH. (1987). Recovery style from mental illness and long-term outcome. *J Nerv Ment Dis, 175*(11), 681–685.

Mentzos, S. (2012). Begründung des Bipolaritätsmodells der Psychosen und einige Erläuterungen zu deren neurobiologischer Dimension. In: Mentzos S., Münch A. (Eds.). *Reflexionen zu Aspekten einer Theorie der Psychosen* (pp. 10–23). Vandenhoeck & Ruprecht.

Mentzos, S. (2015). Dilemmatische Gegensätze im Zentrum der Psychodynamik der Psychosen. *Forum der Psychoanalyse, 31*, 341–352.

Mentzos S. (2009). *Lehrbuch der Psychodynamik. Die Funktion der Dysfunktionalität psychischer Störungen.* Vandenhoeck & Ruprecht.

Morgan, AC. (1998). Process of Change Study Group BM. Moving along to things left undone. *Infant Mental Health Journal, 19*(3), 324–332.

Mueser, KT., Berenbaum, H. (1990). Psychodynamic treatment of schizophrenia: is there a future? *Psychol Med, 20*(2), 253–262.

Rosenbaum, B., Harder, S., Knudsen, P. et al. (2012). Supportive psychodynamic psychotherapy versus treatment as usual for first-episode psychosis: two-year outcome. *Psychiatry, 75*(4), 331–341.

Stanton, A. H., Gunderson, J. G., Knapp, P. H. et al. (1984). Effects of psychotherapy in schizophrenia: I. Design and implementation of a controlled study. *Schizophr Bull, 10*(4), 520–563.

Stern, DN. (2005). *Der Gegenwartsmoment. Veränderungsprozesse in Psychoanalyse, Psychotherapie und Alltag.* Brandes & Apsel.

Weijers, J., Ten, K. C., Viechtbauer, W. et al. (2020). Mentalization-based treatment for psychotic disorder: a rater-blinded, multi-center, randomized controlled trial. *Psychol Med, 25*(16), 2846–2855.

6 Psychoanalytische Therapien und Empirie – Eine schwierige Beziehung

Stephan Doering

6.1 Einleitung: Hintergrund des empirischen Paradigmas der Wirksamkeitsforschung in der Psychotherapie

Was haben psychodynamische und psychoanalytische Behandlungen im Vergleich zu anderen Therapieformen zu bieten? Die Antwort fällt erst einmal relativ leicht: Der Psychoanalyse war immer daran gelegen, *mit* der Übertragung und *in* der Übertragung zu arbeiten. Durch Beziehungserfahrungen sollen Persönlichkeitsstrukturen verändert werden, bzw. es sollen neurotische Konflikte aufgelöst werden – Freud sprach von der »Herstellung der Leistungs- und Genußfähigkeit« (1904, S. 8). Damit unterscheiden sich die analytischen Verfahren deutlich von ihrer größten Konkurrentin, der Verhaltenstherapie, die viel stärker auf die Symptomreduktion mithilfe von bestimmten Skills und Kognitionen abzielt.

Als in den 90er-Jahren die American Psychological Association ihre Kriterien für *empirically-based treatments* entwickelte (Chambless et al., 1998), war der Gegner allerdings ein anderer: Man befand sich in der Blütezeit der Psychopharmakotherapie. Das Heilsversprechen war, dass Pharmaka über kurz oder lang die Psychotherapie überflüssig machen würden. Forschungsgelder flossen ohnehin primär in die biologische und pharmakologische Forschung und die Krankenkassen waren vermutlich an einer billigeren Lösung des Problems »psychische Krankheit« interessiert. Aus dieser Defensive heraus wurden die Evidenzkriterien entwickelt, die bis heute Bestand haben und an denen sich jede Psychotherapie zu messen hat. An oberster Stelle stehen die RCTs, von denen eine gewisse Anzahl vorgelegt werden muss und die gewissen Qualitätskriterien entsprechen müssen. Damit verdient sich eine Methode das Gütesiegel *evidenzbasiert.*

Um den unbegrenzten finanziellen Möglichkeiten der Pharmahersteller Paroli bieten zu können – und vermutlich auch, weil schon damals die Entscheidungsträger der *American Psychological Association* eher behavioristisch orientiert waren – war damit eine erkenntnistheoretische Bresche geschlagen, die eindeutig den positivistischen und biomedizinisch ausgerichteten Weg nahm. Es ging fortan darum zu zeigen, dass mit einer bestimmten Therapie bestimmte Zielsymptome effektiver als mit einer Vergleichsbehandlung gesenkt werden können. Die Symptome müssen dabei leicht messbar und quantifizierbar sein, was überwiegend mit Fragebögen und Interviews geschehen kann, die auch für die Pharmaforschung eingesetzt werden. Die Psychopharmakologie sollte mit ihren eigenen Mitteln geschlagen werden.

Im Übrigen hat die sogenannte phänomenologisch-deskriptive Herangehensweise der ICD-10 und des DSM-IV dieselben Wurzeln: Die oberflächennahen Konstrukte, die uns im Wesentlichen Symptome zählen lassen, sind stark auf die Bedürfnisse von biomedizinischen und Pharmastudien zugeschnitten, aus denen die damaligen Autor:innen der Klassifikationssysteme einen beträchtlichen Teil ihres wissenschaftlichen und pekuniären Ertrags erzielten.

Man kann sagen, dass es sich bei dieser Evidenzbasierung der Psychotherapie um ein Erfolgsmodell handelt, denn mittlerweile zweifeln nur noch wenige daran, dass Psychotherapie wirksam ist. Allerdings ist aus verschiedenen Gründen ein etwas ungleicher Wettbewerb entstanden. Die symptomorientierte und kürzere Verhaltenstherapie ist wesentlich einfacher zu beforschen als die aufwändigeren und persönlichkeits- bzw. beziehungsorientierten psychoanalytischen Therapien. Mit relativ geringem Aufwand lässt sich die Expositionsbehandlung einer Phobie durchführen – die Verfahren sind schnell zu lernen und auf der Symptomebene oft erfolgreich. Zudem kann man die gleichen Skalen (Fragebögen und Interviews) verwenden wie die Pharmaforschung, da man die gleichen Ziele verfolgt, nämlich die Minimierung der psychopathologischen Symptome.

6.2 Empirieskepsis bei Psychoanalytiker:innen

Inzwischen gibt es zwar ebenso wirksame psychodynamische Kurztherapien, aber den »echten Psychodynamiker:innen und Analytiker:innen« ist immer ein bisschen unwohl bei diesem *speed treating*, da man im Grunde die traditionellen Ziele der Psychoanalyse verrät. Das *wahre Gold* bleibt doch eigentlich, eine Umstrukturierung der Persönlichkeit zu erreichen – und damit die *Leistungs- und Genussfähigkeit.*

Diese Einstellung hat zwei hochrelevante Folgen gezeitigt: Nur vergleichsweise wenige psychodynamische Forscher:innen waren und sind bereit, Wirksamkeitsstudien durchzuführen – und sich damit »die Finger schmutzig zu machen«. Wie ich aus eigener Erfahrung weiß, steht man schnell zwischen den Fronten, weil man von der einen Seite als reduktionistisch angefochten werden kann, während von der anderen Seite ein Esoterikvorwurf formuliert wird.

Äußerst beliebt ist und bleibt Freuds Diktum, der Psychoanalytiker könne sehr gut auch ohne die Universität auskommen – damit verbunden war eine Absage an das empirische Forschungsparadigma der damals (in den 1990er Jahren) noch relativ wenig etablierten Psychotherapieforschung. In dieser *splendid isolation* ließ sich wunderbar das eigene Selbstwertequilibrium erhalten und in fatalistischer Überlegenheit selbst die Vertreibung aus den Gesundheitssystemen antizipieren. *Die Analyse wirkt ohnehin nicht ordentlich, wenn der Patient nicht selbst dafür zahlen muss* ist eine der verführerischen Rationalisierungen in dieser Situation.

Derartige Haltungen sind mitunter weit verbreitet und begünstigen eine gewisse Forschungsskepsis bei analytischen Psychotherapeut:innen. Man lässt sich nicht gern überwachen, audio- oder videografieren und anschließend auch noch quantitativ bewerten. Diese Vorbehalte sind nur zum Teil narzisstisch motiviert. Der sogenannte psychoanalytische Prozess, das subtile Beziehungsgefüge und die seismografischen Beobachtung von Mikroprozessen in der therapeutischen Beziehung sind störanfällig für jeden Außeneinfluss – erst recht für real vorhandene Dritter, die das »Material« später sichten und auswerten werden.

6.3 Die »merkwürdige« Ausbildung in der Psychotherapie

Eine Merkwürdigkeit der Psychotherapie insgesamt besteht darin, dass wir unseren Lehrenden nicht über die Schulter schauen können. Es gibt keine Tradition, sich mit der eigenen psychotherapeutischen Arbeit zu zeigen, sodass ein unmittelbares Lernen am Modell möglich würde. Man stelle sich eine:n Chirurg:in vor, der oder die sein oder ihr Handwerk aus dem Buch, aus Fallberichten und aus Supervisionen jeder vierten Operation im Nachhinein erlernen müsste. Zwei Ausnahmen kann ich anführen: In meinem Münchner Lehrinstitut wurde uns ein Seminar angeboten, in dem ein erfahrener Lehranalytiker über ein Jahr monatlich aus einer laufenden Analyse berichtete und sich selbst so zur Diskussion stellte. Diese Erfahrung hat sowohl zu einem enormen Zuwachs an Erfahrungswissen als auch zur Entidealisierung der Lehranalytiker:innen beigetragen. Beides im Grunde wünschenswerte, wohl aber eher selten nachgeahmte Prozesse. Eine zweite Ausnahme bietet die Übertragungsfokussierte Psychotherapie (TFP) von Otto Kernberg (Yeomans et al., 2017), bei der mit Videoaufnahmen der Therapiesitzungen gearbeitet wird. In der Gruppensupervision werden Videoausschnitte präsentiert und diskutiert, wobei auch die erfahrenen Lehrtherapeut:innen in Seminaren und Intervisionen ihre Behandlungen zeigen. Hier wird ein echtes Lernen am Modell möglich. Vielerorts dürfte diese Praxis Entsetzen auslösen aufgrund des »Eindringens des Dritten« in den analytischen Prozess. Natürlich ist ein solches vorhanden und durch die Kamera manifestiert. Aber kann man nicht auch die herkömmliche Supervisionspraxis als ein Eindringen eines Dritten verstehen? Es soll sogar Therapien gegeben haben, bei denen der oder die Patient:in nicht einmal explizit über die Diskussion ihres Falles in einer Supervision aufgeklärt worden ist.

Manchmal könnte man annehmen, der Schutz des (vermeintlich) dyadischen Prozesses im Behandlungszimmer dient dem Schutz des narzisstischen Gleichgewichts der (Lehr-)Therapeut:in. Gerade in einem gelegentlich noch immer feudalen Lehranalytiker:innensystem finden kritische Fragen von Kandidat:innen zur Behandlungstechnik und Gegenübertragung der Autoritäten nicht leicht ihren Platz.

6.4 »Handicap« im empirischen Wettrennen

In dem bereits erwähnten, etwas ungleichen Wettbewerb forderten Psychoanalytiker:innen andere Forschungsparadigmen, die mehr auf die psychoanalytische Theorie zugeschnitten sind, nämlich einzelfallorientierte, qualitative und prozessorientierte Ansätze. Aber mit den oben zitierten Regeln zur Evidenzbasierung war das Rennen im Grunde entschieden, bevor es überhaupt begann: Die psychoanalytischen Therapien wurden wesentlich weniger mit RCTs beforscht und die einflussreichen Lehrstühle gingen sukzessive an die »erfolgreichen« Psychotherapieforscher:innen verhaltenstherapeutischer Couleur. So konnte der Mythos entstehen, Verhaltenstherapie sei die einzig wirklich wirksame Methode. Die Universitäten nutzten (oder missbrauchten) ihre Definitionsmacht, um die Symptomreduktion als das gültige Ziel für Forschung und Versorgung zu betonieren. Eine sich selbst verstärkende Entwicklung: Publikationen – Lehrstühle – Drittmittelgelder – Publikationen – politischer Einfluss – Lehrstühle – Drittmittelgelder usw. – eine Art *Amazonisierung* der Psychotherapie.

Die klassische Kompromisslösung psychodynamischer Forscher:innen liegt darin, die Wirksamkeit ihrer Methoden mit eigentlich unzureichenden Mitteln so gut es geht zu belegen, ohne dabei die Begrenztheit des eigenen Tuns und die »eigentlich wichtigen« qualitativen und ideografischen Positionen aufzugeben.

6.5 Schlägt das Pendel bald in die andere Richtung?

Jüngst hat allerdings eine neue Entwicklung der psychoanalytischen Position im Grunde unverhofft in die Hände gespielt: Die psychoanalytische Strukturdiagnostik hat Einzug in den psychiatrischen »Mainstream« gehalten. Im neuen Gewand der *personality function* taucht sie im *Alternativen DSM-5-Modell der Persönlichkeitsstörungen (AMPD)* (American Psychiatric Association, 2015) und ebenso als Schweregradmaß für die Persönlichkeitsstörungen in der ICD-11 (World Health Organization, 2022) auf. Auf einmal findet eine Wiedergeburt der Freud'schen *Leistungs- und Genussfähigkeit* statt – häufiger allerdings nicht ganz korrekt zitiert als »Liebes- und Arbeitsfähigkeit«.

Eine Reihe von Instrumenten lagen bereit und wurden auch schon in Wirksamkeitsstudien eingesetzt: die *Operationalisierte Psychodynamische Diagnostik (OPD)* (Arbeitskreis OPD, 2023), das *Strukturierte Interview zur Persönlichkeitsorganisation (STIPO-R)* (Clarkin et al., 2017), die *Skalen psychischer Kompetenzen (SPK)* (Huber et al., 2016), sowie einige Fragebögen, beispielsweise die Diagnostik des Bindungsverhaltens (*Adult Attachment Interview, AAI*) (Main & Goldwyn, 1985) und der Mentalisierungsfähigkeit (*Reflective Functioning, RF*) (Fonagy et al., 1998).

Zwar haben einige Studien diese Instrumentarien schon genutzt, aber noch wissen wir zu wenig über die differenziellen Therapieeffekte. Wir glauben, dass längere Therapien, die auf Beziehung und Persönlichkeit abzielen, dann wirksamer als andere sind, wenn Strukturdefizite oder hoch dysfunktionale neurotische Konflikte vorliegen, die die Leistungs- und Genussfähigkeit einschränken. Einzelne Studien konnten dies belegen, so unsere eigene Studie zur Wirksamkeit der *TFP* der Borderline-Persönlichkeitsstörung (Yeomans et al., 2017), die die Persönlichkeitsstruktur signifikant stärker verbessern konnte als die Kontrollbehandlung. Gleiches fand sich in Studien zur TFP bzgl. der Mentalisierungsfähigkeit und der Entwicklung einer sicheren Bindungsrepräsentation bei zuvor unsicher gebundenen Patient:innen.

Es bleibt abzuwarten, ob auch andere Therapieverfahren – eventuell bei gleicher Therapiedosis – ähnliche Wirkungen entfalten können, oder ob hier ein spezifischer Effekt psychoanalytischer Verfahren vorliegt.

6.6 Analytische Haltung

Das anfangs erwähnte Spezifikum psychoanalytischer Therapien liegt in der Beziehungsarbeit, der Nutzung von Übertragung und Gegenübertragung. Bereits Freud ging davon aus, dass frühe Beziehungserfahrungen ein Leben lang prägend bleiben und im Rahmen des Wiederholungszwangs unser Erleben und Verhalten bestimmen, indem sie zu ständigen Reinszenierungen führen. Werden wir uns als Therapeut:in mithilfe der in uns entstehenden Gefühle und Fantasien der unbewussten Prozesse in der therapeutischen Beziehung bewusst, können wir zielsicherer eine hilfreiche therapeutische Beziehung herstellen. Und das – so lehrt es uns die Psychotherapieforschung – ist der stärkste Wirkfaktor jeder Psychotherapie.

Eine hilfreiche therapeutische Beziehung bedeutet jedoch mehr als nett und wertschätzend zu sein. Sie bedarf eines tieferen emotional-körperlichen und dann auch mentalisierenden Verstehens – allzu schnell wird *unempathisches Liebsein* zur Falle, zu einem Ausagieren, und dann zu einer Verstrickung. Eine angehende Therapeutin, die ich supervidierte, ließ sich von ihrer Borderline-Patientin überreden, sie einmal zu umarmen. Zunächst verteidigte sie ihre zugewandte und unterstützende Haltung. Als die Patientin jedoch Woche für Woche weitere Umarmungen wünschte (»Wieso nicht, Sie haben es doch schon einmal gemacht – und es hat so gutgetan«), fühlte sich die Therapeutin zunehmend unter Druck und hatte nun eine sehr viel unangenehmere Zurückweisung zu leisten, als es das reflektierende Bestehen auf einer technisch neutralen Haltung bedeutet hätte.

Im Gegensatz zu dieser eher mentalisierungsfernen Episode geht es bei der Gestaltung der therapeutischen Beziehung auch nicht um rein kognitiv-analytische Prozesse eines Glasperlenspiels – das wäre ja schlimmstenfalls ein »Fake« ähnlich der kognitiven Empathie des Narzissten –, sondern vielmehr um zunächst implizite, unbewusste Phänomene. Die Kunst liegt darin, sich von der Patientin affizieren zu lassen, Resonanzphänomene zuzulassen und Fantasien – auch aggressive und erotische – zu tolerieren, natürlich ohne diese auszuagieren oder bloß unmarkiert mitzuteilen. Dieses von Wilfred Bion sogenannte *Containment* erlaubt es uns, die haltende Funktion, die die ausreichend gute Mutter ihrem Baby zuteilwerden lässt, auszuüben.

Donald Winnicott verstand unter der *holding function* das verfügbar Sein und sich auf das Miteinander emotional einzulassen, das dem Baby das Gefühl der Sicherheit gibt, weil die Mutter intuitiv erfasst, was ist, und darauf reagiert. Kognitiv ist dies nicht zu leisten, da sich Mikroprozesse körperlich-emotionaler Feinabstimmung vollziehen, die das Bewusstsein nicht oder erst viel später erreichen.

Berechtigt ist nun der Einwand: »Na, wenn es um Intuition geht, dann ist das doch methodenunspezifisch, dann kann es doch jeder Psychotherapeut, der ausreichend gesund und einfühlsam ist«. Und dem würde ich keinesfalls widersprechen – vielmehr bin ich überzeugt, dass Therapeut:innen mit einer *sozial kompetenten Persönlichkeit* in der therapeutischen Beziehung mehr erreichen als andere – ganz gleich, welcher Therapieschule sie angehören.

Wozu braucht es dann die teureren und aufwändigeren psychoanalytischen Therapien?

Überflüssig wären sie dann, wenn therapeutische Kompetenz vollständig von der Intuition abhinge und nicht lernbar wäre. Dem ist meines Erachtens aber nicht so. Wie also lernt man Psychotherapie?

Ich denke: Nicht, indem man Manuale und Techniken auswendig lernt und rational ordnungsgemäß anwendet, sondern, indem man eine Haltung erwirbt, die es einem erlaubt, sich vom Gegenüber affizieren zu lassen. Das ist dann angenehm und leicht, wenn wir es mit gesunden und reifen Ausbildungskandidat:innen zu tun haben, kann aber zur Qual werden, wenn traumatische, destruktive Erfahrungen in der therapeutischen Beziehung wiederholt werden. Die Fähigkeit, die sogenannte negative Übertragung oder erotische Übertragungen zu tolerieren, setzt voraus, dass ich mir meiner selbst einigermaßen sicher bin, dass ich nicht Angst, Schmerz oder Wut in mir vermeiden will, sei es aus Bequemlichkeit oder aus Sorge um meine eigene Regulationsfähigkeit. So erstaunt es nicht, dass der Gegenübertragungswiderstand eines der häufigsten Probleme in der Therapie vor allem strukturell gestörter Patient:innen darstellt.

Ich bin davon überzeugt, dass eine wirklich hilfreiche therapeutische Haltung lehrbar und lernbar ist, und dass dabei psychoanalytisch-orientierte Selbsterfahrung ebenso wie die Supervision eine zentrale Rolle spielen. Beides ist in den psychoanalytischen Therapien besonders entwickelt und bekommt eine zentrale Stellung. Das eigene innere Erleben und unsere Reaktionsformen in zwischenmenschlichen Beziehungen werden immer wieder reflektiert und durchgearbeitet.

Zusätzlich zur therapeutischen Haltung braucht es aber noch ein Element zur oder zum guten Psychotherapeut:in: die Fähigkeit zur Mustererkennung. Es gibt eine endliche Anzahl von entwicklungsgeschichtlichen Konstellationen und draus resultierenden Psychopathologien mit den entsprechenden Mustern der Beziehungsgestaltung. Häufig hängen diese an demselben Entwicklungsstrang: Eine spezifische ödipale Konstellation in der Herkunftsfamilie kann ein spezifisch entwickeltes Selbst, eine Persönlichkeit mit z. B. histrionischen Zügen entstehen lassen, die wiederum in spezifischer Weise innere Prozesse erfährt und ihre Beziehungen gestaltet. Wenn ich Konzeptualisierungen verschiedener Muster in meiner Ausbildung oder danach gelernt habe, und wenn ich sie einige Male in der therapeutischen Realität »am eigenen Leib« erfahren habe, dann werde ich sie beim nächsten Mal schneller erkennen. Das bedeutet, dass ich meine eigenen Gegenübertragungsgefühle schneller und besser regulieren kann, und so schneller (wieder) zum Containment und zum Haltgeben in der Lage bin. Ich kann die Botschaften des Körpers schneller dechiffrieren und Gefühle und Impulse als Teil eines größeren Zusammenhangs verstehen.

In einem Seminar interviewte ich eine ca. 65-jährige Patientin vor der Seminargruppe. Die Patientin kam in Jeans und einem Krankenhausflügelhemd, wobei sie den Reißverschluss ihrer Hose nicht geschlossen hatte. Im Verlauf des Gesprächs erzählte sie mir von ihrer fünfjährigen Nichte, die ihren Busen habe anfassen wollen und mit der sie nackt auf dem Bett gehüpft sei. Diese sehr detailreichen Berichte evozierten vor meinem inneren Auge sehr eindringlich das Bild der nackten Patientin, die vor mir auf und ab springt. Zum einen war es wichtig, diese sexualisierte Gegenübertragung zuzulassen, zum anderen war es hilfreich ein histrionisches Muster erkennen zu können. Ich ging in diesem Rahmen nicht näher auf das Thema ein, in geschützterem Rahmen hätte ich aber durchaus gedeutet: »Sie zeigen mir, dass Sie einen Körper haben, dass er noch jung ist.« Und später womöglich: »Vielleicht ist da doch die Sorge in Ihnen, dass Ihr Körper nicht mehr in dieser Weise gesehen wird.« Und dann: »Möglicherweise fragt sich ein Teil von Ihnen auch, wie ich Ihren Körper sehe«.

Auf diese Weise hätte das Containment und die Erkennung des histrionischen Musters möglicherweise einen psychodynamischen Zugang zur Patientin ermöglicht.

6.7 Antwort I – Haltung und Komplexität

Kommen wir zur Titelfrage dieses Beitrags. Der erste Teil der Antwort lautet wie folgt:

Die psychoanalytischen Therapien lehren uns eine Haltung gegenüber dem oder der Patient:in, die es uns ermöglicht, sich auf die Beziehung einzulassen und sich affizieren zu lassen, und dadurch eine möglichst weitreichende Nutzung des Wirkfaktors *therapeutische Beziehung* erlaubt.

Zusätzlich bietet die psychoanalytische Theorie einen Schatz von Musterbeschreibungen, die einerseits entwicklungspsychologische Linien mit aktuellen Störungsmustern in Beziehung setzen und andererseits dabei helfen, aktuelles Geschehen in der Sitzung auf der Beziehungsebene besser zu verstehen.

Eine Frage, die ich mir immer wieder stelle, ist die folgende: Sind analytische Therapieverfahren schwerer zu erlernen als beispielsweise die Verhaltenstherapie? Man liest sicher mehr zur Entwicklungspsychologie und vielleicht auch zur psychoanalytischen Psychopathologie – dafür muss man später weniger störungsspezifische Manuale durcharbeiten, um die adäquate Abfolge der anzuwenden Techniken im Kopf zu haben.

Da die analytischen Therapien weniger störungsspezifisch und mehr beziehungsspezifisch arbeiten, ist das Erlernen des Erkennens von Beziehungsmustern sicher aufwändiger, ganz zu schweigen von der Selbsterfahrung. Vergleicht man beispielsweise die TFP mit der Schematherapie von Jeffrey E. Young (2005), so arbeitet die Schematherapie mit einer definierten Anzahl von Schemata, die quasi vorgefertigt interpersonelle Muster definieren, währen die TFP (ebenso wie die Psychoanalyse im Allgemeinen) immer wieder neu und individuell »maßgeschneiderte« Muster formulieren. Man könnte die Analogie zum Unterschied zwischen einer Gitarre und einer Geige herstellen – während erstere ihre Bünde am Griffbrett hat, muss auf der Geige immer von Neuem die exakte Intonation getroffen werden.

Auf den ersten Blick ist die psychoanalytische Methode aufgrund ihrer höheren Komplexität störanfälliger, andererseits versagt ein Ansatz mit »gröberen Maschen« da, wo der oder die Patient:in eben nicht genau ins Schema passt, und eine Intervention geht möglicherweise »ins Leere«, da sie nicht genau »trifft«.

6.8 Antwort II – Rahmenbedingungen und Methodik

Nun zur zweiten Frage: Warum sind psychoanalytische Verfahren so schwer empirisch zu belegen?

Darauf kann in zweifacher Weise geantwortet werden. Zum einen ist dies vielleicht der Fall, wenn kurze, symptomorientierte psychodynamische Therapien beforscht werden. Eine Vielzahl hochwertiger Therapiestudien belegen dies (siehe z. B., Leichsenring et al. 2023). Allerdings besteht der bereits erwähnte erschwerte Zugang zu den Lehrstühlen und den finanziellen Forschungsförderungen, was auf der pragmatischen Ebene ein großes Hindernis darstellt.

Die längeren psychoanalytischen Therapien sind aus zweierlei Gründen schwer beforschbar: Erstens brauchen sie mehr Zeit und Ressourcen – eine Wirksamkeitsstudie zur längerfristigen psychoanalytischen Behandlung kann bis zu 15 Jahre dauern und kostet weit mehr als eine Million Euro.

Zweites sind sie durch ihre komplexeren Therapieziele nicht so leicht mit einfachen Fragebögen zu untersuchen. In der Regel werden aufwändige Interviewverfahren benötigt, um komplexe Veränderungen zu erfassen, was wiederum die Compliance von Patient:innen – und Forscher:innen – auf die Probe stellt. Und auch dann bleibt die Frage bestehen, ob selbst eines der erwähnten strukturierten Interviews denn nun wirklich den Therapieerfolg ausreichend abbilden kann. Bleibt nicht doch immer ein schwer erfassbarer Rest von Lebens- und Erlebensmöglichkeiten, den wir als psychische Gesundheit ansehen würden, und der sich kaum quantifizieren lässt?

Zudem ist es nicht so einfach, eine adäquate Vergleichsbedingung für die Psychoanalyse zu finden und eine Randomisierung durchzuführen.

6.9 Schlussfolgerung

Ich fasse zum Abschluss meine Antworten auf die Titelfragen zusammen:

Der »Vorteil«, das, was analytische Therapien spezifisch zu bieten haben, ist eine *(1) beziehungsorientierte therapeutische Haltung*, die Wiederholungen von Beziehungserfahrungen zulässt und in der Übertragung bearbeitet. Dazu lehrt uns die Psychoanalyse eine Haltung der Affizierbarkeit, eine *Containerkompetenz*. Darüber hinaus bietet uns die Psychoanalyse ein umfassendes Repertoire an psychodynamischen Objektbeziehungsmustern, die eine *(2) Mustererkennung* ermöglichen und es erlauben, Übertragungsprozesse schneller zu erkennen und darauf empathisch-verstehend anstatt unspezifisch »lieb« zu reagieren.

Psychoanalytische Therapien sind *schwer empirisch zu belegen*, weil die etablierten Forschungsparadigmen eine Art Fremdsprache für sie darstellen. *(1)* Die üblichen symptomorientierten Fragebögen erfassen nicht das analytische Kernziel, nämlich die *Herstellung der Leistungs- und Genussfähigkeit. (2)* Der psychoanalytische Prozess ist störanfälliger durch forschende Blicke. *(3)* Die politischen Strukturen haben eine Hegemonie biologisch und/oder behavioristisch orientierter Entscheidungsträger entstehen lassen, die psychoanalytische Forschung weitgehend von Universitäten und Forschungsgeldern ausschließt. *(4)* Unter psychoanalytischen Psychotherapeut:innen besteht eine Skepsis gegenüber einem biomedizinischen Forschungsparadigma, das ihren eigenen Bedürfnissen entgegensteht. *(5)* Es gibt eine Tradition hierarchischer Strukturen innerhalb der Psychoanalyse, die eine »Fehlbarkeit« bei sakrosankten Lehranalytiker:innen nicht immer vorsieht. Dies erschwert es außerordentlich, sich bei der Arbeit zusehen zu lassen – zu groß ist die Angst vor Beschämung, sollte das Ergebnis nicht den gewünschten Standards entsprechen.

Meine Empfehlung als Psychoanalytiker und Psychotherapieforscher lautet: Arbeiten Sie in Forschungsprojekten mit – schauen Sie sich vorher die Forscher:innen und ihre Forschungsparadigmen genau an. Meiner Erfahrung nach ist insbesondere der kollegiale Austausch, die gemeinsame Supervision und eine Art kollektiver forschender Blick, der entstehen kann, enorm bereichernd.

Literatur

Arbeitskreis OPD. (2023). *Operationalisiert Psychodynamische Diagnostik – OPD-3. Das Manual für Diagnostik und Therapieplanung.* Hogrefe.

American Psychiatric Association. (2015). *Diagnostisches und Statistisches Manual Psychischer Störungen DSM-5®*. Hogrefe.

Chambless D. L., Baker M. J., Baucom D. H. et al. (1998). Update on empirically validated therapies, II. *The Clinical Psychology*, *51*(1), 3–16.

Clarkin J. F., Caligor E., Stern B. L. et al. (2016) *Structured Interview of Personality Organization–Revised (STIPO-R). New York: Personality Disorders Institute, Weill Medical College of Cornell University.* https://istfp.org/publications/diagnostic-instruments/

Fonagy, P., Target, M., Steele, H. et al. (1998). *Reflective-Functioning Manual, Version 5.0 for Application to Adult Affachment Interviews.* University College London.
Freud S. (1904). *Die Freud'sche psychoanalytische Methode (GW V).* Fischer.
Huber D., Klug G., Wallerstein R. S. (2006). *Skalen Psychischer Kompetenzen (SPK): Ein Messinstrument für therapeutische Veränderung in der psychischen Struktur.* Kohlhammer.
Leichsenring, F., Abbass, A., Heim, N. et al. (2023). The status of psychodynamic psychotherapy as an empirically supported treatment for common mental disorders – an umbrella review based on updated criteria. *World Psychiatry, 22*(2), 286–304.
Main M., Goldwyn R. (1985). *Adult Attachment scoring and classification system. Unpublished manuscript.* University of California at Berkeley.
Yeomans F. E., Clarkin J. F., Kernberg O. F. (2017). *Übertragungsfokussierte Psychotherapie für Borderline-Patienten.* Schattauer.
Young J. E., Klosko J. S., Weishaar M. E. (2005). *Schematherapie: Ein praxisorientiertes Handbuch.* Junfermann.
World Health Organization. (2021). *The ICD-11 Classification of Mental and Behavioural Disorders.* World Health Organization.

7 Psychedelika-gestützte Therapie von schwer behandelbaren Patient:innen – Neueste Entwicklungen

Rainer Krähenmann

7.1 Einleitung

7.1.1 Geschichte der Erforschung der Psychedelika

Die Geschichte der Psychedelika ist sehr alt und geht wahrscheinlich mehrere tausend Jahre zurück (Rätsch, 2020). Gewisse indigene Völker verwenden diese Substanzen bis heute im Rahmen von schamanischen Ritualen, durch welche sie mit der Geisterwelt kommunizieren und so auch Heilrituale vollziehen. Die Geschichte der neueren Psychedelika-Forschung und -Therapie im Westen begann mit der Entdeckung des LSD durch den Schweizer Biochemiker Albert Hofmann im Jahre 1943, also zu einer sehr dunklen Zeit der Europäischen Geschichte. Danach kam es relativ rasch zu einem regelrechten »Hype« um die Psychedelika, sowohl in Bezug auf Forschung als auch auf Therapie (Pearson et al., 2022). Seit 1971 kam die therapeutische und wissenschaftliche Verwendung der Psychedelika in praktisch allen westlichen Ländern zum Erliegen, nachdem die USA und die UN in der Konvention über psychotrope Substanzen die Psychedelika auf die Liste der verbotenen Substanzen setzten und damit die internationale Ächtung der Psychedelika in Form der Illegalisierung einläuteten.

Seit etwa 2010 hat die Therapie psychiatrischer Erkrankungen mithilfe von psychedelischen bzw. halluzinogener Substanzen, wie Psilocybin, LSD oder MDMA vor allem in der Schweiz sowie in den angloamerikanischen und europäischen Ländern wieder enorm an Bedeutung gewonnen. Die »Wiedergeburt« der Psychedelika ist allerdings nicht auf die zwischen 1950 und 1970 gut dokumentierten therapeutischen Erfolge dieser Substanzgruppe zurückzuführen, sondern hängt mit der neurobiologischen Grundlagenforschung zusammen, die seit der Jahrtausendwende das therapeutische Potenzial der Psychedelika mit wissenschaftlich anerkannten Methoden belegte und dadurch die Grundlage schuf, dass seit 2010 klinische Studien mit Psychedelika wieder bewilligt werden (Vollenweider & Kometer, 2010).

7.1.2 Klinisches Potenzial bei Therapieresistenz

Im Bereich der psychiatrischen Grundversorgung stellt die hohe Rate an schwer behandelbaren bzw. therapieresistenten Patient:innen eine große Herausforderung dar. So sprechen beispielsweise 30 % der depressiven Patient:innen nicht auf eine erste antidepressive Medikation an. Weitere 10 bis 20% der depressiven Patient:innen bleiben auch nach zwei Jahren, trotz Behandlung, depressiv erkrankt; hierbei handelt es sich um eine chronische Depression. Weitere 10 bis 15% der depressiven Patient:innen sprechen trotz multipler Behandlungen nicht an; dabei spricht man von einer *therapieresistenten Depression* (Bauer, 2005). Psychedelika sind gemäß den früheren, aber auch den aktuellen klinischen Studien insbesondere bei therapieresistenten Patient:innen wirksam (Romeo et al., 2020). Dies ist vor allem bei der therapieresistenten Depression eindeutig belegt. Es ist deshalb zu erwarten, dass die Psychedelikabehandlung in den kommenden Jahren eine wesentliche Rolle in der Behandlung von psychiatrischen Patient:innen, vor allem im Bereich der Therapieresistenz, spielen wird. Dies war bereits in den 1950er Jahren der Beweggrund für viele Klinikpsychiater:innen, Patient:innen mit LSD zu behandeln. So schilderte Ronald Sandison, ein Pionier der Psychedelika-Therapie, in einer Rückschau seine damaligen Beweggründe folgendermaßen (Streatfield, 2005): »Wenn man in einer psychiatrischen Klinik arbeitet, ist das Hauptproblem die enorme Belastung durch die Patienten. In vielen Fällen gibt es Patienten, für die man gerne etwas tun würde, für die man aber nie die Zeit hat. Hier gab es ein Medikament, das – ich würde nicht sagen, es war eine Abkürzung zum Unbewussten – aber es half den Menschen sicherlich, sich selbst auf einer tieferen Ebene zu verstehen. Und das schien mir ein lohnender Ansatz zu sein.«

Professor Hanscarl Leuner, Leiter der Abteilung für Psychotherapie und Psychosomatik an der Universität Göttingen, war ebenfalls ein Pionier der Therapie mit psychedelischen Substanzen. Er hat in einer Metaanalyse die Erfolgsraten der Psychedelika-Therapie bei über 1600 Patient:innen untersucht (Leuner, 1981, S. 236). Dabei konnte gezeigt werden, dass die Erfolgsrate besonders bei therapieresistenten Patient:innen der Kerngruppe der Angststörungen, Depressionen und Persönlichkeitsstörungen hoch war. Die Mehrzahl dieser Patient:innen hatte zuvor nicht auf andere Therapieverfahren, wie Psychoanalyse, Psychopharmaka oder Elektrokonvulsionstherapie, angesprochen. Bei diesen Patient:innen konnte eine Erfolgsrate von über 60% der Fälle erzielt werden, was ein eindrückliches Ergebnis war. Die Nachuntersuchung von 81 Patient:innen (Mascher, 1967) zeigte zudem, dass 76% der Patient:innen aus der Kerngruppe drei Jahre nach Abschluss der Therapie eine anhaltende Besserung zeigten und dass acht Jahre nach Abschluss der Therapie bei 86% der Patient:innen kein Rezidiv aufgetreten war. Eine vor kurzem veröffentliche Metaanalyse über acht randomisierte klinische Studien zur Wirksamkeit von Psilocybin bei der Depression bestätigte die *rasche* (innerhalb von 24 Stunden), *anhaltende* (bis sechs Monate) Wirksamkeit und *gute Verträglichkeit* (keine schwerwiegenden Nebenwirkungen, nur leichte und passagere Nebenwirkungen) (Romeo et al., 2020). Allerdings sind die Fallzahlen der neueren, nach modernen methodischen Standards durchgeführten, klinischen Studien bei Patient:innen mit Depression mit einer Fallzahl unter 200 für eine robuste Datengrundlage noch relativ tief (Gründer et al., 2022).

7.1.3 Compassionate Use von Psychedelika in der Schweiz

Seit 2014 erteilt das Bundesamt für Gesundheit (BAG), basierend auf Art. 8 Abs 5 des Betäubungsmittelgesetzes (BtMG), in begründeten Einzelfällen *Ausnahmebewilligungen* zur therapeutischen Anwendung von Psychedelika (BAG, 2021). Da die Psychedelika in der Schweiz nicht als Heilmittel zugelassen sind, handelt es sich in diesen Einzelfällen um einen Heilversuch bzw. um eine Behandlung aus Mitgefühl (*Compassionate Use*) (Greif & Šurkala, 2020). Die Erforschung von Psychedelika bei psychiatrischen Patient:innen ist im Rahmen von klinischen Studien inzwischen international weit vorangekommen. Allerdings führen die damit verbundenen Ein- und Ausschlusskriterien dazu, dass die untersuchten Patient:innen hochselektioniert sind und die Aussagekraft für die Anwendung auf die klinische Situation nur begrenzt möglich ist. Daher bieten Einzelfallbehandlungen, wie wir sie in der Psychiatrischen Klinik Münsterlingen seit 2022 durchführen, eine hohe externe Validität und erlauben wichtige Erkenntnisse zur Weiterentwicklung der Psychedelika-assistierten Psychotherapie bei psychiatrischen Patient:innen.

Die Einzelfallbehandlung in der Psychiatrischen Klinik Münsterlingen ist in eine stationäre, psychodynamisch orientierte Psychotherapie eingebettet (▸ Abb. 7.1). Für die Einzelfallbehandlung qualifizieren sich primär schwer behandelbare, therapieresistente depressive Patient:innen. Die Substanzsitzungen sowie die Vorbereitungs- und Integrationssitzungen verstehen wir als »*Add-On*« zur regulären psychodynamischen Psychotherapie, welche aus zwei Einzelgesprächen sowie einer Gruppentherapie pro Woche besteht und für alle Patient:innen der Psychotherapiestation verbindlich sind. Ziel der zusätzlichen Einzelgespräche vor und nach den Substanzsitzungen ist es, die Patient:innen an das regressive Setting der Substanzsitzung sowie an die Arbeit am *Primärprozess*, welcher auch Traumarbeit und Imagination beinhaltet, heranzuführen. Im Anschluss an die stationäre Psychotherapie kann die Psychedelika-Therapie bei Indikation in eine stationäre Intervallbehandlung übergehen, bei denen die ambulante Nachbehandlung durch kurze stationäre Aufenthalte und wenigen »Booster«-Substanzsitzungen ergänzt wird. In der Regel finden während des stationären Aufenthalts zwei bis drei Substanzsitzungen statt. Wir verwenden aufgrund der im Vergleich zu LSD deutlichen kürzeren Wirkdauer (sechs bis acht Stunden) und der damit deutlich geringeren personellen Ressourcenbelastung das Psilocybin.

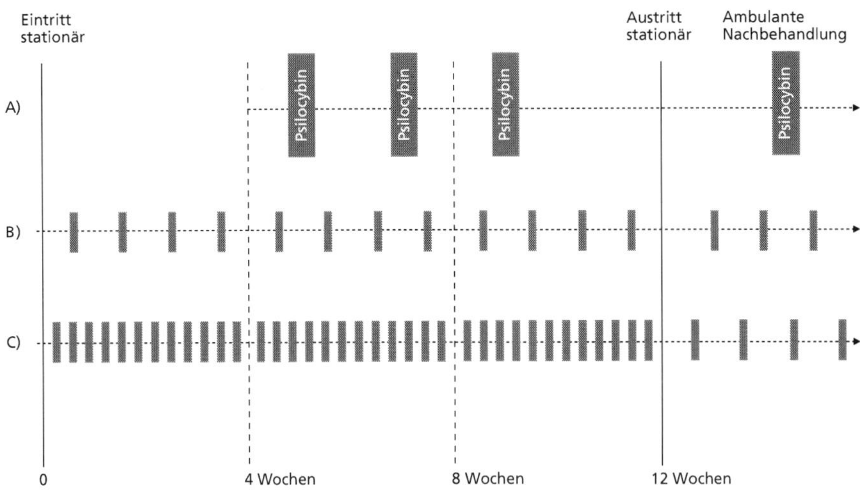

A) Substanzsitzungen (2–3 stationär, anschließend Intervallbehandlung bei Bedarf)
B) Psychodynamisch-orientierte Imaginationen und Traumarbeit anhand von Traumprotokollen (1x/Woche)
C) Psychodynamisch-orientierte Einzelgespräche (2x/Woche) und Gruppentherapien (1x/Woche)

Abb. 7.1: Die Psychedelika-assistierte Psychotherapie in der Psychiatrischen Klinik Münsterlingen ist schematisch dargestellt. Diese besteht aus drei Therapiesträngen: A) den eigentlichen Substanzsitzungen, welche in der Regel einen Arbeitstag in Anspruch nehmen, B) den zusätzlichen Einzelgesprächen vor und nach den Substanzsitzungen, welche der Vorbereitung (vor den Substanzsitzungen) bzw. dem Durcharbeiten und der Integration (nach den Substanzsitzungen) am Primärprozess dienen, sowie C) den psychodynamischen Einzel- und Gruppentherapien im engeren Sinne, welche bei allen Patient:innen der Psychotherapiestation (mit und ohne Psychedelika-Therapie) gleichermaßen zur Anwendung kommen.

7.2 Arbeit an den inneren Objekten

7.2.1 Charakterisierung der Psychedelika-induzierten Bewusstseinsveränderungen

Ein wesentliches Merkmal der pharmakologischen Akutwirkung von Psychedelika ist die Bewusstseinsveränderung. Doch was ist damit gemeint? Bereits an diesem komplexen und schwer definierbaren Begriff scheitert ein einheitliches Verständnis über die Psychedelika-Wirkung. Denn Psychedelika verändern nicht nur den Wachheitsgrad, sie können diesen auch zeitweise erhöhen und wieder erniedrigen, und sie verändern sowohl die bewussten als auch die unbewussten Anteile der Psyche. Man könnte auch von einem temporären Verwirrtheitszustand oder Delir sprechen. Der Vergleich mit der Hypnose und den Traumzuständen zeigt jedoch, dass der Psychedelika-induzierte Bewusstseinszustand nicht ein wahlloses, chaotisches, defizitäres Phänomen ist, sondern ein auch der gesunden Psyche inhärenter Mechanismus, welcher eng mit der Persönlichkeit und der psychodynamischen »Ausstattung« der jeweiligen Person gekoppelt ist (Leuner, 1997). Die Veränderung der Wahrnehmung, des Denkens und der Emotionen sind wesentliche Charakteristika der Psychedelika und können einheitlich unter dem Aspekt des Primärprozesses zusammengefasst werden. Obschon die psychoanalytische Theorie des Primärprozesses – wie viele andere Freud'schen Konzepte ebenso – modifiziert und weiterentwickelt wurde, kennzeichnet den Primärprozess 1) in topischer Hinsicht das System Unbewusst (gegenüber dem Sekundärprozess für das System Vorbewusst-Bewusst) (Laplanche & Pontalis, 1972, S. 396–399), 2) in ökonomisch-dynamischer Hinsicht der ungehinderte Fluss psychischer Energie von einer Vorstellung zur anderen nach den Mechanismen der Verschiebung und Kondensation im Sinne einer halluzinatorischen Wunscherfüllung (Lustprinzip), und 3) in formal-linguistischer Sicht die raschen Gestaltveränderungen sowie bizarre, von Affekten dominierte Bildinhalte (Rapaport, 1950).

Wir haben die inneren Vorstellungs- und Denkprozesse unter Psychedelika mit denen im normalen Wachzustand systematisch und unter kontrollierten Bedingungen verglichen (Grotz, 2019; Kraehenmann, Pokorny, Aicher et al., 2017; Kraehenmann, Pokorny, Vollenweider et al., 2017). Zu diesem Zweck wurden Audiotranskripte von geführten Imaginationen unter LSD und Placebo, einerseits nach formalen Primärprozessmerkmalen und andererseits inhaltlich nach primärprozesshafte Wortkategorien, quantifiziert und statistisch verglichen. Es zeigte sich in der formalen Analyse, dass die inneren Vorstellungs- und Denkprozesse unter LSD im Vergleich zu Placebo signifikant höhere Primärprozessanteile aufweisen. Dabei ist der Primärprozess unter LSD vor allem durch unrealistische Kombinationen der Objekte bzw. der Ereignisse sowie durch plötzliche Wandlungen der Objekte bzw. Szenen charakterisiert. Dies spricht für einen hochdynamischen Primärprozess unter Psychedelika. Die inhaltliche Analyse von primärprozesshaften Wortkategorien erfolgte auf Basis einer Wortdatenbank für regressive Imagination (Delphendahl, 1985). Die Analyse konnte einen generellen Effekt von LSD auf primärprozesshafte Wortkategorien zwar nicht generell nachweisen, zeigte jedoch analog zu der formalen Analyse eine Steigerung, vor allem der visuellen Wahrnehmungen und Bewegungen, was die These stützt, dass Psychedelika lebhafte, *dynamische, rasch variierende innere Objektwahrnehmungen* erzeugen (Grotz, 2019).

7.2.2 Primärprozess und Regression auf frühen Entwicklungsstufen

Der Primärprozess ist der vorherrschende Modus des dynamischen Unbewussten bzw. des *Es.* Bereits Freud beschrieb in der »Traumdeutung« (1900) den Primärprozess als Erlebensmodus in der Ich-Regression und als funktionale Rückkehr des psychischen Apparates auf eine frühere Entwicklungsphase, indem die bereits erlangten Ich-Funktionen bzw. die Objektbeziehungen auf eine niedrigere, infantile Stufe hinabsinken. In seiner 22. Vorlesung über die »Gesichtspunkte der Entwicklung und Regression« beschreibt Freud die Regression als Abwehrmechanismus, indem der Rückzug auf eine frühere Entwicklungsstufe der eigenen Persönlichkeitsentwicklung das Funktionieren auf einem tieferen Anspruchsniveau erlaubt und damit das »Ich« entlastet. Die Ich-Regression ist der Ich-Progression entgegengesetzt (Freud, 1917): »Denken Sie daran, wenn ein Volk in Bewegung starke Abteilungen an den Stationen seiner Wanderung zurückgelassen hat, so wird es den weiter Vorgerückten naheliegen, sich bis zu diesen Stationen zurückziehen, wenn sie geschlagen werden oder auf einen überstarken Feind stoßen. Sie werden aber auch umso eher in die Gefahr der Niederlage kommen, je mehr sie von ihrer Anzahl auf der Wanderung zurückgelassen haben«. Man kann diese Allegorie auch dahingehend interpretieren, dass die Ich-Entwicklung, beispielsweise bei der Neurose, auf einer bestimmten Entwicklungsstufe »fixiert« ist und die damit verbundenen Objektbeziehungen und Konflikte ins Unbewusste verdrängt sind. Der Rückschritt auf diese frühen, fixierten Entwicklungsstufen ist aus psychotherapeutischer Sicht daher sinnvoll, um diese pathodynamischen Strukturen zu aktualisieren und zu bearbeiten. Allgemein ist die Tiefe der psychedelischen Regression, d. h. die Entwicklungsstufe, auf welche das Ich während der psychedelischen Bewusstseinsveränderung zurückfällt, kaum steuerbar. Interessanterweise verläuft dieser Prozess nach innerpsychischen Prinzipien bzw. eigengesetzlich und ist trotzdem aus therapeutischer Sicht höchst sinnvoll. Es zeigt sich nämlich, dass die »Wahl« der jeweiligen regressiven Entwicklungsstufe, auf welcher sich die primärprozesshaften Inhalte dem Bewusstsein präsentieren, in der Regel genau »die richtige« ist, d. h. diejenige Stufe, die dem laufenden therapeutischen Prozess entscheidende, neue Impulse verleihen kann, indem der dynamisch relevante Grundkonflikt *affektiv-symbolisch durcherlebt* und in den anschließenden Nachbesprechungen rational-verbal durchgearbeitet und integriert werden kann. Zu erklären ist diese »Wahl« aus psychoenergetischer Perspektive dadurch, dass der Weg des geringsten Widerstands gegangen wird. Das »Ich« regrediert auf diejenige frühe Stufe, welche die Abwehr- bzw. Verdrängungsleistungen minimiert, indem die abgewehrten bzw. verdrängten Inhalte offen zutage treten und damit einhergehende Wunscherfüllungen auf der Objektebene stattfinden können. Hier zeigt sich die nahe Verwandtschaft der unterschiedlichen tiefenpsychologischen Konzepte, welche Bolle (1988, S. 158) unter der »präsentativen Symbolebene« zusammenfasst und welche von Leuner als »transphänomenales dynamisches Steuerungssystem«, von Grof als »Matrix« bzw. »Systems of condensed experience« (COEX), von Jung als »Komplexe« bzw. »Archetypen«, von Ciompi als »affektlogisches Bezugssystem« und von Rascovsky als »fötaler Psychismus« beschrieben wurden. Gemeint sind damit unbewusste, archaische, dynamisch aktive Organisationsstrukturen, welche das innere Erleben unter Psychedelika zum Teil über mehrere Sitzungen hinweg, aber auch das Traumerleben und die Imaginationen nach der Sitzung steuern können. Damit werden die unter Psychedelika aktivierten Objektanteile zu *»dynamischen Brennpunkten« (Hotspots)*, die sich jedoch deutlich von bewusstseinsnahen Erinnerungsspuren oder gedanklichen Konstrukten unterscheiden. Die im regressiven Zustand aktivierten inneren Objekte erscheinen primärprozesshaft als mit allen Sinnesqualitäten erfahrbare, »leibhaftige« Gestalten, oft in symbolhaft verdichteter Ausprägung und mit Leitaffekten einhergehend. In der Psychedelika-Regression wird der oder die Zuschauer:in gleichzeitig zum Akteur seiner oder ihrer *inneren Bühne.*

7.2.3 Arbeit an den inneren Objekten und Symbolkonfrontation

Entscheidend im Hinblick auf eine psychodynamisch orientierte Psychedelika-assoziierte Psychotherapie ist daher, ein regressionsförderndes Setting zu gestalten, welches die Patient:innen ausreichend auf die *Konfrontation* und das *Durcherleben* von primärprozesshaftem Material des Unbewussten vorbereitet und dieses zusammen mit dem oder der Patient:in mit geeigneten Mitteln wieder ins Bewusstsein integriert. Dabei wird die verbale Interaktionsebene dem Primärprozess nicht gerecht. Vielmehr wird der Fokus auf das innere Erleben sowie die gestalterische oder körpertherapeutische Bearbeitung gelegt. Neben der Traumarbeit anhand von Traumprotokollen, welche der oder die Patient:in in die Therapiestunde mitbringt, hat sich die anhand von thematisch vorgegebenen Szenen (z. B. Wiese, Bach) oder anhand von Musik geleitete Imagination als »Trockenübung« für die Substanzsitzung bewährt, indem einerseits das regressive Arbeiten geübt wird (Augen geschlossen, Entspannungszustand im Liegen, Fokus auf innere Bilder und Emotionen) und andererseits bereits vor der ersten Substanzsitzung die psychodynamisch relevanten Konfliktbereiche regressiv erlebt werden können. In der Annahme, dass der Primärprozess als »roter Faden« der unbewussten Konfliktbereiche die Imaginationen, Träume und Substanzsitzungen verbindet, kann dadurch sowohl vor als auch nach den Substanzsitzungen an demselben Material gearbeitet und eine therapeutische Entwicklung vorangetrieben werden. Es ist immer wieder erstaunlich, wie die auf den ersten Blick völlig unterschiedlichen Inhalte der Substanzsitzungen und der Träume bzw. Imaginationen sich im Bereich des symbolhaften Bilderlebens ergänzen und einen therapeutischen Prozess abbilden (Abramson, 1956).

Dabei geht der oder die Therapeut:in jedoch nicht wahllos vor, sondern verfolgt ein wichtiges psychodynamisches Prinzip, welches insbesondere in der Psychedelika-gestützten Psychotherapie von höchster Relevanz ist. Dieses lässt sich am besten als *»Arbeit an den inneren Objekten«* umreißen. Innere Objekte – die Begriffe Objekt- und Selbstrepräsentanzen sind ebenfalls gebräuchlich – stellen gewissermaßen ein »inneres Bezugssystem« dar, eine Struktur der Psyche, die einerseits reale äußere Objekte, z. B. frühe Bezugspersonen, repräsentiert, andererseits aber auch eigenständige innerpsychische Instanzen darstellt. Die Freud'schen Strukturen Es, Ich und Über-Ich sind in diesem Sinne als Prototypen von inneren Objekten zu verstehen (Stierlin, 1971). Die inneren Objekte können als Akteure auf einer »inneren Bühne« verstanden werden, die sowohl untereinander als auch mit dem Publikum, den äußeren, realen Objekten, in Beziehung stehen. Innere und äußere Objekte beeinflussen und verändern sich dadurch gegenseitig. Innere Objekte sind jedoch keine wirklichkeitsgetreuen Abbildungen von aktuellen oder vergangenen realen Objekten, sondern repräsentieren die *innere Realität* in Form von komplexen affektiv-kognitiven Engrammen. Was in Bezug auf die äußeren Objekte und die äußere Realität vom Bewusstsein verdrängt, respektive abgewehrt werden muss, kann in der regressiven Auseinandersetzung mit den inneren Objekten offen bearbeitet und emotional verstanden werden. Ziel der Psychedelika-assistieren Psychotherapie ist es in diesem Sinne, eine Nachreifung und Integration der inneren und äußeren Objekte zu erreichen. Das bedeutet, dass die Ich-Regression unter Psychedelika dazu genutzt wird, die fixierten, gespaltenen und unvollständig gereiften Objekte im Sinne einer Nachbearbeitung bzw. Nachreifung auf eine reifere Objektstufe zu bringen. Die inneren Bilder und Szenen des Primärprozesses drehen sich regelrecht um Objekte im Kontext von affektgeladenen, konflikthaften Situationen. Die Begegnung und Beziehungsgestaltung mit diesen inneren Objekten im regressiven Zustand, unter Zuhilfenahme des Erwachsenen-Ichs des oder der Patient:in und unter Führung und Verstärkung (*Containing*) durch den oder die Therapeut:in, ermöglicht einerseits ein Wiedererleben und Durcherleben der prägenden und konfliktdynamischen Urszenen, und andererseits auch eine Korrektur und Fortentwicklung in der Beziehung zu den Objekten und schließlich durch die Rückprojektion der äußeren Objekte (Introjektion) eine *nachgereifte Selbst- und Objekt-Repräsentanz.* Eine besondere therapeutische Technik im Umgang mit inneren Objekten ist die aus der Katathym-imaginativen Therapie stammende *Operation am Symbol.* Hier geht es darum, dass der oder die Patient:in in der durch die Symbolik geschützten Konfrontation lernt, die oftmals feindseligen bzw. ambivalent besetzten Objekte allmählich in positivere, reifere Objekte zu verwandeln (Hennig, 1982). Dieser iterative Prozess, welcher durch Bezugnahme und Verknüpfungen zu aktuellen, realen Objekten integriert wird, ermöglicht nach und nach die »Entdynamisierung« der verschiedenen Konflikte. Dabei scheint der gesamte Verlauf einer Psychedelika-assistierten Psychotherapie mit einer Art »chemischen Kettenreaktion« vergleichbar, indem nach und nach alle Konfliktherde »ausbrennen« und ihre dynamische Potenz verlieren. Ein typisches Beispiel solcher Objektnachreifungen sind die von Leuner und anderen beschriebenen Abfolgen und Wandlungen von Objekten aus zuerst amorphen, undifferenzierten Gestalten (entsprechend dem fötalen Psychismus) zu insekten- oder reptilienartigen Gestalten mit Ausprägung von Augen und Mundpartien (entsprechend der oralen, symbiotische Phase), dann zu Mischwesen in Form von Tiergestalt mit menschlichen Zügen, bis hin zu karikaturartigen, einseitig überzeichneten Menschengestalten (meist wichtige Bezugspersonen) (► Abb. 7.2, Bilder 1 A–C). Eine plausible psychologische Erklärung für die Wandlung von undifferenzierten zu differenzierten Gestalten ist der zunehmende Verlust an »Sprengkraft«, bzw. emotionaler Bedrohung durch die Objekte, je mehr sie in der symbolhaften Konfrontation emotional durchgearbeitet und integriert werden konnten. Das heißt, dass die Psyche die objektbezogenen Erlebnisinhalte nicht mehr so stark abwehren muss und daher die Bewusstseinsnähe toleriert werden kann. Therapeutisch relevant sind dabei insbesondere die mit den Objekten verbundenen Emotionen, Interaktionen und Wandlungen im Erleben der Patienten. Auch die in den Nachgesprächen sich anknüpfenden Assoziationen und Verknüpfungen zu realen Objekten gehören zur Arbeit an der Objektnachreifung. Bolle (1988, S. 169) hat darauf hingewiesen, dass die inneren Bilder in enger Beziehung zur Entwicklung der Identität stehen. Die Selbst- und Objektrepräsentanzen bedingen sich demnach gegenseitig. Laut Bolle können diese inneren Bilder auch als *Übergangsobjekte* im Sinne von Winnicott verstanden werden (Bolle, 1988, S. 169): »Auf das Übergangsobjekt können einerseits innere Bilder projiziert werden, andererseits beinhaltet es in seiner realen Existenz auch die Möglichkeit der ‚Ent-Täuschung' und ist somit ein Schritt in Richtung auf das Realitätsprinzip. Der

Bereich des Schöpferischen, zu dessen Anfängen die Wahrnehmung des Übergangsobjektes gehört, steht in enger Beziehung zur Entwicklung von reiferen Objektbeziehungen«.

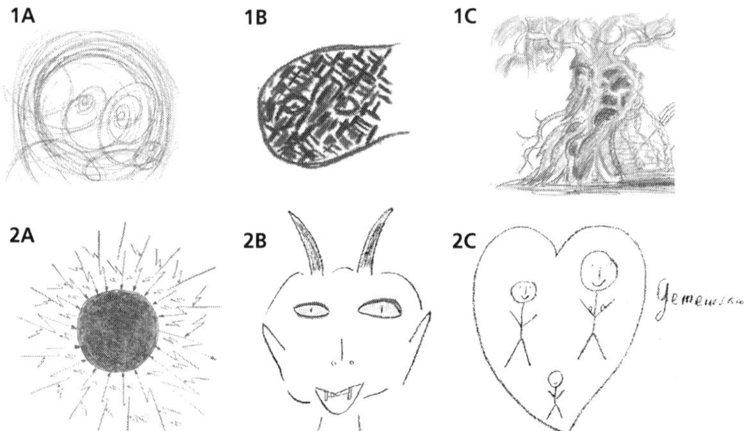

Abb. 7.2: Die Bilder zeigen innere Objekte, die im Rahmen der Psychedelika-assistierten Psychotherapie auftauchen können. Die Bilder 1A–C stellen verschiedene Objektdifferenzierungsstufen dar und wurden von gesunden Versuchspersonen unter LSD gemalt: 1A) undifferenzierte Objektstufe (basale Strukturen wie rhythmische Bewegung, geometrische Muster, Elementares, Stoffliches); 1B) mittelgradige Differenzierungsstufe (häufig tierähnliche, rudimentäre Gestalten); 1C) hochgradige Differenzierungsstufe (häufig menschenähnliche, komplexe Gestalten mit biografischem Bezug). Die Bilder 2A–C wurden von dem schwer depressiven Patienten Herrn T. P. (siehe Fallbeschreibung) angefertigt: 2A) das wie ein Luftballon unter Spannung stehende und kontinuierlich attackierte Ich; 2B) Teufel/Quälgeist mit mütterlichen Aspekten; 2C) Zusammengehörigkeit und Versöhnung zwischen verschiedenen, bislang abgespaltenen Selbst- und Objektanteilen (kleiner T. P., großer T. P., erwachsenes Ich).

7.3 Einzelfallbeschreibung Herr T. P.: Psilocybin-assistierte Psychotherapie eines therapieresistenten, schwer depressiven Patienten

7.3.1 Anamnese und Indikation

Die zuvor beschriebenen psychodynamischen Prinzipien der Psychedelika-assistierten Psychotherapie sollen nun anhand einer Fallbeschreibung konkret dargelegt und erweitert werden. Bei dem Patienten Herrn P. handelte es sich um einen 55-jährigen Lebensmittelhändler, verheiratet und Vater zweier Kinder. Der Patient litt seit über 20 Jahren an einer rezidivierenden depressiven Störung. Langjährige ambulante psychiatrisch-psychotherapeutische Behandlungen, mehrmalige stationäre und tagesklinische Behandlungen sowie zahlreiche Behandlungsversuche mit Antidepressiva, Lithium, Neuroleptika und Anxiolytika brachten keine Remission. Die stationäre Aufnahme von Herrn P. in das multimodale, psychodynamisch ausgerichtete Behandlungssetting erfolgte aufgrund einer rezidivierenden depressiven Erkrankung bei schwergradiger depressiver Symptomatik, einer generalisierten Angststörung sowie einer Benzodiazepin-Abhängigkeit. Der Patient war klagsam, antriebslos, gedanklich fixiert auf seine aus seiner Sicht aussichtslose Situation sowie psychomotorisch stark gehemmt und angespannt. Er berichtete, dass er seit vielen Jahren an depressiven Phasen mit ausgeprägter Antriebs- und Freudlosigkeit leide und dass er daher kaum mehr Hoffnung habe, dass sich an seinem Zustand, der sich nun seit ca. einem halben Jahr nochmals massiv verschlechtert habe, etwas verbessern oder verändern könne. Die erneute Verschlechterung habe sich im Zusammenhang mit finanziellen Sorgen in der Coronapandemie und der zunehmenden Ablösung seiner beiden Kinder entwickelt. Seine Frau erlebe er sehr viel aktiver. Er habe sich zunehmend isoliert und einsam gefühlt und keine positiven Gefühle mehr erleben können. Ferner beschrieb er passive Todeswünsche, jedoch ohne konkrete Suizidgedanken.

Zu Beginn der stationären psychotherapeutischen Behandlung wurde das klinische Bild von der schweren depressiven Hemmung bestimmt. Der Patient hatte Mühe, für seinen Zustand Worte zu finden. Er war auf die Vorstellung fixiert, nur durch Zuwendung bzw. Zufuhr von »außen«, z. B. durch Reservemedikation oder durch die richtige Behandlung, zu einer Besserung seines Zustandes gelangen zu können, und zeigte eine enorme Bedürftigkeit bei der Kontaktaufnahme zum therapeutischen Team. In den therapeutischen Angeboten schien er sich selbst massiv unter Druck zu setzen, was ihn wiederum daran hinderte sich verbal einzubringen, bzw. sich in den nonverbalen Verfahren affektiv frei auszudrücken. Wiederholt geriet er in Situationen mit emotionaler Beteiligung in starke körperliche Anspannungszustände mit sich steigernden grobmotorischen Tremorbewegungen beider Arme und Beine.

7.3.2 Psychodynamische Fokussetzung und Behandlungsplanung

Im Rahmen der psychodynamischen Diagnostik, welche auf der biografischen Anamnese, den klinischen Befunden sowie der Beziehungsaufnahme und -gestaltung im multimodalen und multipersonalen Umfeld der Station basierte, konnten folgende psychodynamische Hypothesen bezüglich des wirksamen depressiven Grundkonfliktes bei Herrn P. erarbeitet werden.

Die Ursprünge der psychischen Beschwerden sahen wir in der Biografie des Patienten verortet. Von seinen Eltern wurde Herr P. schon im frühen Kindesalter häufig allein gelassen und vernachlässigt. Von seiner bestimmenden und autoritären Mutter fühlte er sich bis ins Erwachsenenalter bevormundet, sodass der Patient das Gefühl hatte, die eigenen Ansprüche nicht äußern zu dürfen und sich unterordnen zu müssen. Dies fiel Herrn P. auch jetzt noch äußerst schwer. Die Ambivalenz zwischen der Liebe und Nähe zu seinen Eltern auf der einen und der großen Wut auf der anderen Seite beeinflussten bis dato das Verhalten und Beziehungserleben des Patienten maßgeblich. Aversive Gefühle wie Wut lösten ein großes Schuld- und Schamgefühl aus und wurden vom Patienten verdrängt, da Herr P. bei einem freien Ausdruck seiner Wut eine Verletzung oder den Verlust der ihm nahestehenden Personen fürchtete. Um ein Verlassenwerden zu vermeiden, verdrängte Herr P. sein eigenes Unabhängigkeitsbestreben und begab sich in die Abhängigkeit zu Anderen. Dies bestärkte wiederum sein eigenes Gefühl der Schwäche und Insuffizienz. Der Fokus der Behandlung lag daher auf der Arbeit am beschriebenen inneren Konflikt zwischen Abhängigkeit und Wunsch nach mehr Autonomie. Zentral war hierfür, dass mit Herrn P. die bewusste Wahrnehmung der eigenen, teils als hoch unangenehm und daher unterdrückten Gefühle thematisiert wurde. Ziel war es, einen Weg zu finden, die eigenen Bedürfnisse und Impulse auszudrücken und auszuhalten. Auch mithilfe der unterstützenden Psychedelika-assistierten Psychotherapie sollte es Herrn P. ermöglicht werden, einen Zugang zu den eigenen unterdrückten Gefühlen zu finden und die vom Patienten erlebte innere Blockade zu reduzieren. Der Patient hatte in seinem bisherigen Leben keinerlei Vorerfahrungen oder Kenntnisse über halluzinogen wirksame psychotrope Substanzen, sodass vor der Substanzsitzung eine mehrwöchige Abklärungs- und Vorbereitungsphase auf die Substanzsitzung erfolgte, wobei auch die Ehefrau des Patienten als Vertrauensperson einbezogen wurde.

7.3.3 Therapeutischer Prozess unter Psilocybin

In der neunten Behandlungswoche erfolgte die einmalige Gabe einer niedrigen Dosis von 10 mg Psilocybin in einem geschützten Setting, welches eine Abschirmung von äußeren Reizen in einer sicheren und Ruhe vermittelnden Umgebung bei lückenloser therapeutischer Begleitung beinhaltete. Die Sitzung fand zwischen 8:00 Uhr und 16:00 Uhr statt und wird protokollweise wiedergegeben.

Zu Beginn der Substanzsitzung zeigte sich Herr P. stark angespannt, zitterte phasenweise am ganzen Körper und atmete oberflächlich mit hoher Frequenz im oberen Thoraxbereich. Es fiel ihm schwer, eine bequeme Haltung auf der Couch einzunehmen. Auf Ansprache äußerte er mehrfach eine starke innere Anspannung zu verspüren und zu befürchten, dass ihm die Behandlung nicht weiterhelfen werde. In der Inszenierung band Herr P. den Therapeuten durch die Schilderung seiner ängstlich-angespannten und bedürftigen Situation an sich. Es erfolgte ein teilweise engmaschiger Dialog zwischen Herrn P. und dem Therapeuten über den Stand seines Erlebens, in dem relativ rasch wechselnden Bilder, Erfahrungen und Fantasien mit Bezug auf die Kindheit des Patienten berichtet und plastisch vorstellbar wurden: das Bild einer kalten, abweisenden Mutter, die ihren kleinen T. (Vorname des Patienten) zurückließ, da sie arbeiten musste, ihren Sohn anderen Familien überließ und ihn so phasenweise missbräuchlichen Erfahrungen durch Gleichaltrige aussetzte. Die Ungewissheit, ob er und auch sein Bruder von dieser Mutter überhaupt geliebt wurden, gewann an Emotionalität. Hierbei kamen intensive Wut und Enttäuschungsgefühle zum Ausdruck. Die vom Therapeuten vorgeschlagene Möglichkeit, der Wut, die sich phasenweise enorm verstärkte, durch Schlagen mittels eines Handtuchs auf die Couch Ausdruck zu verleihen, wurde vom Patienten umgesetzt, bis eine Art Erschöpfung eintrat. Insgesamt wurde dem Therapeuten in der Inszenierung während der Substanzsitzung eine mütterlich gewährende, den Patienten nährende und bei der Äußerung seiner affektiven Zustände ihn unterstützende Rolle zugewiesen. Der Patient schien sich kaum einer möglichen Substanzwirkung hingeben und sich kaum nach innen wenden zu können. Er blieb weitestgehend in einem von Pausen durchzogenen (Handlungs-)Dialog.

Hinzu kamen starke Gefühle von Trauer, die sich z. B. auf den kleinen T. bezogen, der sich in Bildern zeigte – beispielsweise in einer Erinnerung, in der der kleine T., auf Anweisung der strengen Mutter, im Zimmer sitzen musste und nicht mit den anderen Kindern Fußball spielen durfte. Mithilfe des Therapeuten gelang es Herrn P., diesen kleinen T. herauszulocken, sodass er sich vor seinem inneren Auge und in seinem Erleben zeigen konnte. Parallel hierzu zeigte sich das Bild eines Teufels, bzw. Quälgeistes, der zunächst gelbe Augen hatte, gefährlich wirkte und vor dem sich der kleine T. verstecken musste. Der therapeutischen Anleitung im Sinne einer *Operation am Symbol* folgend, näherte sich Herr P. dem Quälgeist an, gab ihm etwas zu essen, zunächst einen Stein, dann einen Riegel, und beobachtete ihn. Der furchteinflößende Ausdruck des Quälgeistes verwandelte sich daraufhin in ein süßes Lächeln. Der Patient ging nun ganz auf die Gestalt zu. Die Gestalt bot dem Patienten schließlich die Freundschaft an, dann umarmten sich der Patient und die Gestalt und unternahmen zusammen einen imaginären Spaziergang. Diese berührende Schlüsselszene war begleitet von der Frage, warum er selbst all die Jahre so hart zu sich gewesen war und was er sich hiermit angetan hatte. Er habe immer stark sein müssen. Damit verbunden schilderte der Patient eine dritte Gestalt, welche er den »großen T.« nannte. Die Erkenntnis, dass alle drei, der kleine T., der große T. und der erwachsene Herr P., zusammengehörten, stellte sich zunehmend ein. Im Anschluss an die Sitzung malte Herr P. zwei Bilder, welche einerseits den »Quälgeist« darstellten, worin Herr P. auch Gesichtszüge seiner Mutter erkannte, und andererseits die Zusammengehörigkeit und Versöhnung zwischen den verschiedenen, bisher voneinander abgespaltenen und konflikthaft zueinander in Beziehung stehenden Objekt- und Selbstanteilen (► Abb. 7.2, Bilder 2B–C).

7.3.4 Integration und weiterer Verlauf

In der Integrationssitzung am Folgetag konnten wichtige Verknüpfungen zwischen dem Erleben während der Substanzsitzung und den konflikthaften Beziehungen zu den inneren Objekt- und Selbstanteilen sowie zu realen Objekten in Form der Beziehung zur Ehefrau gezogen werden. Hier ein Auszug aus dem Erlebnisprotokoll des Patienten (vgl. auch die subjektiven Effekte von Psilocybin in ▶ Abb. 7.3, Grafik A):

> »Einen eindrucksvollen Tag habe ich hinter mir. Diese Sitzung ist mir vorgekommen wie 20 Therapie-Sitzungen nacheinander. Von der Substanz, die mir verabreicht wurde, habe ich nichts gemerkt. Ich hatte Gefühle, die ich nicht einordnen konnte, wohingegen dies für andere Menschen ganz normal ist. Ich verstehe jetzt noch nicht, wie und warum ich so hart zu mir selber bin. Hatte es mit der Erziehung zu tun oder konnte ich nicht anders? Ich habe so lange so viel geschluckt und verdrängt. Geplagt und gequält von Angstzuständen und Anspannung, starker Anspannung. Es macht mich traurig, sehr traurig, wie ich mit mir umgegangen bin. Ich dachte, ich mache immer das Richtige. Die neue Erkenntnis, dass in mir ein Quälgeist steckt, hat mich so überrascht. Ich dachte immer nur, der kleine T. ist da. So stark musste ich sein.«

Klinische Akuteffekte des Psilocybin beim Patienten

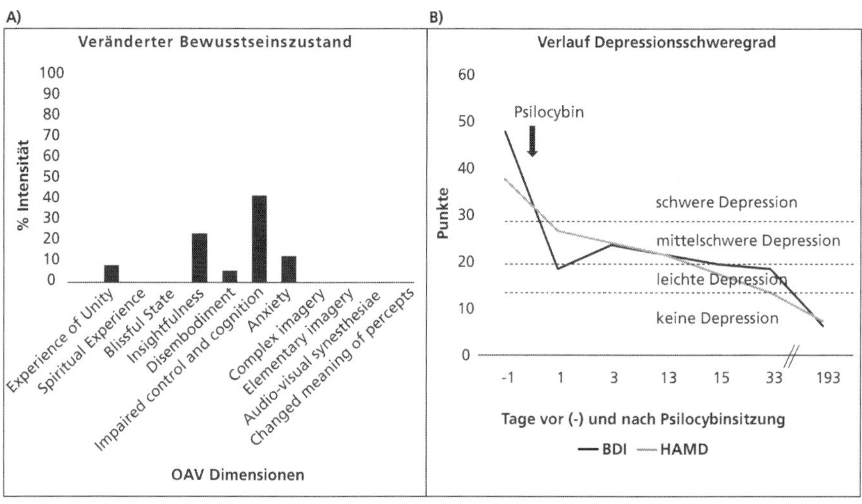

Abb. 7.3: Effekte von Psilocybin auf den Bewusstseinszustand (A) und den Verlauf der Depressionssymptome (B) beim Patienten Herr P. Abbildung A) zeigt die Intensität der subjektiven Effekte unter Psilocybin (y-Achse) in den verschiedenen Dimensionen der Altered States of Consciousness Rating Scale (OAV) (x-Achse), einer Skala zur retrospektiven Beurteilung veränderter Bewusstseinszustände (Studerus et al., 2010). Abbildung B) zeigt die Veränderung des im Beck-Depressions-Inventar und in der Hamilton-Skala gemessenen Depressionsschweregrads (y-Achse) in zeitlicher Abhängigkeit von der Psilocybinsitzung (x-Achse). Es zeigt sich eine rasche Symptomverbesserung mit steilem Abfall der Depressionssymptome innerhalb von 24 Stunden nach der Psilocybinsitzung (*sudden gain*).

In den Tagen nach der Substanzsitzung kam es zu einer Zunahme der psychischen Instabilität und der Ängste, was eine vorübergehende Erhöhung der stimmungsstabilisierenden und anxiolytischen Medikation sowie eine engmaschige pflegerische Überwachung bei Zunahme der passiven Suizidgedanken notwendig machte. Die Verschlechterung des Zustandes von Herrn P. in der unmittelbaren Zeit nach der Substanzsitzung interpretierten wir rückblickend als Dekompensation bzw. Zusammenbruch zuvor wirksamer Strukturen mit der Möglichkeit einer Neuorganisation mit rascher Symptomverbesserung im Sinne eines »sudden gain« (Olthof et al., 2020). Trotz dieser temporären Destabilisierung fiel der Schweregrad der Depression nämlich bereits innerhalb eines Tages nach der Substanzsitzung markant von einer schweren auf eine mittelgradige Depression ab (▶ Abb. 7.3, Grafik B). Nach Ablauf einer Woche nach der Substanzsitzung reduzierte sich die Anspannung und das Grübeln, und der Schlaf sowie die depressive Verstimmung verbesserten sich deutlich, sodass bei Austritt nur noch eine leichte Depression im Beck-Depressions-Inventar und in der Hamilton-Skala vorhanden waren. Übergangsweise wurde Herr P. nach Austritt aus der stationären Behandlung für zwei Wochen im tagesklinischen Setting weiterbehandelt. Der Fokus lag hierbei auf einer behutsamen, begleitenden Wiedereingewöhnung in den Alltag sowie der Bearbeitung allfälliger hierdurch auftretender schwieriger Situationen. In Paargesprächen zusammen mit der Ehefrau des Patienten konnte eine Aufklärung zum Krankheitsbild erfolgen. Zudem konnte eine offenere Kommunikation zwischen den Eheleuten etabliert werden, was es Herrn P. im Verlauf ermöglichte, auch aversive Gefühle, wie Wut und Ärger, mit seiner Frau offen zu thematisieren. Auf weitere Substanzsitzungen wurde aufgrund des Therapieverlaufs in gegenseitigem Einvernehmen mit dem Patienten verzichtet. Schließlich trat Herr P. nach knapp viermonatiger stationärer und teilstationärer Behandlung in deutlich gebessertem psychischem Zustand nach Hause und ins ambulante Setting aus. Sechs Monate nach der Psilocybinsitzung fand eine Nachuntersuchung des Patienten statt. Die Depression war inzwischen vollständig remittiert.

7.3.5 Psychodynamische Einordnung der Psilocybin-induzierten Effekte

Unter Psilocybin zeigte sich eine Aktualisierung und Reinszenierung des depressiogenen Konfliktes. Mit Mentzos (2010) lässt sich dieser depressiogene Konflikt als ein Konflikt zwischen objektbezogenen Tendenzen, im Sinne der Aufrechterhaltung der Bindung zum Primärobjekt, und selbstbezogenen Tendenzen, im Sinne des Auslebens der eigentlichen emotionalen Bedürfnisse, beschreiben. Herr P. opferte die selbstbezogenen Bedürfnisse zugunsten der objektbezogenen Tendenzen. Dadurch kam es einerseits zur depressiven Selbstverkleinerung und Selbstentwertung und andererseits zur Unterwerfung unter das verinnerlichte Objekt in Form eines rigiden Über-Ichs mit verfolgenden Anteilen (»großer T.«). Diese Instanz enthielt neben den Identifikationen mit dem mütterlichen Primärobjekt auch Reaktionsbildungen aus der emotionalen Verarbeitung von Trennungs- und Verlusterfahrungen und hielt (libidinöse) Wünsche, bzw. Triebregungen, die dem *Es* entstammen (»kleiner T.«), in Schach. Herr P. schien entsprechend seiner frühen (aber auch während Kindheit und Jugendzeit) emotional bedeutsamen und zentralen Beziehungserfahrungen in seiner inneren Objektwelt eng gebunden an ein ihn enttäuschendes, übermächtiges mütterliches Objekt (»Quälgeist«) zu sein, von welchem er sich in seiner Not nicht wahrgenommen und angenommen fühlte und auf welches er sich gleichzeitig in seiner Bedürftigkeit massiv angewiesen fühlte. Diese tiefgreifende Ambivalenz, die die zentralen Objektbeziehungen durchzog, ging sowohl mit intensiven Wünschen nach Versorgung und narzisstischer Gratifikation sowie libidinösen Beziehungswünschen einher als auch mit einer tiefgreifenden Enttäuschungswut und der quälenden Ungewissheit geliebt und gewollt zu sein. Die Wut und die hasserfüllten Fantasien lösten wiederum starke Ängste aus, das mütterliche Objekt, von dem er sich abhängig erlebte, zu zerstören und dadurch ganz zu verlieren, was zur Abwehr der aggressiven Impulse und der Wendung gegen das eigene Selbst führte. Die Konsequenz dieser Konfliktlösung war das Erleben größter Abhängigkeit, sowohl vom verinnerlichten Objekt als auch von den aktuellen Bezugspersonen mit anhaltenden Versorgungs- und Abhängigkeitswünschen sowie dem Wunsch vitalisiert und narzisstisch anerkannt zu werden. Gleichzeitig wurden die aggressiven, autonomen und selbstbezogenen Wünsche abgewehrt, das Selbst des Patienten verkümmerte, entwickelte sich kaum weiter und Wertlosigkeits- und Schuldgefühle verstärkten sich. Diese zentrale unbewusste Konfliktdynamik konnte – je nach Anforderungen und Erfahrungen in der zwischenmenschlichen Beziehungswelt – mal gesünder und reifer, mal ungesünder und unreifer balanciert werden und zeigte sich in wiederholten depressiven Episoden bzw. in einer anhaltenden und chronischen Depressivität. Der depressive Modus war hierbei im Sinne einer neurotischen Symptombildung zu sehen, da die Enttäuschungswut gegenüber dem Objekt nicht im Sinne einer Autonomieentwicklung, bzw. Loslösung von diesem, genutzt werden konnte, sondern gegen das eigene Selbst gewandt wurde, mit der Folge einer massiven Schwächung von Vitalität und Selbstwert.

Zusammenfassend kann die Wirkung des Psilocybins in psychodynamischer Hinsicht als Lockerung bzw. Zurücktreten der intrapsychischen Abwehr und entsprechender Ich-Regression beschrieben werden. Dem Patienten gelang es dadurch, in Kontakt mit zuvor verdrängtem, unbewusstem und vorbewusstem Material zu treten, in Verbindung mit der zentralen Konfliktdynamik, die der chronischen Depression zugrunde lag. Die Konfliktdynamik wurde unter Psilocybin sozusagen »dynamisiert« in dem Sinne, dass sich in dem regressiven Erleben eine innere *»Konfliktbühne«* eröffnete, auf welcher die verschiedenen konfliktrelevanten inneren Objekte in symbolhafter Gestalt erschienen und die dazugehörenden, zuvor abgewehrten Affekte nun bewusst erfahren werden konnten. Dies ermöglichte für den Patienten – wenn auch schmerzhafte – emotionale Einsichten und aufgrund der konkreten Ausgestaltung der inneren Objekte ein besseres Verständnis für die depressiogene Konfliktdynamik. Aus Sicht des Patienten zeigte sich der Gesamtnutzen der Psilocybinsitzung darin, dass er die inneren Anteile im Anschluss daran differenzierter wahrnehmen und den bisher blockierten Emotionen mehr Raum geben konnte. Der Patient veranschaulichte dies an einem Bild, welches er im Vorfeld der Substanzsitzung gemalt hatte. Dieses stellte seine Innenwelt dar, welche er als homogene, undifferenzierte und unter hoher Spannung stehende Masse erlebte. Der

Patient verglich dieses »Ich« mit einem überblähten Luftballon, der ständigen Attacken ausgesetzt war und jederzeit zu platzen drohte (▶ Abb. 7.2/2 A). Die Psilocybinsitzung erlebte der Patient als hilfreich, da er zum ersten Mal verschiedene Ich-Anteile und deren Zusammenhänge untereinander erahnen konnte. Er schilderte seinen subjektiven Eindruck, dadurch mehr Raum in seinem Inneren gewonnen zu haben und dadurch den bisher verdrängten Emotionen mehr Geltung verschaffen zu können. Der Patient zeigte sich im weiteren Behandlungsverlauf sowohl im therapeutischen als auch im häuslichen Umfeld vitaler und konfliktfähiger, als hätte er ein größeres Maß an innerer Freiheit erreicht.

7.4 Schlussfolgerungen

Die psychotherapeutisch-adjuvante Behandlung mit Psychedelika erweist sich aufgrund der vielfältigen Limitationen der aktuell verfügbaren Behandlungsansätze in der Psychiatrie als eine entscheidende Therapieoption mit hohem Wirksamkeitspotenzial und günstigem Nebenwirkungsprofil. Die Psychedelika sind aufgrund ihrer vielfältigen tiefenpsychologischen Effekte in besonderem Maße fähig, eine grundlegende therapeutische Verbesserung in jenen Fällen zu erzielen, bei welchen mit konventionellen pharmakologischen und psychotherapeutischen Behandlungsmethoden kein Therapieerfolg erzielt werden konnte. Dies sind vor allem chronifizierte, therapieresistente psychiatrische Erkrankungen, z. B. die therapieresistente Depression. Die Psychedelika-assistierte Psychotherapie ist weder eine rein pharmakologische noch eine rein psychotherapeutische Behandlung, sondern eine pharmako-psychotherapeutische Intervention, welche aufgrund ihrer synergistischen Effekte durch die Kombination von Pharmako- und Psychotherapie gegenüber der pharmakologischen oder psychotherapeutischen Monotherapie überlegen ist. Die Überlegenheit einer Kombinationstherapie gegenüber einer Monotherapie wurde beispielsweise auch für die kombinierte Depressionsbehandlung mit Antidepressiva und Psychotherapie nachgewiesen (Nemeroff et al., 2003). Einerseits hat die Psychedelika-assistierte Psychotherapie gegenüber einer alleinigen Psychotherapie den Vorteil, dass diejenigen Inhalte, welche die Krankheit aufrechterhalten, in der Regel viel unmittelbarer und schneller in den therapeutischen Prozess einfließen. Dies hängt mit dem speziellen Bewusstseinszustand unter Psychedelika zusammen, welcher den Blick auf die eigene Persönlichkeit, sowohl hinsichtlich eigener Defizite als auch vorhandener oder potenzieller Ressourcen, schärft und erweitert. Andererseits hat die Psychedelika-assistierte Psychotherapie gegenüber einer alleinigen Psychopharmakotherapie nebst dem günstigeren Nebenwirkungsprofil den Vorteil, dass die Wirkung der Psychedelika nicht primär auf der Symptomebene ansetzt, sondern auf den die Symptome aufrechterhaltenden und ihnen zugrundeliegenden Ebenen. Die Symptome können sich, wie beim Patienten in diesem Beitrag, kurzfristig sogar verstärken, schwächen sich dann aber nachhaltig ab, sobald sich die dysfunktionalen Persönlichkeitsanteile auf einem funktionaleren Niveau stabilisiert haben.

Aufgrund des in diesem Beitrag dargelegten psychodynamischen Profils scheinen die Psychedelika deshalb vor allem bei solchen psychiatrischen Erkrankungen erfolgversprechend, bei denen frühe biografische Faktoren und ein konflikthaftes, entwicklungsgehemmtes innerpsychisches Milieu eine aufrechterhaltende Rolle spielen. Für die Vorhersagbarkeit der Wirksamkeit und damit für die Indikationsstellung einer Psychedelikabehandlung sind deshalb konflikthafte oder unausgereifte Persönlichkeitsanteile zentral, welche mit bisherigen Behandlungsmethoden nicht zugänglich waren oder stark abgewehrt wurden. Denn insbesondere bei diesen, allgemein als »neurotisch« bezeichneten, Störungen gilt, dass Vergangenes und Gegenwärtiges ineinander verschränkt sind, wodurch Vergangenes in der Gegenwart wirkt und die Gegenwart sich nicht von Vergangenem befreien kann, ganz im Sinne von Merlau-Ponty, der diesen Zusammenhang treffend als »einstige Gegenwart, die sich weigert, zur Vergangenheit zu werden« formulierte (Merleau-Ponty, 1966).

Die besondere Wirkweise der Psychedelika liegt, wie bereits erwähnt, in der Veränderung des Bewusstseinszustandes, welche mit einem intensiven Wiedererleben und Durcherleben vergangener biografischer, aber bisher unbewusst wirksamer Inhalte einhergeht. Im psychischen Raum wird dadurch eine Trennung von Gegenwart und Vergangenheit ermöglicht. Es »eröffnet sich der Raum, der nun durch Einfälle gefüllt werden kann, die im Sinne Diltheys Bedeutung schaffen oder im Sinne der Narrationstheorie Geschichten über die Vergangenheit erzählen« (Küchenhoff, 1996, S. 15). Dadurch kann die Voraussetzung für eine psychotherapeutische Behandlung überhaupt erst geschaffen werden. Die Patient:innen sind in der Folge nicht mehr unmittelbar mit ihren Denk- und Verhaltensmustern identifiziert und können sich innerlich etwas davon distanzieren. Ihre introspektive Wahrnehmung ist differenzierter und gegenüber bisher verdrängten, auch schmerzhaften Emotionen, toleranter. Der neurotische Wiederholungszwang sowie die Gültigkeit eigener Wertmaßstäbe und Zielsetzungen werden infrage gestellt. Diese – von Horney als »desillusionierend« bezeichneten – Vorgänge, ermöglichen erst die Basis für eine grundlegende Reorientierung, indem »mit der Schwächung der obstruktiven Kräfte die konstruktiven des wahren Selbst eine Chance haben, sich zu entwickeln« (Horney, 1985, S. 390). Dies schafft Raum und neue Freiheitsgrade in Bezug auf Veränderungsmöglichkeiten, Selbstwirksamkeit und die Arbeit im Hier und Jetzt.

Literatur

Abramson, H. A. (1956). Lysergic acid diethylamide (LSD-25): XIX. As an adjunct to brief psychotherapy, with special reference to ego enhancement. *The Journal of Psychology*, *41*(1), 199–229.

Bauer, M. (Hrsg.). (2005). *Akute und therapieresistente Depressionen: Pharmakotherapie – Psychotherapie – Innovationen.* Springer.

Bolle, R. (1988). *Am Ursprung der Sehnsucht: Tiefenpsychologische Aspekte veränderter Wachbewusstseinszustände am Beispiel des Anästhetikums Ketanest.* VWB Verlag.

Bundesamt für Gesundheit BAG. (2021, 18. Mai). *Beschränkte medizinische Anwendung von verbotenen Betäubungsmitteln.* https://www.bag.admin.ch/bag/de/home/gesetze-und-bewilligungen/gesuche-bewilligungen/ausnahmebewilligungen-bewilligungen-betmg/ausnahmebewilligungen-verbotene-betaeubungsmittel/ausnahmebewilligungen-beschraenkte-medizinische-anwendung.html

Delphendahl, R. (1985). *GRID – German Regressive Imagery Dictionary.* University of Maine.

Freud, S. (1900). *Die Traumdeutung.* Franz Deuticke.

Freud, S. (1917). *Gesichtspunkte der Entwicklung und Regression. Ätiologie.* https://www.projekt-gutenberg.org/freud/vorles1/chap022.html

Greif, A. & Šurkala, M. (2020). Compassionate use of psychedelics. *Medicine, health care, and philosophy*, *23*(3), 485–496.

Grotz, A. (2019). *Primärprozess in der Katathym Imaginativen Psychotherapie unter dem Einfluss psychotroper Substanzen.* Universität Ulm.

Gründer, G., Brand, M., Kärtner, L. et al. (2022). Sind Psychedelika schnell wirksame Antidepressiva? *Der Nervenarzt*, *93*(3), 254–262.

Hennig, H. (1982). Das Katathyme Bilderleben als psychotherapeutisches Imaginationsverfahren—Grundlagen und praktisches Vorgehen. *Psychiatrie Neurologie und Medizinische Psychologie*, 738–744.

Horney, K. (1985). *Neurose und menschliches Wachstum: Das Ringen um Selbstverwirklichung.* Fischer Taschenbuch Verlag GmbH.

Kraehenmann, R., Pokorny, D., Aicher, H. et al. (2017). LSD Increases Primary Process Thinking via Serotonin 2 A Receptor Activation. *Frontiers in pharmacology*, *8*, 814.

Kraehenmann, R., Pokorny, D., Vollenweider, L. et al. (2017). Dreamlike effects of LSD on waking imagery in humans depend on serotonin 2 A receptor activation. *Psychopharmacology*, *234*(13), 2031–2046.

Küchenhoff, J. (1996). Zum Stellenwert der Biographie in der Psychoanalyse. *Zeitschrift für Psychosomatische Medizin und Psychoanalyse*, 1–24.

Laplanche, J. & Pontalis, J.-B. (1972). Das Vokabular der Psychoanalyse, 2 Bde. *Suhrkamp, Frankfurt aM.*

Leuner, H. (1981). *Halluzinogene: Psychische Grenzzustände in Forschung und Psychotherapie.* Hans Huber.

Leuner, H. (1997). *Die Experimentelle Psychose: Ihre Psychopharmakologie, Phänomenologie und Dynamik in Beziehung zur Person.* Verlag für Wissenschaft und Bildung.

Mascher, E. (1967). Psycholytic therapy: Statistics and indications. *Neuropsychopharmacology*, 441–444.

Merleau-Ponty, M. (1966). *Phänomenologie der Wahrnehmung.* De Gruyter.

Nemeroff, C. B., Heim, C. M., Thase, M. E. et al. (2003). Differential responses to psychotherapy versus pharmacotherapy in patients with chronic forms of major depression and childhood trauma. *Proceedings of the National Academy of Sciences of the United States of America*, *100*(24), 14293–14296.

Olthof, M., Hasselman, F., Strunk, G. et al. (2020). Critical fluctuations as an early-warning signal for sudden gains and losses in patients receiving psychotherapy for mood disorders. *Clinical Psychological Science*, *8*(1), 25–35.

Pearson, C., Siegel, J., Gold, J. A. (2022). Psilocybin-assisted psychotherapy for depression: Emerging research on a psychedelic compound with a rich history. *Journal of the neurological sciences*, *434*, 120096.

Rapaport, D. (1950). On the psycho-analytic theory of thinking. *The international journal of psycho-analysis*, *31*, 161–170.

Rätsch, C. (2020). *Enzyklopädie der psychoaktiven Pflanzen: Botanik, Ethnopharmakologie und Anwendung* (16. Auflage). AT Verlag.

Romeo, B., Karila, L., Martelli, C. et al. (2020). Efficacy of psychedelic treatments on depressive symptoms: A meta-analysis. *Journal of psychopharmacology*, *34*(10), 1079–1085.

Stierlin, H. (1971). Die Funktion innerer Objekte. *Psyche*, *25*(2), 81–99.

Streatfield, D. (2005). *Interview with Dr Ronald Sandison.* https://dominicstreatfeild.wordpress.com/2011/03/25/interview-with-dr-ronald-sandison/

Studerus, E., Gamma, A., Vollenweider, F. X. (2010). Psychometric evaluation of the altered states of consciousness rating scale (OAV). *PLoS ONE*, *5*(8), e12412.

Vollenweider, F. X., Kometer, M. (2010). The neurobiology of psychedelic drugs: implications for the treatment of mood disorders. *Nature reviews. Neuroscience*, *11*(9), 642–651.

8 Forensische Psychotherapie in Institutionen – Was sind die großen Herausforderungen?

Fritz Lackinger

8.1 Einleitung: Die Vorgeschichte einer Zusammenarbeit

Für Gerhard Dammann war die forensische Psychiatrie und Psychotherapie sicherlich ein Nebengebiet. Dennoch hat er auch in diesem Bereich eine Spur hinterlassen, die es verdient weiterverfolgt zu werden. Es handelt sich um den gemeinsamen Versuch einiger deutschsprachiger forensischer Psychotherapeut:innen, die Übertragungsfokussierte Psychotherapie (TFP) systematisch auf delinquente Patient:innen und forensische Kontexte anzuwenden und die dafür notwendigen Modifikationen zu erforschen. Wie es dazu kam und was der heutige Stand dieses Ansatzes ist, werde ich im Folgenden kurz darlegen.

Ich habe Gerhard Dammann im Jahr 2000 als Vertreter des Münchner TFP-Instituts bei einem Vortrag von ihm in Wien kennengelernt. Ich leitete damals eine forensische Nachbetreuungsambulanz, deren traditionell psychodynamische Ausrichtung durch die Justizbürokratie bedroht war. Sie sollte – ganz dem Zeitgeist entsprechend – in eine vorwiegend psychiatrische Ambulanz mit einer kleinen Abteilung für kognitiv-behaviorale Psychotherapie umgewandelt werden.

Aus dieser Bedrohung entstand ein Arbeitskreis, der sich damit beschäftigen sollte, wie wir mit der damals vorherrschenden Polemik gegen die psychodynamische Therapie umgehen sollten. Die Hauptvorwürfe waren unsystematische Vorgehensweise, fehlende Deliktfokussierung und mangelhafter Erfolg bei der Deliktprävention. In unserer Diskussion stellte sich rasch heraus, dass unser Interesse an der TFP der Weg sein würde, auf dem wir weitergehen wollten. Denn TFP war ohne Zweifel eine systematische Vorgehensweise, man konnte ihre Übertragungsfokussierung vermutlich mit einem Deliktschwerpunkt kombinieren und die Begleitforschung erwies TFP als nachweislich wirksame Methode (Clarkin et al., 2007; Doering et al., 2010; Levy et al. 2006, 2012).

Als dann zum ersten Mal ein TFP-Curriculum in Wien angeboten wurde, waren zehn Therapeut:innen aus dem forensischen Bereich dabei, ungefähr die Hälfte der Ausbildungsgruppe. Gerhard Dammann war einer der Unterrichtenden und daraus ergab sich ein erster Kontakt zwischen ihm und den Wiener »Forensikern«.

Mathias Lohmer, der ebenfalls in diesem Curriculum in Wien unterrichtete, gab uns den Tipp, dass es ein Forschungsprojekt an der Uniklinik für Psychosomatische Medizin und Psychotherapie Ulm gäbe, in dem die TFP und die Mentalisierungsbasierte Psychotherapie (MBT) in ihrer Wirkung bei forensischen Patient:innen verglichen werden sollten. Zudem würde die TFP-Gruppe in der forensischen Psychiatrie im (sauerländischen, nordrhein-westfälischen) Marsberg durchgeführt werden. Ihr Leiter heiße Bernhard Wittmann. Er sollte der dritte im Bunde werden.

8.2 Begründung und psychodynamische Tradition in der forensischen Psychotherapie

Aus dieser Vorgeschichte ergab sich eine erste internationale Vernetzung, die die Prinzipien und Strategien der TFP in die forensische Psychotherapie übertragen wollte.

Dieser Ansatz entstand klarerweise als Reaktion auf die offensive und breitflächige »Wende« in der forensisch-psychotherapeutischen Ausrichtung und Praxis in der europäischen Justizlandschaft in den 90er-Jahren; ein Trend, der in den angelsächsischen Ländern schon länger vorherrschte und nun nach Europa durchschlug. Ich möchte nur kurz dokumentieren, dass die Anfänge der forensischen Psychotherapie in der Psychoanalyse liegen und diese auch bis in die 70er- und 80er-Jahre in diesem Bereich einflussreich war. Winnicott, der sich tiefgehend mit delinquenten Jugendlichen beschäftigt hat, machte klar, woher er seine ersten Inspirationen bekam: »Mehr als jeder andere hat Freud dem Verstehen des antisozialen Verhaltens und des Verbrechens als Folge einer unbewussten kriminellen Intention … den Weg gebahnt« (1958, S. 35). Er meinte damit v.a. Freuds kurzen Abschnitt über die »Verbrecher aus Schuldbewusstsein«, der als Teil seiner in der Zeitschrift »Imago« erschienenen Arbeit »Einige Charaktertypen bei der psychoanalytischen Arbeit« (1916d) publiziert worden war. Dort formulierte Freud erstmals den Gedanken, dass Kriminalität in der infantilen Fantasiewelt des oder der Delinquenten beginnt und dass abweichendem Verhalten unbewusste Schuldgefühle zugrunde liegen können. Indem er unterstrich, dass Delinquenz verstehbare motivationale Ursachen hat, lieferte Freud das Fundament für fast alle nachfolgenden Theorien in der forensischen Psychotherapie.

Aufgrund meiner Herkunft konzentriere ich mich hier auf Wien, das eine lange Tradition in der forensischen Sozialarbeit und Psychotherapie hat. Erwähnt seien an dieser Stelle, wenn auch nur kurz, August Aichhorn, mit seinem bahnbrechenden Werk »Verwahrloste Jugend« (1925), aber auch Theodor Reik mit seinem zeitgleich erschienenen Buch »Geständniszwang und Strafbedürfnis« (1925), das ursprünglich eine Vorlesungsreihe gewesen war.

Der Schüler von August Aichhorn, Kurt Robert Eissler, musste vor den Nazis fliehen und machte in den USA Karriere als Psychoanalytiker. Am Anfang davon stand ein Buch, das damals alle in der Welt verstreuten Psychoanalytiker:innen mit einem Bezug zu Gefängnis und Delinquenz zusammenbrachte: »Searchlights in Delinquency« ist 1948 zum 70. Geburtstag von Aichhorn erschienen.

Anders als Kurt Eissler kam der jüngere Ernst Federn 1972 auf Einladung von Bruno Kreisky und Christian Broda nach Österreich zurück, um bei der Reform des Strafvollzugs zu helfen (Federn, 1949). Er arbeitete u. a. jahrzehntelang in verschiedenen Justizanstalten als Berater und Einzeltherapeut. Er etablierte die psychoanalytische Sozialarbeit in der österreichischen Justiz. Zu einer erst am Ende des Krieges geborenen Generation zählt der Psychoanalytiker Wolfgang Berner, der die Justizanstalt Mittersteig zwischen 1980 und 1995 ärztlich und therapeutisch leitete, um dann am renommierten Institut für Sexualforschung in Hamburg zu forschen, nicht zuletzt über Pädophilie und ihre Behandlung (Berner 1996, 1997, 2005, 2011; Berner et al., 1998). Er ist inzwischen zurück in Wien.

8.3 Der Siegeszug der kognitiv-behavioralen Straftäterbehandlung

Wir kehren nun zurück zu Gerhard Dammann und seiner forensisch-therapeutischen Wirkungsebene, die sich in der Interaktion mit Wien und Marsberg entfaltete. Hierzu ist eine kurze Darstellung der Situation und der Entwicklung in der forensischen Psychiatrie und Psychotherapie rund um den Milleniumswechsel notwendig.

Eine Reihe von empirischen Studien aus Kanada, den USA, aber auch aus Australien und Neuseeland schienen in den 90er-Jahre nachzuweisen, dass psychodynamische Behandlungen bei Straftäter:innen keine Wirkung im Sinne einer Prävention gegen Rückfälle in schwere Straftaten erzielten. Demgegenüber wurde kognitiv-behavioralen Behandlungsmethoden und insbesondere multimodalen Behandlungsprogrammen eine hohe Effizienz zugesprochen, wenn es darum ging, Rückfälle, v. a. von Sexualstraftäter:innen, zu vermeiden. Der Doyen des kognitiv-behavioralen »Sex-Offender-Treatment« (SOT), William L. Marshall, äußerte sich schon 1991 skeptisch, mittels einsichtsorientierter Therapie die Rückfallzahlen reduzieren zu können (Marshall et al., 1991). Metaanalysen von Hall (1995) sowie von Hanson und Bussière (1998) zeigten, dass offenbar nur multimodale kognitiv-behaviorale Programme Rückfälle bei Missbrauchstätern deutlich reduzierten. Diese Einstellung spiegelte sich bald in den Lehrbüchern der forensischen Psychologie wider:

> »*The idea, that interventions to prevent reoffending … are ineffective … largely developed out of concerns that psychodynamic therapies were ineffective. They simply did not change the behaviour of offenders in relevant ways* (Howitt 2002, p.374). Und ebenso in den Programmen der Justizverwaltung: »*Cognitive behavioural treatment is the most effective, especially if paired with pharmacological treatment (e.g. hormonal drugs that reduce sexual drive)*« (British National Offender Management Service, 2010).

Tatsächlich finden sich in den verwendeten Metaanalysen meist kaum ernsthafte psychodynamische Studien. Aufgrund der Tatsachen, dass psychodynamische Therapien in der Regel eine längere und nicht genau vorhersagbare Therapiedauer haben, dass ihre Veränderungskonzepte kaum operationalisiert und ihre Anwender meist nicht an Universitäten angebunden und an Outcome-Forschung weniger interessiert sind, werden sehr selten entsprechende Forschungsprojekte auf den Weg gebracht. Der Mangel an Forschung und die infolgedessen tatsächlich fehlende Evidenzbasierung wird dann in der Überblicksliteratur meist als Beleg für die fehlende Wirkung psychodynamischer Therapieansätze gewertet. Als Beleg werden oft qualitativ schlechte Studien für ausreichend befunden.

8.4 Neue Therapieskepsis und Renaissance der psychodynamischen forensischen Therapie

Nach dem Höhepunkt der kognitiv-behavioralen Welle erschienen aber bald auch skeptische Artikel, was die Effektivität kognitiv-behavioraler Therapien und Rückfallpräventionsprogramme betraf. Pfäfflin hatte bereits 2001 darauf hingewiesen, dass die besten Studienergebnisse für neue Therapieverfahren immer in ihrer Pionierphase gefunden würden. Nachdem wieder Alltag in die forensische Psychotherapieforschung eingekehrt war, habe sich gezeigt, dass auch die positive Entwicklung der gehypten *Relaps-Prevention*-Programme irgendwann endete. Tatsächlich sei zu bezweifeln, dass diese die Rückfälligkeit entscheidend senken könnten.

Auch die kanadische Association for the Treatment and prevention of Sexual Abuse (ATSA) zeigte sich skeptisch. In einem ATSA-position-statement (2010) liest man: »After fifty years, the field of sex offender treatment cannot, using generally accepted scientific standards, demonstrate conclusively that effective treatments are available for adult sex offenders«. ATSA argumentierte stark für die Anwendung von randomisiert kontrollierten Studiendesigns (RCTs), aber die einzige derartige Studie lieferte gerade keinen Beweis für verringerte Rückfälligkeit. Marques et al. (2005) führten eine RCT eines (kognitiv-behavioralen) Rückfallpräventionsprogramms für Sexualstraftäter in Haftanstalten durch und verglichen es mit den Bedingungen »Behandlung wie üblich« und »gar keiner Behandlung«. 259 Männer nahmen an der Behandlungsgruppe und 445 Männer an den Kontrollgruppen teil. Die Rückfälligkeit war die wichtigste Ergebnisgröße. Es gab keinen signifikanten Unterschied zwischen den drei Gruppen in Bezug auf die Rückfallquote bei Sexual- oder Gewaltdelikten während der achtjährigen Nachbeobachtungszeit.

Aufgrund derartiger Ergebnisse verteidigte die prominente Gewalttäter- und Rückfallsforscherin Marnie E. Rice auf dem Kongress der *International Association for the Treatment of Sex Offenders* (IATSO) 2010 in Oslo ihre Nullhypothese: »There is currently no treatment that reduces the recidivism of adult sex offenders« (Rice, 2010). Im Jahr 2017 publizierte auch das Britische Justizministerium eine Re-Evaluierung ihres seit 1992 approbierten kognitiv-behavioralen Behandlungsprogramms (»Sex Offender Treatment Programme«, SOPT) und kam zu dem folgenden niederschmetternden Schluss: »Sexual reoffending: the matched treatment group had 0.15 more reoffences per offender than the matched comparison group (0.59 vs. 0.45)« (Mews et al. 2017).

Damit war aber auch die psychodynamische Therapie wieder im Spiel. Ihre Wirkung war empirisch bisher zwar nicht nachgewiesen worden, aber nun zeigte sich, dass dies auch für viele kognitiv-behavioralen Ansätze in der Straftäterbehandlung galt.

Die vorhin beschriebene Gruppe von übertragungsfokussierten forensischen Psychotherapeut:innen und Psychiater:innen wollte einerseits den psychodynamischen Ansatz gegen das damals dominant werdende kognitiv-behaviorale Paradigma verteidigen, war aber nicht dogmatisch in Bezug auf den traditionellen tiefenpsychologischen Ansatz, der im Justizbereich der Nachkriegszeit vorherrschend war. Vielmehr wollte sie gleichzeitig die tatsächlich vorhandenen Schwächen der traditionellen forensischen Psychotherapie überwinden.

In selbstkritischen Debatten über das traditionelle Nachkriegsparadigma in der forensischen Therapie identifizierten wir folgende zentrale Mängel:

- Schwächen in der Sexualexploration, insbesondere bzgl. Masturbationsfantasien und Fantasien während anderer sexueller Aktivitäten;
- eine mangelhafte Fokussierung des Deliktes als objektive Realität einerseits und als Ausdruck subjektiver Fantasien andererseits;
- zu wenig Widerstand auf Seiten der Therapeut:innen gegen die hartnäckige Deliktverharmlosung durch viele Täter:innen;
- insgesamt ein zu supportiver und zu wenig konfrontativer Ansatz;
- Mängel in der Übertragungsanalyse: Sadomasochistische Konflikte in der Therapie, insbesondere auch Setting-Verletzungen, wurden kaum mit der Übergriffigkeit/Gewalt beim Delikt in Verbindung gebracht.

8.5 Die Formierung von TFFP

Gerhard Dammann, Bernhard Wittmann und ich übernahmen die Initiative für die schrittweise Ausarbeitung einer forensischen Variante der Übertragungsfokussierten Psychotherapie, die wir *Übertragungsfokussierte Forensische Psychotherapie* nannten, bzw. *transference focused forensic psychotherapy* (TFFP):

- TFFP ist die forensische Anwendung der seit den 1990er Jahren als spezifisch zur Behandlung von Borderline-Störungen entwickelten TFP (Clarkin et al., 2018).
- 2005 und 2007 organisierten wir internationale Treffen zwischen uns, den Mitarbeiter:innen unserer Institutionen und weiteren am Thema interessierten Therapeute:innen und Forscher:innen, wie z. B. Franziska Lamott.

- 2008 gaben wir gemeinsam unser Buch heraus: »Psychodynamische Psychotherapie bei Delinquenz. Praxis der Übertragungsfokussierten Psychotherapie« (Lackinger et al., 2008). Es behandelte zahlreiche Aspekte der Anwendung von TFP im Strafvollzug, in der forensischen Psychiatrie und in der ambulanten Nachversorgung. Dabei wurden einige grundlegende Ideen und Grundprinzipien dieses Ansatzes entwickelt; es war aber noch kein vollständiges Konzept.
- Die Anwendung dieses Ansatzes speziell auf die Behandlung von pädosexuellen männlichen Tätern wurde erstmals 2010 auf der IATSO-Konferenz in Oslo vorgestellt (Lackinger, 2010) und in zahlreichen Beiträgen weiterentwickelt (Dammann, 2008, 2018; Dammann & Yeomans, 2016; Eher et al., 2006; Frottier, 2008; Lackinger, 2007, 2008a, 2008b, 2009, 2011, 2016, 2017, 2025; Lackinger et al., 2008; Lackinger & Dammann, 2005; Lackinger & Zimprichowa, 2008; Lohmer & Brem, 2016; Voitle et al., 2008; Zimprichowa, 2008a, 2008b).

8.6 Grundkonzepte

Folgende Grundüberlegungen speisten diesen Ansatz von Beginn an: In einer Begutachtungsphase, die nach Möglichkeit im intramuralen Setting auf einer eigenen Station absolviert werden sollte, wurde eine *Integration von deskriptiver und struktureller Diagnostik* angestrebt. Die deskriptive Komponente der diagnostischen Erhebungen muss sich sowohl auf das Delikt als auch auf die Täterpersönlichkeit beziehen. Das Delikt sollte genau exploriert und analysiert werden, ebenso die Art der Beziehung des oder der Täter:in zum Opfer. Zudem sollte schon deskriptiv auf das Vorhandensein sogenannter Sadismus-Zeichen geachtet werden (z. B. Steigerung der sexuellen Erregung durch Furcht oder Schmerzen des Opfers, vgl. Schilling, 2010). Die Täterpersönlichkeit musste gleichzeitig nach psychopathologischen Kriterien und nach den Kriterien der Tätertypologie untersucht werden, ebenso war die Einstellung des oder der Täter:in zum Delikt und zur Möglichkeit einer psychiatrischen und psychotherapeutischen Behandlung zu erheben. Als dritte Komponente der deskriptiven Diagnostik ist die psychosoziale Situation des oder der Täter:in zu erfassen, insbesondere das Vorhandensein spezieller kriminogener Umweltfaktoren. Die forensische Strukturdiagnostik folgt in den Grundzügen der allgemeinen psychodynamischen Strukturdiagnostik (im Sinne etwa von Kernbergs »Strukturellem Interview«, Kernberg, 1984.), muss aber ebenfalls der Bedeutung des Deliktes und den Einflüssen der psychosozialen Situation besondere Aufmerksamkeit widmen (► Abb 8.1).

Nach Abschluss der Diagnostik folgt eine Verlegung auf eine der Therapiestationen, wo zunächst der notwendige *Behandlungsrahmen* besprochen wird. Ein wichtiger Faktor ist naturgemäß die Klärung der Motivation für die Behandlung, die sich auf das Delikt bzw. die Prävention eines Rückfalls beziehen, aber in der ersten Phase auch eine andere Problematik der Patient:innen betreffen kann, wenn bei ihnen die Verleugnung oder Verharmlosung des Deliktes noch stark ausgeprägt sind.

Neuorientierung der psychodynamischen forensischen Therapie: TFFP
Begutachtungsstation
Therapiestart
Deskriptive Diagnostik
Struktur-Diagnostik
Psychodynamische Behandlung
DELIKT
Deliktanalyse, inkl. Opferbeziehung und Sadismus-Zeichen, Deliktexploration
TÄTERPERSÖNLICHKEIT
Psychopathologie und Tätertypologie, Einstellung zu Delikt und Behandlung
PSYCHOSOZIALE SITUATION
Sozialarbeiterisches Erstinterview, inkl. kriminogene Umweltfaktoren
PERSÖNLICHKEITSSTRUKTUR
strukturelles forensisches Interview unter Berücksichtigung von Delikt und psychosozialer Situation
KLÄRUNG DES BEHANDLUNGSRAHMENS
Motivation für Heilbehandlung und Rückfallprävention sowie notwendige Zusatzmaßnahmen
KONFLIKTDYNAMIK UND ÜBERTRAGUNGSENTWICKLUNG
Übertragungsfokussierte Psychotherapie unter besonderer Berücksichtigung von Delikt, Tätertyp und psychosozialer Situation

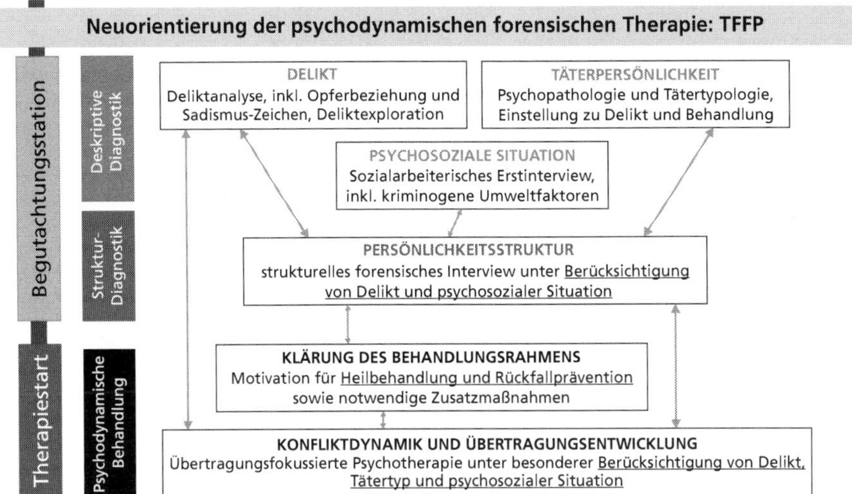

Abb. 8.1: Übersicht über die verschiedenen diagnostischen Komponenten als Voraussetzungen für die Klärung des Behandlungsrahmens und eines Therapiebeginns mit TFFP

In dieser Phase wird ein integratives Behandlungsprogramm erstellt, das neben der ärztlichen und psychotherapeutischen Behandlung auch psychoedukative und Soziale-Kompetenz-Gruppen, ergo- und beschäftigungstherapeutische Maßnahmen, Antiaggressionstrainings oder etwa abhängigkeitsspezifische Verfahren (z.B. AA-Gruppen) beinhalten können.

Erst nach diesen Klärungs- und Strukturierungsschritten kann mit der eigentlichen TFFP begonnen werden, typischerweise in einem Einzelsetting mit zwei Wochenstunden, wahlweise aber auch in einem Gruppensetting mit drei Sitzungen pro Woche. Die Behandlung der inneren Spaltungsdynamik über die Fokussierung der Übertragung wird ergänzt durch besondere Berücksichtigung von Delikt, Tätertyp und psychosozialer Situation.

8.7 Die TFP-Community und die forensische Psychotherapie

Im 2016 erschienen »Handbuch der Antisozialen Persönlichkeitsstörung« finden sich eine Vielzahl von Beiträgen aus der TFP-Community (Dulz et al., 2016). Auch wenn sie nicht alle aufeinander abgestimmt waren, so zeigten sie doch ein gemeinsames Interesse: die *TFP* für eine Anwendung im Bereich der Straftäter:innen-Therapie weiterzuentwickeln und bei Bedarf zu modifizieren. Insbesondere haben Gerhard Dammann und Frank Yeomans einen Versuch unternommen, TFP-Prinzipien auf die Behandlung von Patient:innen mit antisozialer Persönlichkeitsstörung anzuwenden (Dammann & Yeomans 2016).

Ich selbst habe mich mit einer differenzierten, TFP-orientierten Diagnostik des gesamten Spektrums an forensisch auffälligen Patient:innen beschäftigt (Lackinger 2016), wovon ich ihnen noch einige Grundideen hier vermitteln möchte. Der Rest meines Beitrags ist nun den im Titel angesprochenen »großen Herausforderungen« gewidmet:

- Psychodynamische forensische Diagnostik
- Forensisch bedingte Modifikationen in den Strategien der übertragungsfokussierten Psychotherapie
- Psychodynamische Aspekte zur Verbesserung des Organisations- und Führungsregimes in Justizanstalten.

8.8 Erste Herausforderung: Psychodynamische forensische Diagnostik

Wie schon erwähnt, gehen wir von einer Kombination aus deskriptiver und struktureller Diagnostik aus. Ich möchte auf drei zentrale psychopathologische Bereiche aufmerksam machen, die bei der Entstehung von Straftaten in der Regel eine Rolle spielen: Impulskontrollstörungen, paraphile Störungen und antisoziale Persönlichkeitszüge. Auf diesem Schema bzw. auf dem Vorherrschen der Pathologie in jeweils einer dieser Dimensionen kann mithilfe der psychodynamischen Persönlichkeitstheorie eine grobe Straftätertypologie aufgebaut werden: Offene:r Borderline-Täter:in, psychopathische:r Täter:in, perverse:r Täter:in. Mit dieser Zuordnung habe ich zugleich eine Annahme, also eine Hypothese, über die zentrale Persönlichkeitsproblematik des Betreffenden und zumindest erste Hinweise darauf, wie die Behandlung ausgerichtet sein sollte. Die psychodynamische Diagnostik dieser Gruppen von delinquenten Patient:innen ist zwar in den Grundzügen formuliert, es fehlt aber eine strenge Operationalisierung, etwa im Sinne eines forensischen Strukturierten Interviews für die Persönlichkeitsorganisation (STIPO).

8.8.1 Drei prototypische Straftäter:innen

Offene Borderline-Delinquenz

Zusätzlich zu den psychodynamischen Hauptkriterien der Borderline-Persönlichkeitsorganisation (BPO),

1. Identitätsdiffusion, affektive Impulsivität (*Reflective Functioning Score* (RFS) um 3,0),

2. Abwehr strukturiert um Spaltung, zusätzlich: primitive, oszillierende Idealisierung und Entwertung, Verleugnung und projektive Identifizierung der jeweils abgewehrten Aspekte,
3. instabil verzerrte, aber erhaltene Realitätsprüfung,

finden sich bei Borderline-Delinquenz meist folgende Zusatzkriterien:

- delinquente, z. B. gewalttätige Impulsivität (habituell),
- extrem geringe Mentalisierung (RFS 1,0–3,0),
- geringer Planungsgrad bei Delikt,
- Vorherrschen von Wut und Angst im Kontext des Deliktes,
- Stimmungsschwankungen oder nachträgliche Schuldgefühle an Stelle warnender Schuldgefühle.

Psychopathische Täter:innen

Zusätzlich zu den psychodynamischen Hauptkriterien für die Narzisstische Persönlichkeitsstörung:

1. grandioses Selbstbild/diffuses und oft entwertetes Bild von anderen,
2. zentral ist Spaltung, zusätzlich: chronische primitive Idealisierung und Entwertung, Verleugnung und projektive Identifizierung von negativen Selbstanteilen,
3. emotionale Flachheit, Gefühle von Leere und Sinnlosigkeit, Empathielosigkeit,
4. chronisch verzerrte, aber erhaltene Realitätsprüfung,

finden sich bei psychopathischer Delinquenz meist folgende Zusatzkriterien:

- Ausbeutung und Parasitismus in Beziehungen, pathologisches Lügen,
- hoher Planungsgrad bei Delikt,
- Mangel an warnenden Schuldgefühlen oder an Schuldgefühlen überhaupt,
- aggressiv-paranoide Weltsicht (»Die Welt als Dschungel«),
- Gefühl der Berechtigung zu Aggression und Aneignung fremden Eigentums,
- Idealisierung von Gewalt,
- Unfähigkeit zu Besorgnis um und Loyalität mit anderen, vollständige Desobjektalisierung.

Perverse Täter:innen

Zusätzlich zu folgenden Hauptkriterien für das nichtdelinquente perverse Syndrom:

1. zentrale sexuelle Spaltung, plus Sexualisierung als Abwehr von Intimität und depressiven Gefühlen, Verleugnung von Geschlechts- und Generationenunterschieden,
2. mangelhafte Fähigkeit zu sexueller Befriedigung im Kontext einer intimen Beziehung,

3. Funktionalisierung der Sexualität zur Selbststabilisierung; chronisch sexualisierte Wahrnehmung,
4. meist Identitätsdiffusion, Tendenz zum *erogenen Selbstvertauschungsagieren*,
5. chronisch verzerrte, aber sonst erhaltene Realitätsprüfung,

finden sich bei perverser Delinquenz immer auch einige der folgenden Zusatzkriterien:

- Sexualisierung als Abwehr von paranoiden Ängsten und/oder von Hass,
- Eindringen von entmischter Aggression in die Sexualität: sexualisierte Übergriffe auf andere Personen mit geringer Schadenswirkung – oder:
- sexualisierter Sadismus (gegen Minderjährige, andere Abhängige, Frauen oder Männer) mit großer Schadenswirkung,
- Verlust der *containing function* der »perversen« Fantasietätigkeit,
- je nach Verhältnis zwischen Borderline- und Psychopathie-Anteil: impulsiver Durchbruch oder ich-syntone Planung,
- im Extremfall: progrediente Verlaufsform.

8.8.2 Strukturniveau und Delinquenz

Eine schematische Darstellung der psychopathologischen Störungsbereiche in Abhängigkeit vom in sechs Stufen differenzierten Strukturniveau ergibt dann folgende Übersicht. (► Tab. 8.1).

8.9 Zweite Herausforderung: Entwicklung einer zeitgemäßen forensischen Psychotherapie

Durch sein Delikt externalisiert der oder die Straftäter:in unerträgliche Gefühlszustände in die Außenwelt. Er oder sie delegiert dadurch die Wahrnehmung wesentlicher sozialer Grenzsetzungen an »die Gesellschaft«. Sein oder ihr projektives Agieren zwingt die Gesellschaft zum »containenden Handeln«. Die forensische Psychotherapie ist dabei *Teil der gesellschaftlichen Antwort auf das delinquente Agieren* der Patient:innen. TFFP-Therapeut:innen stellen sich dieser Aufgabe auf mehrfache Weise, wobei das langfristige Ziel die Umwandlung der Projektionen der Täter:innen/Patient:innen in Einsicht ist. Die zentralen Mittel des oder der Therapeut:in hierfür sind:

- das Setzen von Grenzen im forensischen Therapievertrag,
- die respektvolle Exploration des Innenlebens der Patient:innen,
- das beharrliche Deuten der externalisierten bzw. projizierten Anteile und der pathologischen (z. B. posttraumatischen) Identifizierungen sowie

- die Übernahme einer Kontrollfunktion, indem er oder sie dem Gericht über Einhaltung oder Bruch der Weisung, sowie über akute Suizid- und/oder Gewaltabsichten berichtet.

Tab. 8.1: Alle drei für Delinquenz relevanten Störungsbereiche sind strukturell auf einem bestimmten Niveau organisiert, woraus sich jeweils ein Schweregradspektrum ergibt.

	Perversion	Impulskontrollstörung	Pathologischer Narzissmus
neurotisches Strukturniveau (NPO)	benign	überstrenge Impulskontrolle	perfektionistisches Überich (»Verbrecher aus Schuldgefühl«)
höheres Borderline-Niveau (HLBPO)	situativ - transgressiv	gute Impulskontrolle, aber vereinzelte Impulsdurchbrüche	kohärentes Überich – mit situativ aktualisierten Schwachstellen
mittleres Borderline-Niveau (MLBPO)	habituell - transgressiv	habituelle (aber umgrenzte) Impulsivität	antisoziale Züge (»Löcher im Überich«)
niederes Borderline-Niveau I (LLBPO I)	malign, aber Sadismus ich-dyston	weitgehend fehlende Impulskontrolle	chronische Antisozialität (schwere Überich-Störung, aber Schuldgefühle möglich)
niederes Borderline-Niveau II (LLBPO II)	malign, Sadismus ich-synton	Ich-Syntonizität von begrenzter Delinquenz	maligner Narzissmus (Fehlen von Schuldgefühlen, aber masochistische Mechanismen vorhanden)
niederes Borderline-Niveau III (LLBPO III)	malign, Destruktivität vorherrschend	Ich-Syntonizität auch von destruktiver Delinquenz	schwere Psychopathie (Fehlen von Schuldgefühlen und von masochistischen Mechanismen)

8.9.1 Gefährdungen des forensischen Psychotherapierahmens

Das Risiko eines Therapieabbruchs ist relativ gering, da Therapieabbrüche für forensische Patient:innen in der Regel negative Folgen haben. Der offenen Impulsivität ist dadurch eine mächtige Grenze gesetzt. Das führt dazu, dass sich diese Anteile in anderen Formen Ausdruck verschaffen. Dafür gibt es drei bevorzugte Wege:

1. das häufige Versäumen von Therapiesitzungen mit mehr oder wenig glaubwürdigen Begründungen,
2. das versteckte, therapie-gefährdende Agieren außerhalb der Therapie,
3. das Trivialisieren der Therapieinhalte.

Wie in der TFP üblich, müssen diese Bedrohungen der Therapie von Anfang an beachtet und bereits in die Vereinbarung des Therapievertrages einbezogen werden.

8.9.2 Forensischer Therapievertrag – Überblick

Obwohl der oder die Patient:in immer Auftraggeber:in des oder der Therapeut:in sein muss, besteht für Letztere:n auch eine Verpflichtung gegenüber der Justiz. Die Freiwilligkeit der Therapie ist nicht aufgehoben, aber doch deutlich eingeschränkt. Das therapeutische Setting erfordert daher zusätzliche Flexibilität und ein forensischer Therapievertrag sollte Folgendes beinhalten:

a. Klärung der Therapiemotivation: Was will der oder die Patient:in von der Therapie?
b. Klärung der Einschränkungen der Verschwiegenheit
c. Zustimmung zur Einsicht in Straf- und Gerichtsakten
d. den Umgang mit dem Delikt, v.a. wenn dieses geleugnet, verharmlost oder als reine Vergangenheit betrachtet wird
e. den Umgang mit dem Versäumen von Sitzungen
f. eventuelles Agieren außerhalb der Therapie
g. das Trivialisieren der therapeutischen Gespräche

8.10 Dritte Herausforderung: Effektive Behandlungsstrategien

Die in den TFP-Manualen dargestellten »Strategien« von TFP werden hier als bekannt vorausgesetzt. Sie haben folgende Überschriften: (1) Definieren der dominanten Objektbeziehung; (2) Beobachten und Deuten der Rollenwechsel; (3) Deuten der wechselseitigen Abwehr verschiedener Objektbeziehungsdyaden; (4) Integrieren der abgespaltenen Teil-Objekte und Durcharbeiten der zuvor vermiedenen Konflikte.

In folgender Weise haben wir diese für ihre forensische Anwendung modifiziert.

TFFP – Strategie 1: Bestimme die dominanten Objektbeziehungsdyaden in der therapeutischen Beziehung.

- Schritt 1: Erlebe und ertrage Deine Verwirrung.
- Schritt 2: Erkenne die vorherrschenden Dyaden.
- Schritt 3: Benenne die Akteure und die Affekte.
- Schritt 4: Beobachte die Reaktion des oder der Patient:in.

TFFP – Strategie 2: Erfasse und deute die Rollenwechsel in den vorherrschenden Dyaden, die in der Sitzung auftreten.

- Schritt 1: Benenne die Rollenwechsel in der therapeutischen Situation.
- Schritt 2: Finde und untersuche analoge Objektdyaden in der Zeit vor dem Delikt.
- Schritt 3: Untersuche den Rollenwechsel, der im Delikt stattfand.
- Schritt 4: Zeige die Entsprechungen zwischen den Rollenwechseln in der therapeutischen und der Deliktsituation.

TFFP – Strategie 3: Beobachte und deute die verschiedenen Objektbeziehungsdyaden, die sich im Inneren des oder der Patient:in gegenseitig abwehren.

- Schritt 1: Benenne die sich gegenseitig abwehrenden Dyaden innerhalb der therapeutischen Beziehung.
- Schritt 2: Finde und untersuche analoge, sich gegenseitig abwehrende Dyaden innerhalb der vor-deliktischen Entwicklung.
- Schritt 3: Gegenseitig sich abwehrende Dyaden sollten innerhalb der Deliktsituation gefunden werden.
- Schritt 4: Zeige die Äquivalenz zwischen den sich abwehrende Dyaden in der therapeutischen und der Deliktsituation.

TFFP – Strategie 4: Integration und Durcharbeitung

- Bemerke, wie psychopathische und paranoide Übertragungen zuerst durch sadomasochistische und idealisierende ersetzt werden (oder sich mit diesen abwechseln), während sich reifere, depressive Gefühle erst in späteren Phasen andeuten.
- Benenne jene Aspekte der Übertragung, die auf verdrängte ödipale Konflikte hinweisen (v.a. verbotene inzestuöse Wünsche und unbewusstes aggressives Rivalisieren) und fördere die Durcharbeitung der aktivierten triangulierten Übertragungsmuster.
- Fördere die Integration der weiterhin noch abgespaltenen Teilselbst- und Teilobjekt-Repräsentanzen.

8.11 Vierte Herausforderung: Resilienz für die forensischen Fachdienste

Das psychodynamische Denken kann dem Fachpersonal in Justizanstalten und in der forensischen Psychiatrie Reflexionskapazitäten v.a. auf drei Ebenen zur Verfügung stellen.

1. Ein psychodynamisches Grundverständnis von Gewalt, sexueller Deviation und Antisozialität, vgl. diesbezüglich die im diagnostischen Abschnitt vorgestellten Differenzierungen (▶ Kap. 8.9, ▶ Kap. 8.10).
2. Betreuungs- und Behandlungsstrategien unter Einbeziehung der praxisnahen Konzepte der Mentalisierung, Übertragung und Gegenübertragung, vgl. diesbezüglich die eben angeführten Aspekte des Therapievertrags und der therapeutischen Strategien.
3. Ein hilfreiches Verständnis der Teamdynamik und der Gesamtinstitution als Spiegel der Übertragungsdynamik

8.12 Verständnis der Teamdynamik und der Dynamik der Gesamtorganisation

Gruppenprozesse im Fachteam lassen sich erfahrungsgemäß besser besprechen und leichter lösen, wenn sie als Spiegel der inneren Welt der Insassen betrachtet werden: Das Team kann dabei sowohl narzisstische Harmonisierungstendenzen als auch borderline-artige Spaltungstendenzen reflektieren. In Krisensituationen können auch paranoide Ängste aus dem Inneren bestimmter Insassen in die Teamdiskussion überspringen.

Der Diskussionsprozess in der Gruppe eröffnet die Möglichkeit, hinter den bewussten Argumenten wirksame Affekte zu erkennen, die sich ihrerseits von infantilen Wünschen und Identifikationen herleiten lassen und primitive Abwehrmanöver (z. B. projektive Identifikationen) auslösen. Die Teamreflexion kann dabei im optimalen Falle als »Mentalisierungsagentur« fungieren, und zwar sowohl für die Fachdienstmitarbeiter:innen selbst als auch (über ihre Praxis) für Insassen, die Justizwache und sogar für die gesamte Institution.

Die Entwicklung dieser Mentalisierungskompetenz im Team ist allerdings eine große Herausforderung. Sie schließt ein Verständnis für die durchaus komplexen unbewussten Beziehungen in der Institution mit ein,

- etwa für das Vorhandensein von Übertragungen von Seiten der forensischen Patient:innen auf die Justizvollzugsanstalt im Ganzen oder auf bestimmte Personal- oder Insassengruppen, oder
- einen kritischen Blick auf die unbewussten Interaktionen zwischen den Personalgruppen, v. a. zwischen Wache, Pflege und Therapie, in denen es um Neid und den Wunsch nach Anerkennung gehen kann, und schließlich
- die Fähigkeit zur Reflexion der »eigenen Gegenübertragung« des Justizpersonals bzw. ihrer Leitung auf die Projektionen und Übertragungen der Insassen.

8.13 Integration und Mentalisierung

Ich will diesen Text beenden mit einem Blick auf die übergreifenden Ziele der Arbeit im forensischen Bereich, aber darüber hinausgehend im Bereich der psychosozialen Versorgung überhaupt. Abgesehen von den schwierigen und oft komplexen Lösungen, die wir in jedem Einzelfall suchen und anstreben, stellt sich die Frage: Was wollen wir insgesamt erreichen? Gibt es so etwas wie einen gemeinsamen Fluchtpunkt all unserer Bemühungen und Interventionen, all unserer Arbeit mit Individuen, Gruppen, Teams und Organisationen?

Schlagwortartig lassen sich unsere Generalziele meines Erachtens mit zwei Begriffen benennen: *Integration* und *Mentalisierung*. Das ist es, was wir sowohl bei den Täter:innen voranbringen wollen, aber auch in der Arbeit mit den Kolleg:innen im Fachteam, mit den Wachebeamten und mit der Anstaltsleitung, letztlich in der gesamten Gesellschaft. Mentalisierung und Integration sind keine Zielpunkte, die man definitiv erreichen könnte, vielmehr sind es Zielvorstellungen, in deren Richtung wir uns bewegen können, wobei die Vektoren letztlich ins Unendliche weisen und wir nie an einem Endziel ankommen können.

Mentalisierung bedeutet Bildung sekundärer Repräsentanzen von primären emotionalen Zuständen und Erfahrungen. Das primäre Material des Psychischen sind Affekte und Bedürfnisse. Sie sind bereits Repräsentationen – oder vielleicht könnte man sagen: die psychische Seite – von körperlichen Vorgängen. Psychosomatiker:innen haben oft schon Schwierigkeiten mit dieser primären Repräsentanzenbildung. Aber Personen mit Persönlichkeitsstörungen haben Schwierigkeiten mit der Transformation der primären in sekundäre Repräsentanzen, d. h. der Affekte in Bilder, Worte und Geschichten. Nur solche sekundären oder symbolischen Repräsentanzen ermöglichen das Denken subjektiver Zustände (Gedanken, Gefühle, Wünsche ...) und damit auch Einfühlung und letztlich Beziehungsfähigkeit.

Die Integration widersprüchlicher Bilder, Vorstellungen und Affekte ist der nächste Schritt. Hier sind bereits partiell sekundäre Repräsentanzen vorhanden, aber diese sind gespalten, weil ihre affektiven Ladungen stark, unreif und einseitig sind. Die weitere Mentalisierung erfordert demnach die Integration der gegensätzlichen Vorstellungen und extremen Affekte, während umgekehrt die Mentalisierung der Integration einen ersten Schritt vorausgehen muss. Erst die Ersetzung von Spaltung durch Ambivalenz, und in weiterer Folge von Ambivalenz durch Verbindung und Synthese ermöglicht vollständige, reife Selbstvorstellungen und reife Vorstellungen von anderen.

Literatur

Aichhorn, A. (1925). *Verwahrloste Jugend. Zur Psychoanalyse in der Fürsorgeerziehung.* Inktank Publishing.

Berner, W. (1996). Therapie sexueller Delinquenz unter institutionellen Bedingungen. In: V. Sigusch (Hrsg.): *Sexuelle Störungen und ihre Behandlung* (S. 288–299). Thieme.

Berner, W. (1997). Die pädophilen Störungen als Perversion und Paraphilie. In: P. Buchheim, M. Cierpka, T. Seifert (Hrsg.): *Lindauer Texte: Sexualität – zwischen Phantasie und Realität, Qualitätssicherung* (S. 120–131). Springer.

Berner, W. (2005): Von der Perversion zur Paraphilie. In: I. Quindeau, V. Sigusch (Hrsg.): *Freud und das Sexuelle. Neue psychoanalytische und sexualwissenschaftliche Perspektiven* (S. 153–177). Campus.

Berner, W. (2011): *Perversion.* PSV.

Berner, W., Kleber, R., Lohse, H. (1998). Psychotherapie bei sexueller Delinquenz. In: B. Strauß (Hrsg.): *Psychotherapie der Sexualstörungen.* Thieme.

British National Offender Management Service. (2010). *What Works With Sex Offenders?* Ministry of Justice.

Clarkin, J. F., Caligor, E., Stern, B. et al. (2004). *Structured Interview for Personality Organization (STIPO). Personality Disorders Institute.* Weill Medical College of Cornell University.

Clarkin, J. F., Yeomans, F., Kernberg, O. (2018). *Übertragungsfokussierte Psychotherapie für Borderline-Patienten: Das TFP-Praxismanual.* Schattauer.

Clarkin, J. F., Levy, K. N., Lenzenweger, M. F., Kernberg, O. F. (2007). Evaluating three treatments for borderline personality disorder: A multiwave study. *Am J Psychiatry*, *164*, 922–928.

Dammann, G. (2008). Antisoziale Dimensionen in der Pathologie von Borderline-Patienten. In: F. Lackinger, G. Dammann, B. Wittmann (Hrsg.): *Psychodynamische Psychotherapie bei Delinquenz. Praxis der Übertragungsfokussierten Psychotherapie* (S. 184–196). Schattauer.

Dammann, G. (2018). Psychodynamische Psychotherapie mit Menschen mit antisozialen und psychopathischen Störungen der Persönlichkeit. *Forens. Psychiatr. Psycholog. Kriminol.*, *12*, 238–255.

Dammann, G., Yeomans, F. E. (2016). Antisoziale Persönlichkeitsstörung und Übertragungsfokussierte Psychotherapie. In: B. Dulz, O. F. Kernberg, P. Briken, U. Rauchfleisch (Hrsg.): *Handbuch der antisozialen Persönlichkeitsstörung* (S. 399–417). Schattauer.

Doering, St., Hörz S. (2018). *Handbuch der Strukturdiagnostik. Konzepte, Instrumente, Praxis.* Schattauer.

Doering, St., Hörz, S., Rentrop, M. et al. (2010). Transference focused psychotherapy v. treatment by community psychotherapists for borderline personality disorder: randomized controlled trial. *Br J Psychiatry*, *196*(5), 389–395.

Dulz, B., Kernberg O. F., Briken, P. et al. (2016). *Handbuch der antisozialen Persönlichkeitsstörung.* Schattauer.

Eher, R., Lackinger, F., Frühwald, S. et al. (2006). Beziehungsorientierte Psychotherapie bei entlassenen Straftätern und einer Gruppe von Sexualstraftätern. Ergebnisse einer 7-Jahres-Katamnese. *Recht & Psychiatrie*, *24*(2006/2), 83–90.

Eissler, K. R. (1948). *Searchlights on Delinquency. New Psychoanalytic Studies.* International Universities Press.

Federn, E. (1949). Kriminologie, Straftat und Strafe. *ZfpsaThP*, *19*, 2004/4, 367–89.

Frottier, P. (2008). TFP als Baustein eines stationären Therapiekonzeptes für zurechnungsfähige, gefährliche und geistig abnorme Rechtsbrecher. In: F. Lackinger, G. Dammann, B. Wittmann (Hrsg.): *Psychodynamische Psychotherapie bei Delinquenz. Praxis der Übertragungsfokussierten Psychotherapie* (S. 257–261). Schattauer.

Hall, G. (1995). Sexual offender recidivism revisited: A meta-analysis of recent treatment studies. *Journal of Consulting and Clinical Psychology*, *63*(5), 802–809.

Hanson, R. K., Bussière, M. T (1998). Predicting relapse: A meta-analysis of sexual offender recidivism studies. *Journal of Consulting and Clinical Psychology*, *66*(2), 348–362.

Howitt, D. (2002). *Introduction into Forensic and Criminal Psychology.* Pearson.

Kernberg, O. F (1981). Structural Interviewing. Psychiatr. *Clin. North Am.*, *4*, 169–195.

Kernberg, O. F. (1984). *Schwere Persönlichkeitsstörungen. Theorie, Diagnose, Behandlungsstrategien.* Klett-Cotta.

Lackinger, F., Dammann, G. (2005). Besonderheiten der Behandlungsbedingungen bei der übertragungsfokussierten Psychotherapie (TFP) persönlichkeitsgestörter Delinquenten. *Recht & Psychiatrie, 23*(3), 103–115.

Lackinger, F., Zimprichowa, D. (2008). Zur Indikation von TFP bei Straftätern. In: F. Lackinger, G. Dammann, B. Wittmann (Hrsg.): *Psychodynamische Psychotherapie bei Delinquenz. Praxis der Übertragungsfokussierten Psychotherapie* (S. 66–80. Schattauer.

Lackinger, F. (2007). Transference Focused Forensic Psychotherapy (TFFP). Die Psychodynamische Borderline-Therapie wird forensisch adaptiert. *Forensische Psychiatrie und Psychotherapie – Werkstattschriften, 14*(1), 61–103.

Lackinger, F. (2008a). Psychodynamische Strukturdiagnostik und Deliktanalyse bei persönlichkeitsgestörten Delinquenten. In: F. Lackinger, G. Dammann, B. Wittmann (Hrsg.): *Psychodynamische Psychotherapie bei Delinquenz. Praxis der Übertragungsfokussierten Psychotherapie* (S. 3–37). Schattauer.

Lackinger, F. (2008b). Zur Dynamik von Übertragung und Perversion. In: F. Lackinger, G. Dammann, B. Wittmann (Hrsg.): *Psychodynamische Psychotherapie bei Delinquenz. Praxis der Übertragungsfokussierten Psychotherapie* (S. 197–217). Schattauer.

Lackinger, F. (2009). Psychoanalytische Überlegungen zur Pädophilie. *Psychotherapeut, 54*, 262–269.

Lackinger, F. (2010). *TFFP as a sexual offender treatment modality.* Unveröffentlichter Vortrag auf der Tagung der International Association for the Treatment of Sex Offenders, Oslo, September 2010.

Lackinger, F. (2016). Zur psychodynamischen Diagnostik antisozialer Störungen. In: B. Dulz, O. F. Kernberg, P. Briken, U. Rauchfleisch (Hrsg.): *Handbuch der antisozialen Persönlichkeitsstörung* (S. 219–238). Schattauer.

Lackinger, F. (2017). Zur psychodynamischen Therapie von pädosexuellen Tätern. In: T. Stompe, W. Laubichler, H. Schanda (Hrsg.): *Sexueller Kindesmissbrauch und Pädophilie, 2. Auflage* (S. 143–168). Medizinisch Wissenschaftliche Verlagsgesellschaft.

Lackinger, F. (2025). Der Gebrauch von TFP-Prinzipien bei der Behandlung von forensischen Patienten. In: R. G. Hersh, Ch. de Panfilis (Eds.): *Implementing Transference-Focused Psychotherapy Principles: General Psychiatric Care for Personality Disorders.* Springer Nature.

Lackinger, F., Dammann, G., Wittmann, B. (2008). *Psychodynamische Psychotherapie bei Delinquenz. Praxis der Übertragungsfokussierten Psychotherapie.* Schattauer.

Levy, K. N., Clarkin, J. F., Yeomans, F. E. et al. (2006). The Mechanisms of Change in the Treatment of Borderline Personality Disorder With Transference Focused Psychotherapy. *Journal of Clinical Psychology, 62*(4):481–501.

Levy, K. N., Meehan, K. B., Yeomans, F. E. (2012). An update and overview of the empirical evidence for transference-focused psychotherapy and other psychotherapies for borderline personality disorder. In: Levy, R. A., Ablon, J. S., Kächele, H.: *Psychodynamic Psychotherapy Research* (S. 139–167). Springer.

Lohmer, M., Brem J. (2016). Abwehr und Gegenübertragung in der Therapie der Antisozialen Persönlichkeitsstörung. In: B. Dulz, O. F. Kernberg, P. Briken, U. Rauchfleisch (Hrsg.): *Handbuch der antisozialen Persönlichkeitsstörung* (S. 418–427). Schattauer.

Marques, J., Wiederanders, M., Day, D. et al. (2005). Effects of a relapse prevention program on sexual recidivism: final results from California's sex offender treatment and evaluation project (SOTEP). *Sex Abuse, 17*(2005/1), 79–107.

Marshall, W., Jones, R., Ward, T. et al. (1991). Treatment outcome with sex offenders. *Clinical Psychology Review, 11*, 465–485.

Mews, A., Di Bella, L., Purver, M. (2017). Impact evaluation of the prison-based Core Sex Offender Treatment Programme. Ministry of Justice Analytical Series. Ministry of Justice.

Reik, T. (1925). *Strafbedürfnis und Geständniszwang.* Inktank Publishing.

Schilling, F. (2010): Entwicklung und Evaluierung eines aktenbasierten Screening-Instruments Sadismus assoziierter Merkmale (ASISAM) Dissertation zur Erlangung des Doktorgrades der Humanbiologie der Medizinischen Fakultät der Universität Ulm.

Voitle, J., Lackinger, F., Fischer-Danzinger, D. (2008). Therapievereinbarungen im stationären und im ambulanten Setting. Am Beispiel zweier forensischer Einrichtungen in Wien. In: F.

Lackinger, G. Dammann, B. Wittmann (Hrsg.): *Psychodynamische Psychotherapie bei Delinquenz. Praxis der Übertragungsfokussierten Psychotherapie* (S. 121–133). Schattauer.

Winnicott, D. W. (1958). Psychoanalyse und Schuldgefühl. In: Ders. (2020, [1965]): *Reifungsprozesse und fördernde Umwelt* (S. 17–35). Psychosozial Verlag.

Zimprichowa, D. (2008a). Therapievereinbarungen in der Maßregelklinik Marsberg. In: F. Lackinger, G. Dammann, B. Wittmann (Hrsg.): *Psychodynamische Psychotherapie bei Delinquenz. Praxis der Übertragungsfokussierten Psychotherapie* (S. 135–144). Schattauer.

Zimprichowa, D. (2008b). Implementierung von TFP und eine TFP-Studie in einer forensischen Klinik. In: F. Lackinger, G. Dammann, B. Wittmann (Hrsg.): *Psychodynamische Psychotherapie bei Delinquenz. Praxis der Übertragungsfokussierten Psychotherapie* (S. 270–284). Schattauer.

9 »Die einstige Gegenwart, die sich weigert, Vergangenheit zu werden« – Veränderung des Zeiterlebens bei psychischen Störungen und die Bedeutung der Übertragungsbeziehung[4]

Daniel Sollberger

9.1 Einleitung

Menschen, die sich in der Psychiatrie vorstellen, sei es für eine stationäre Behandlung in einer psychiatrischen Klinik, freiwillig oder unfreiwillig, und Menschen, die ein psychiatrisches Ambulatorium oder eine:n ambulante:n niedergelassene:n Therapeut:in aufsuchen, sehen sich entweder gezwungen, weil sie nicht mehr weiterwissen oder weil andere, die mit ihnen nicht mehr weiterwissen, sie auffordern, drängen oder gar zwingen. Sie kommen als Verunsicherte, nicht selten als Gescheiterte, die nicht mehr zurechtkommen mit Konflikten, die sie in sich tragen, mit Beziehungsabbrüchen, mit Ängsten, die sie hindern und einschränken, mit Verunsicherungen, die aus dem »Verlust einer natürlichen Selbstverständlichkeit« (Blankenburg, 1967/2012) entstehen oder mit Gefühlen der Sinnlosigkeit, die sie des Lebens überdrüssig werden lassen. Sie kommen als Leidende, als Menschen mit Symptomen. Dabei passiert etwas Besonderes: Als Subjekte des Leidens wenden sie sich an uns und werden zu Subjekten des Sprechens, die sich mit Fragen an uns wenden: »Was habe ich?«, »Was stimmt nicht mit mir?«, »Was hat das zu bedeuten?« (Kläui, 2008, S. 38 ff.). Diese Wendung macht sie in gewisser Weise zu »Philosophen wider Willen« (Holzhey-Kunz, 2014, S. 140), indem am Anfang nicht mehr allein das Leiden, sondern ein existentielles Fragen steht, so wie in der antiken Philosophie ein Staunen in der neuzeitlichen ein Zweifel den Anfang machen.

Die Fragen drängen sich dem psychisch kranken Menschen auf. Menschen wenden sich demnach in ihrem Leiden *als Fragende* an uns. Gleichwohl sind sie selbst in solchem Fragen auf sich selbst bezogen als Suchende, hermeneutisch Auslegende und Sinngebende, eben *Philosophen wider Willen*, die sich an uns wendend nicht einfach als »Opfer« ihrer Krankheit sehen, sondern in ihrer Subjektivität als Fragende ernstgenommen werden wollen. Damit wird eine Symptomatik nicht

4 Der vorliegende Text basiert auf einem Referat anlässlich der Gedenktagung für Prof. (UA) PD. Dr. med. habil. Dr. h.c. Dipl.-Psych. Dipl.-Soz. MBA Gerhard Dammann vom 24. Juni 2022 und bildet seinerseits einen Auszug eines umfassenderen und weiter elaborierten Gedankenganges, der als Buchpublikation im Frühjahr 2023 im Psychiatrie-Verlag unter dem Titel »Beziehungsgestaltung in psychiatrisch-psychotherapeutischen Behandlungen« erschienen ist.

bloß zu einem Leiden, sondern ist vielmehr *Ausdruck* eines Leidens und folglich Gegenstand von Deutung und Verstehen.

Wer deutet, betrachtet das Gedeutete als etwas, das dunkel, aber vielsagend ist und auf eine verborgene Bewandtnis hin zu verstehen gesucht wird. Wir Menschen stehen uns in solchen auf Verstehen ausgerichteten Beziehungen gegenüber; mehr noch: Wir stehen zu uns selbst in einer solchen, zu deutenden Beziehung.

Eine Psychiatrie, in welcher die Person in ihrer Integrität, d. h. ihrer Subjektivität, Individualität und Identität adressiert wird, ist notwendigerweise eine beziehungsorientierte Psychiatrie. Denn die genannten drei Kernaspekte der Person gründen in Beziehungen, d. h. in den internalisierten, identifikatorischen und abgrenzenden Bezugnahmen zu anderen, der Zugehörigkeit, Vertrautheit, aber auch der Nichtzugehörigkeit und Fremdheit. Der Mensch wird psychisch krank, *weil* er Person ist und dabei sich nicht nur von sich selbst entzweien, entfremden und sich selbst verlieren kann, sondern sich damit zugleich in der Beziehung zu anderen entfremdet. »Der Verlust der natürlichen Selbstverständlichkeit«, wie Blankenburg dies für die Schizophrenie auf den Punkt gebracht hat, wird zum intersubjektiven Problem der Verständigung. Die Beziehungsorientierung in der Psychiatrie baut auf Vertrauen, und zwar deshalb, weil der Bezug zur Person des Gegenübers sich nicht nach einer bestimmten Regel oder gemäß einem Manual herstellen lässt, sondern gerade davon lebt, dass sie durch Offenheit, Eigensinn, Überraschung und durchaus auch Befremdung charakterisiert ist.

Wie kann also aus einem anfänglichen Leiden, das existenzielle Fragen aufwirft und zur Wendung an andere motiviert, eine Veränderung entstehen, wenn Veränderung bei vielen, vielleicht allen psychischen Störungen, als solche in Frage steht, wenn Stillstand dominiert? Meine These ist, dass solche Stillstände etwas mit der Veränderung des subjektiven Zeitbewusstseins zu tun haben (Sollberger, 2017), an welchem ein psychodynamisch orientiertes Therapieverständnis ansetzen kann, wenn denn die therapeutische Arbeit als Fokussierung der Übertragungsbeziehung erfolgt.

Mein Gedankengang gliedert sich in folgende Abschnitte:

- Zunächst will ich die angesprochene Veränderung des subjektiven Zeiterlebens herleiten und an verschiedenen psychischen Störungen skizzenhaft exemplifizieren.
- Danach will ich zeigen, inwiefern die Arbeit an der Übertragungsbeziehung im subjektiven Zeiterleben einen Ansatzpunkt findet, der einer inneren Logik folgt.

9.2 Die Ambivalenz der Veränderung – zur Störung des subjektiven Zeiterlebens und der Frage des Endes

Am Anfang einer psychiatrisch-psychotherapeutischen Behandlung erfolgen zunächst eine therapeutische Auftragsklärung und damit eine Ausrichtung von Fragen nach dem Woher und Wohin. Das bedeutet, dass sich eine Ordnung nach den Zeitdimensionen der Vergangenheit, Gegenwart und Zukunft in eine Behandlungsplanung einfügt, sodass sich Fragen der Veränderung implizit oder auch explizit schon am Anfang danach stellen, z. B. was sein wird und was gewesen sein wird. Fragen nach Vergangenem und Gegenwärtigem, Fragen nach Erwartungen, d. h. Zukünftigem, werden in Form von Geschichten beantwortet. Das ist nicht nur in den individuellen biografischen Narrativen der Fall, sondern zeigt sich auch in den vielen kulturellen Ursprungs- und Aufbruchsmythen, in welchen Verlorenes aus der Perspektive der Gegenwart ex post erzählt oder eben der Aufbruch ins Ungewisse als antizipiertes Wagnis aus der Sicht des Jetzt erkennbar wird. In Therapien durchleben Patient:innen mit ihren Therapeut:innen sowie ganzen Behandlungsteams Momente und Phasen des Zurückgehens und der Regression, in welchen Bedürfnisse, Wünsche und Sehnsüchte nach Verlorenem, nie Erfahrenem, nach Versorgung, Zuwendung, Liebe und Anerkennung wachsen – Phasen, die sich ablösen und abwechseln mit Phasen des Aufbruchs, der Neugierde, der Anziehung durch Verheißungsvolles, der Hoffnung und der Kreativität, die zu Veränderungen motivieren.

Die initiale *Wendung*, dass sich Menschen also in ihrer Not an uns wenden, und damit nicht Leidende sind, sondern Patient:innen, die erkannt und in ihrem Anspruch anerkannt werden wollen, zeigt, dass es Andere braucht. Sie sind notwendig, damit in der Begegnung und im Gespräch etwas zum Ausdruck kommen kann, was sich nicht (nur) semantisch verstehen lässt, sondern sich szenisch entfalten können muss. In der Wendung, sei es eine Zuwendung oder auch eine anfängliche Abwendung, verbirgt sich letztlich eine (vielleicht nur kleine) Hoffnung, dass sich ein Anspruch einlösen und sich darin eine Veränderung ergeben kann.

Kleine oder große Hoffnungen nach Veränderung und Wünsche, es möge sich etwas ändern, gehen einher mit den Ängsten, *dass* sich etwas ändert, man selbst sich ändern könnte oder gar muss und einen dies für Andere und für einen selbst zu einem oder einer Anderen macht.

Die Ambivalenz oder aber auch Spaltung von Wünschen nach und Ängsten vor Veränderung deuten bei vielen psychischen Erkrankungen darauf hin, dass Entwicklungen zu einem Stillstand gekommen sind, Veränderungen gehemmt sind oder verhindert werden und eine Verzweiflung genau darüber entsteht, aus welcher sich eine Vielzahl von Symptomen entwickeln kann. Exemplarisch lässt sich dies anhand der Veränderung des subjektiven Zeiterlebens an einigen wenigen psychischen Störungen zeigen.

9.2.1 Depressionen

In der Depression, so hatte Freud die Melancholie von der Trauer differenziert (Freud, 1917e), gelingt es nicht, einen Verlust in Sprache zu fassen und die Verzweiflung darüber zu verarbeiten, indem innere Bilder und Worte gefunden werden. Anstelle einer Loslösung im Sinn eines emotionalen Besetzungsabzugs findet eine leidvolle Verinnerlichung einer verlorenen, verstorbenen Person statt, die jetzt die Gegenwart dominiert. Die Internalisierung erfolgt dabei im Dienst der Entlastung von einer Trennungsschuld. Die ambivalente Beziehung zum Objekt bleibt erhalten und dauert an. Nun gehören Verluste aber zum Leben. Wir müssen sie also anerkennen und können nicht ausweichen. Am besten erkennen wir das beim Tod. Gleichzeitig muss dieser Verlust aber verneint werden. Der Tod wird verleugnet, um Platz zu machen für die Hoffnung, dass mit Sprache und Beziehungen zu Anderen Verluste nicht nur zu ertragen, sondern innerlich auch in Form von Objektrepräsentationen aufzubauen sind (Kläui, 2017). In der Depression gelingt dies nicht mehr; ein Verlusterleben und die damit verbundenen Stimmungen werden wiederholt, kehren wieder und wieder. So weigert sich die einstige Gegenwart, Vergangenheit zu werden (Küchenhoff, 2013, S. 205 f.; Merleau-Ponty, 1966, S. 110). Dies wird besonders deutlich bei der weißen Depression, wie sie André Green beschrieben hat (Green, 2004): Die Leere, die sich in Betroffenen aufgrund einer fehlenden Responsivität primärer Bezugspersonen nicht nur ausbreitet, sondern selbst zum inneren Ersatzobjekt geworden ist, verhindert einen Trauerprozess, eine Ent-Bindung, in welcher zwar überaus schmerzhaft, aber letztlich befreiend die Allgegenwart einer »toten Mutter«, eines abwesenden Vaters, vergangen gesetzt werden könnte. Gelingt diese Vergangen-Setzung nicht, bleibt das Nichts als Perversion einer unerfüllten Liebe die einzige, wenn auch frustrane Hoffnung.

Typischerweise inszenieren sich die verinnerlichten, unbewussten Beziehungsmuster in der therapeutischen Übertragungsbeziehung: Depressive Klagen werden zu Anklagen (Küchenhoff, 2005, S. 349), das innere Objekt, der internalisierte, verstorbene Andere, wird nicht aus seiner Verantwortung entlassen, sondern unbewusst wird die Verantwortung im Hier und Jetzt auf Therapierende in der Behandlung übertragen. Das eigene unbewusste Schuldgefühl wird in dieser Form aufs Gegenüber projiziert, d. h. in ihm ausgelöst und dort bekämpft. Viele kennen wahrscheinlich diese Situationen, in welchen eine klagende und latent vorwurfsvolle Atmosphäre in der Therapiesitzung entsteht, die Schwere der Stimmung einen nahezu erdrückt und ein Gefühl des Stillstandes und der Unveränderlichkeit aufkommt, aus welchem man nicht entlassen wird. In der Gegenübertragung entstehen Gefühle der Schuld, der Erwartung, hilfreich sein zu sollen, nicht zu genügen.

9.2.2 Zwangsstörung

Bei der Zwangsstörung steht die als unsinnig erlebte, aber kaum unterdrückbare Wiederholung psychopathologisch als Leitsymptom im Vordergrund. Die Angst vor einem Abschluss, vor der Unwiederbringlichkeit, die eine Entscheidung, eine Handlung und Tat mit sich bringen, die Angst vor Verantwortung für Vergangenes, kann dazu führen, dass Beendigungen vermieden oder Geschehenes ungeschehen zu machen versucht wird. In der Befürchtung, etwas Nichtgeduldetes, Unerwünschtes, Verbotenes, Aggressives oder Inkonformes gedacht, gewünscht oder getan zu haben, versuchen Menschen die an sich irreversibel und ungnädig ablaufende Zeit in Form von zwanghaften Wiederholungen aufzuhalten und reversibel zu machen. Die Zeit soll angehalten werden, das Symptom der als unsinnig erlebten, stereotypen Wiederholung von Gedanken und Handlungen bekommt seinen Sinn als Versuch, die Zeit still zu stellen und damit die Angst, schuldig geworden zu sein und etwas bereuen zu müssen, abzuwehren.

9.2.3 Bulimia nervosa

Ähnlich lässt sich auch bei Patient:innen mit einer Bulimie erkennen, dass der nicht aufschiebbare, sondern vollständig an die Gegenwart gebundene triebhafte Impulsdurchbruch mit Essattacken kurz nach oder schon während dem Anfall zu Selbstvorwürfen und Selbstekel führt und eine Abwehr des Ungeschehenmachens induziert. Auch hier kommt es zur zyklischen Wiederkehr des Gleichen und einem Zusammenfallen der Zeitdimensionen: Das Ungeschehenmachen im induzierten Erbrechen verhindert, dass etwas verdaut, metabolisiert und damit auch im Körpererleben Vergangenheit werden kann. Auch der Entwurf in die Zukunft fällt schwer, da er immer wieder durch den triebhaften Impuls auf den gegenwärtigen Moment zurückgeholt wird und letztlich auch eine Antizipation der Vergangenheit, also die Vorstellung darüber, was gewesen sein wird, durchkreuzt. Die Wiederholung mag kurzzeitig als lustvoll, mehr aber eben als getrieben erlebt werden. Sicherlich aber erfolgt sie unter dem rasch einsetzenden Verdikt des Über-Ichs, welches sich im Gegensatz zur Anorexie gewissermaßen »hinter den Zähnen« befindet.

9.2.4 Traumafolgestörungen

Im Fall der Flashbacks, der Intrusionen und der Albträume nach Traumatisierungen steht ebenfalls eine Wiederholung im Zentrum. Der Schmerz einer Traumatisierung kehrt wiederholt und automatisch wieder, er verändert sich nicht, außer eben, dass er Anlass gibt, dass ein Erlebnis, welches das eigene Bewältigungsvermögen, die Ich Organisation überfordert hatte und deshalb nicht repräsentiert und sagbar ist, Anlass geben kann, es in einer Therapie erfahr- und bearbeitbar zu machen. Das ursprüngliche Erlebnis ist verstellt und bleibt es auch, die Wiederholung ist nicht Ursprung. Das traumatisierende, nichtsymbolisierte Erlebnis bleibt dennoch »aktiv« in den unkontrolliert wiederkehrenden Bildern, Sensationen oder Träumen. Die Vergangenheit, für die es keine Sprache gibt, drängt sich in die Gegenwart und bestimmt in der Angst vor ihrer ständigen Aktualisierung auch die Zukunft. Die negative, unbewältigte und nichtsymbolisierte bzw. verbalisierte Erfahrung schiebt sich jeweils vor jede neue gegenwärtige Erfahrung, sodass Traumatisierte gewissermaßen in einer unvergangenen Vergangenheit festgehalten sind. Es ist also nicht einfach die Bedeutung einer Erinnerung, die die Fixierung ausmacht; vielmehr schließt diese Fixierung »im Gegenteil die Erinnerung aus, insofern eine solche das einst Erfahrene einem Bilde gleich vor uns entfaltet, die Vergangenheit aber, die unsere eigentliche Gegenwart bleibt, gerade nicht von uns Abstand gewinnt, sich ständig gleichsam hinter unserem Blick verbirgt, anstatt sich vor ihm zu entfalten. Die Traumaerfahrung wahrt ihren Bestand nicht in Gestalt einer Vorstellung des objektiven Bewusstseins und als datierbares Vorkommnis, vielmehr ist es ihr wesentlich, nur fortzuleben in einem Stil des Seins und in einem gewissen Grade von Allgemeinheit« (Merleau-Ponty, 1966, S. 108).

9.2.5 Borderline-Persönlichkeitsstörung

Im Fall einer Borderline-Problematik ergibt sich das Phänomen der Wiederholung darin, dass Verbindungen ausbleiben und eine Identität als Kontinuität eines Selbsterlebens über die Zeit problematisch bleibt. In einer Art Auto-Anästhesie, d. h. einer Wahrnehmungs- und Gefühlsunempfindlichkeit für das eigene Erleben, verhindert eine innere Leere das Gefühl von erlebter und erfüllter Gegenwart. Um aus solchen unerträglichen Zuständen herauszufinden, werden Impulse aufgenommen und ihnen nachgegeben, im Wunsch, bei genügend hoher Intensität die Leere doch noch füllen zu können, sei es als eine handfeste, physische Selbstvergewisserung in Form einer Selbstverletzung, oder in Form risikoreichen Verhaltens als Stimulationsversuch, oder in Form einer Meta-Anästhesierung durch Betäuben der unerträglichen Leere-Empfindung mittels Drogen, Alkohol oder auch suizidalen Gesten. Nicht nur die Leere in der Gegenwartsempfindung bewirkt ein unerträgliches Leiden, auch durch deren Abwehr ergibt sich keine Zeitlichkeit des Selbst der Betroffenen im Sinne einer Dimensionierung in Vergangenheit, Gegenwart und Zukunft. Es bleibt eine fehlende Integration der unterschiedlichen und rasch wechselnden Impulse und Stimmungen in ein kohärentes Selbst bestehen. Die Identität der Betroffenen, die sich über die Interaktion mit andern konstituiert, wird diffus und zeigt sich als eine Serie zusammenhangsloser, unverbundener Episoden (Fuchs, 2007).

9.2.6 Narzisstische Persönlichkeitsstörung

Etwas anders gelagert ist das subjektive Zeiterleben und die damit verbundene Wiederholung bei narzisstischen Persönlichkeiten. Das Vergehen der Zeit wird verleugnet, da es tendenziell eine Kränkung bedeutet, dass etwas zu Ende gehen könnte, Limitationen hinzunehmen und die damit verbundenen Frustrationen zu tolerieren. Die Fantasie ewiger Jugend und die Verleugnung des Todes als Bedrohung des eigenen grandiosen Selbst nähren den unbewussten Wunsch, die Zeit möge stillstehen. Es darf keine Entwicklung geben. Der Wiederholungszwang, typischerweise in unverändert wiederkehrenden kurzzeitigen Beziehungen, die wie Strohfeuer aufflammen und dann unter rasch einsetzender Langeweile beendet werden, zeigt Betroffenen an, dass sich nichts verändert und die Zeit stillsteht. Es hat sich in der Vergangenheit nichts Erinnerungswürdiges zugetragen außer dem wiederholten Versuchen, den eigenen Selbstwert über die Akklamation des eigenen Größenselbst in der Beziehung zu anderen zu festigen (Kernberg, 2014).

Otto F. Kernberg (2014) hat diese Dynamik im Blick auf die therapeutische Beziehung prägnant aufgezeigt: Die Zeit wird in der analytischen Beziehung geradezu zerstört, indem Patient:innen im Gefühl bleiben können, gegenüber dem Einfluss der Behandlung unverletzbar zu sein. Dies kommt dem Scheitern der therapeutischen Arbeit gleich. Negativ therapeutische Reaktionen sind die Folge, die letztlich im Neid dieser Patient:innen auf den oder die Therapeut:in gründen.

9.2.7 Psychotische Störungen

In Bezug auf das Zeiterleben des an einer Psychose erkrankten Menschen entsteht der Eindruck, dass die Zeit angehalten und Entwicklung nicht möglich ist – zumindest im Blick auf sogenannte Residualzustände. Bion und Winnicott haben auf die Störung des Zeiterlebens im Zusammenhang mit einer problematischen Ich-Entwicklung hingewiesen und diese in gescheiterten Interaktionen mit den primären Bezugspersonen begründet gesehen (Lempa, 2015). Ähnlich wie im Fall von Traumatisierungsstörungen bricht die Auffaltung von Gegenwart, Vergangenheit und Zukunft zusammen, sodass Ereignisse nicht Vergangenheit werden, sondern durch bestimmte Situationen erneut ausgelöst werden, sich reaktualisieren und damit gegenwärtig bleiben. In der schizophrenen Psychose, so die Hypothese, kommt es während einer akuten Phase zu einer Auflösung des Zeitrasters. Nach Winnicott finden sich bei schizophren erkrankten Menschen Ereignisse in der Vorgeschichte, die aufgrund des Durchbrechens eines Reizschutzes und einer Überforderung der Ich-Funktionen (Verarbeitungskapazitäten) nicht bewältigt und demnach auch nicht erlebt, sondern nur *erlitten* werden konnten (Winnicott, 1974). Daraus entwickle sich eine zwanghaft-getriebene Suche nach dem Ereignis, welches erstmals erlebt, d. h. auch repräsentiert und sprachlich gefasst werden könnte. Die Suche verweist dabei auf die Zukunft, die im Fall der Psychose nicht im Traum, wie in der Neurose, sondern im Wachzustand stattfinde. Günter Lempa hat nun hypothetisch die Pathogenese des schizophrenen Wahns dahingehend expliziert, dass ein akutes Dilemma der Identität das Wirklichkeitsgefühl bedrohe und Ängste vor Identitätsverlust auftauchten. Der Konflikt zwischen Ich und Außenwelt werde mittels einer negativen Halluzination[5] gelöst. Es wird dabei nicht eine neue, wahnhaft geprägte Realität erschaffen, sondern ein Stück Realität gelöscht. Der Preis ist die Desorganisation des Ich, welche sich u. a. in einer Auflösung der subjektiven Zeit manifestiert. Ein reales, unerträgliches Ereignis, ein Verlust, welcher erlitten, aber nie als Erfahrung symbolisierbar und damit der unabänderlichen Vergangenheit zugehörig erkannt wurde, kann jetzt so behandelt werden, »als hätte es ihn nie gegeben und er kann dadurch jetzt sogar das Objekt einer Suche werden. […] ein

5 Die negative Halluzination wird von Freud »negativ« benannt, weil sie keine neue Realität halluziniert, sondern eine Wahrnehmung löscht (Freud, 1890, S. 287–315) – ein Gedanke, den André Green als »Arbeit des Negativen« ausgeführt hat (Green, 1993), wonach das Fehlen von etwas, die Abwesenheit eine Bedeutung in der Entwicklung psychotischer Prozesse erhält. Bei einer negativen Halluzination wird also etwas »weghalluziniert«, sodass anstelle des Objekts eine Leerstelle entsteht: ein Objekt oder ein psychisches Phänomen, was wahrgenommen werden sollte, wird folglich ausradiert.

bereits objektiv stattgefundener Verlust [kann] im Sinn einer negativen Halluzination verworfen und ein Dementi eben dieses Verlusts in der Zukunft aufgefunden werden« (Lempa, 2015, S. 362f.). So werde gewissermaßen das, was als Verlust zu akzeptieren und damit in die Vergangenheit zu setzen wäre, dementiert und wahnhaft als vorhanden behauptet, weil es sonst zu unerträglich wäre.

Damit erfolgt eine Zeitumkehr, wonach längst und unveränderbar Vergangenes zukünftig gesetzt wird. Die Pathogenese des schizophrenen Wahns entwickelt sich demnach im Versuch, »ein bereits geschehenes, also vergangenes, aber damals *nichterlebtes*, sondern *erlittenes* Ereignis zu binden, um es erstmalig erleben zu können« (Lempa, 2015, S. 372). Und Winnicott bemerkt: »Wenn der Therapeut nicht erfolgreich mit dem basalen Verständnis arbeiten kann, dass dieses Detail bereits eine Tatsache ist, muss der Patient in der Furcht bleiben, dass das, wonach er zwanghaft sucht, ihn in der Zukunft erwartet« (Winnicott, 1974, S. 1121).

Wie sollen Behandlungen dieser Störungen in einen Prozess und schließlich zu einem Ende kommen, wenn ein Ende bei all den skizzierten subjektiven Veränderungen des Zeiterlebens problematisch wird, Vergangenheit nicht vergangen sein darf und alles stillstehen muss (Depression), Entscheidungen nicht verantwortet werden können (Zwangsstörung), Eingenommenes nicht verdaut werden kann (Bulimie), Traumatisches automatisch wiederkehrt und nicht endet (Traumafolgestörung), eine Antizipation des Endes, und d. h. einer zukünftigen Vergangenheit, nicht gelingt, weil die Auffächerung der Zeitdimensionen unter dem Eindruck der Leere in der Gegenwartsempfindung nicht möglich ist (Borderline-Persönlichkeitsstörung) oder schlicht die Limitation durch ein Ende zu kränkend ist (Narzisstische Persönlichkeitsstörung), oder wenn ein in der Vergangenheit erlittener, aber nicht erfahrener Verlust so behandelt wird, als hätte es ihn nicht gegeben, um jetzt zu befürchten, dass er einen zukünftig erwartet (Psychose)?

9.3 Die Übertragungsbeziehung und ihre Zeitverschiebung

Eine mögliche Antwort auf diese Frage könnte lauten: in der therapeutischen Beziehung, näherhin in der Übertragungsbeziehung und in deren Bearbeitung. Denn in der Übertragung zeigen sich die Wiederholungen, die im Gegensatz zur Wiederkehr des immer Gleichen im geschützten und definierten Rahmen der Therapie reflektiert und bearbeitet werden können. In der anfänglichen therapeutischen Auftragsklärung erfolgt zweierlei: zum einen ein Anspruch von Patient:innen, der sich zeigt, indem sie sich an jemanden wenden. Zum andern verbindet sich mit diesem Anspruch eine Hoffnung auf Veränderung im Sinn eines Einlösens des Anspruchs. Der Anspruch entfaltet sich in einer Übertragungsbeziehung, die in

Form einer Suggestion von Wissen an den oder die Therapeut:in erfolgt[6]. Die Erwartungen werden in ihn oder sie gesetzt, die Anerkennung von ihm oder ihr gesucht (Kläui, 2008, S. 207). Die Übertragung verdankt sich nun ihrerseits einer Zeitverschiebung. Denn sie markiert die Differenz zwischen dem real vorhandenen Gegenüber, auf welches Gefühle übertragen werden, und dem gesuchten ursprünglichen Liebes- oder auch Hassobjekt der Vergangenheit, dem die Gefühle gelten. In der Übertragung verschränken sich Vergangenheit und Gegenwart, indem den Beziehungsmustern der Gegenwart der Index vergangener Beziehungserfahrungen anhaftet, die jetzt reinszeniert werden und damit *nirgendwo anders* als in der therapeutischen Sitzung zu fassen sind (Küchenhoff, 2013, S. 130).[7]

In der oben angedeuteten Zeitverschiebung der Übertragungsbeziehung liegt auch die Chance, dass sich der Stillstand interaktionell in Bewegung bringen lässt. Das geschieht darin, dass am Ende der Anspruch an den oder die Therapeut:in und die Unterstellung von Wissen aufgegeben werden können. Die Veränderung des subjektiven Zeiterlebens in den verschiedenen Erkrankungen findet in der therapeutischen Beziehung und der Reinszenierung vergangener Beziehungserfahrungen die Möglichkeit, dass sich die Dimensionen der Zeit wieder in Vergangenheit, Gegenwart und Zukunft differenzieren. Wenn der Anspruch an den oder die Therapeut:in und die Unterstellung von Wissen aufgegeben werden können, kommt dies einer Ent-täuschung gleich, einer Desillusionierung und Ent-idealisierung. Der oder die Patient:in realisieren, dass sie das Wissen in sich selbst finden müssen und der Wunsch nach Wiederholung eines Erlebnisses ursprünglicher und unmittelbarer Befriedigung nicht zu erfüllen ist. Im günstigen Fall ist in der therapeutischen Beziehung zwar die Frustration von Anfang an präsent, zugleich ist in ihr aber auch der Raum gefunden, sie zu bearbeiten und in ihr ausreichend gut getragen zu werden, um sie zu ertragen. Damit wird ein ursprünglicher Wunsch und Anspruch nicht direkt handelnd erfüllt bzw. eingelöst, vielmehr wird er symbolisiert. In dieser Nachträglichkeit erfolgt keine physiologische Befriedigung, aber gewissermaßen der Trost einer psychischen Repräsentation.[8] Diese stellt sich zwischen Wunsch und Befriedigung, aber ermöglicht zugleich den Wunsch, das Abwesende präsent zu halten – und weckt damit das Begehren.

Dies scheint mir der tiefere Sinn dessen zu sein, dass in unseren Behandlungen das Ende und damit das Symbol einer Limitierung und Zurückweisung einer

---

6 Jacques Lacan hat in diesem Zusammenhang der Übertragung vom »sujet supposé savoir« (Lacan, 2001).

7 Der psychoanalytische Begriff des Objekts wird damit gut verstehbar, da er das Gegenüber in einer wunsch- und triebbestimmten Perspektivierung besetzt und damit letztlich seine Andersheit negiert (eine Aneignung, die dann allerdings auch wieder zurückgenommen werden kann in der Anerkennung, dass der oder die Andere in dieser Perspektivierung nicht aufgeht).

8 Segal schreibt, dass das Symbol »wie ein Niederschlag der Trauer um das Objekt« sei (»symbol formation is the outcome of a loss«) (Segal, 1952, 196); »dass es eingesetzt wird …, um den Verlust zu überwinden« (»that it is used … to overcome lost«) (Segal, 1957, 395). Denn das Symbol, das Zeichen einer Repräsentation oder Vorstellung, ist Resultat einer Trennung von Vorstellung und Objekt. Repräsentationen führen aber auch zur Trennung, da sie Abwesendes präsent halten. Sie unterbrechen den unmittelbaren Bezug zum Objekt, überwinden aber als »Trost« zugleich diese Trennung.

schnellen und umfassenden Heilserwartung, aber auch schon des Kampfes um eine ursprüngliche Anerkennung (Kläui, 2008, 207) von Anfang an präsent ist und Thema sein sollte. Denn sonst laufen wir immer Gefahr, die notgedrungenen Enttäuschungen und Frustrationen unserer Patient:innen zu vermeiden, die Entbehrungen nicht zuzumuten, ihnen nicht zuzutrauen, dass sie einen Aufschub tolerieren. Damit beenden wir nichts und tragen nicht zu Lösungen bei, sondern perpetuieren in einer erneuten Wiederholung den Stillstand und verhindern Veränderung. Therapien brechen dann entweder ab oder aber mutieren zu sogenannten »Begleitungen« ohne Anfang und Ende. Das muss nicht schlecht sein, aber es sollte eine Entscheidung sein, bspw. für eine supportiv-begleitende Behandlung.

Am Ende läuft es also darauf hinaus, dass der Anfang nicht unmittelbar zu erreichen ist, sondern der Umweg über Sprache, d. h. über die Welt der Repräsentationen und damit über die Wendung an den Anderen, führen muss. Das Ende einer Behandlung käme dann dem gleich, dass regressive Wünsche und Sehnsüchte von Patient:innen in ihrer Unerfüllbarkeit erträglich werden und dies den Boden bereitet für Neugierde und Kreativität und im günstigen Fall zu einem Aufbruch zu Verheißungsvollem motiviert.

Literatur

Blankenburg, W. (1976/2012). Verlust der natürlichen Selbstverständlichkeit: *Ein Beitrag zur Psychopathologie symptomarmer Schizophrenien.* Parodos.

Freud, S. (1890). *Psychische Behandlung (Seelebehandlung)*, GW V, 287–315.

Freud, S. (1917e). *Trauer und Melancholie*, GW X, 427–446.

Freud, S. (1920). *Jenseits des Lustprinzips*, GW XIII, 1–69.

Fuchs, T. (2007). Fragmented selves: Temporality and identity in Borderline Personality Disorder. *Psychopathology*, *40*, 379–387.

Green, A. (1993). *Le travail du négatif.* Les Editions de Minuit.

Green, A. (2004). Die tote Mutter. In A. Green (Hrsg.), *Die tote Mutter* (S. 233–265). Psychosozial-Verlag.

Holzhey-Kunz, A. (2014). *Daseinsanalyse: Der existenzphilosophische Blick auf seelisches Leiden und seine Therapie.* Facultas Universitätsverlag.

Kernberg, O. F. (2014). Pathologischer Narzissmus und die Zerstörung der Zeit. In: ders. *Liebe und Aggression. Eine unzertrennliche Beziehung* (S. 97–113). Schattauer.

Kläui, Ch. (2008). *Psychoanalytisches Arbeiten. Eine Theorie der Praxis.* Huber.

Kläui, Ch. (2017). *Tod – Hass – Sprache. Psychoanalytisch.* Turia + Kant.

Küchenhoff, J. (2005). *Die Achtung vor dem Anderen. Psychoanalyse und Kulturwissenschaften im Dialog.* Velbrück Wissenschaft.

Küchenhoff, J. (2013). *Der Sinn im Nein und die Gabe des Gesprächs. Psychoanalytisches Verstehen zwischen Philosophie und Klinik.* Velbrück Wissenschaft.

Lacan, J. (2001). Proposition du 9 octobre 1967 sur le psychanalyste de l'École. In J. Lacan (Hrsg.), *Autres Écrits (S. 243–259).* Seuil.

Lempa, G. (2015). Eine psychoanalytische Theorie des schizophrenen Wahns. *Forum der Psychoanalyse*, *31*, 353–374.

Merleau-Ponty, M. (1966). *Phänomenologie der Wahrnehmung.* de Gruyter.

Segal, H. A. (1952). Psychoanalytic approach to aesthetics. *Int J Psychoanalysis*, *33*, 196–207.

Segal, H. A. (1957). Notes on symbol formation. *Int J Psychoanalysis*, *38*, 391–397.
Sollberger, D. (2017). Schreibakt und Bildschrift. Zur bildnerischen Aufhebung des fragilen Selbst. In S. Frohoff, Th. Fuchs, Stefano Micali (Hrsg.), *Fremde Spiegelungen. Interdisziplinäre Zugänge zur Sammlung Prinzhorn* (S. 37–54). Wilhelm Fink.
Winnicott, D. W. (1974). Die Angst vor dem Zusammenbruch. *Psyche*, *45*, 1116–1126.

10 Dissoziation versus Spaltung – Eine ungelöste Kontroverse

Carsten Spitzer

10.1 Einleitung

Die *Borderline-Persönlichkeitsstörung* (BPS) und das psychodynamische Konzept der *Borderline-Persönlichkeitsorganisation* (BPO) spielten innerhalb der vielfältigen Interessen von Gerhard Dammann eine zentrale Rolle, denn in diesem Themenkomplex konvergierten seine diagnostischen und therapeutischen Begabungen als hervorragender Kliniker wie seine intellektuelle Neugier als umfangreich gebildeter Wissenschaftler. Gerade das spannungsreiche Verhältnis von klinischer Phänomenologie und ihren psychodynamischen Erklärungsmodellen hat ihn immer fasziniert und begeistert, aber auch zu skeptischer Kritik angeregt, was dieser Beitrag zu veranschaulichen sucht.

Das klinisch führende Merkmal der BPS ist dabei eine *stabile Instabilität* im Fühlen, Denken, Handeln, im Selbstbild und in der Beziehung zu anderen. Chaotische Beziehungsmuster, rasche Stimmungswechsel als Ausdruck einer gestörten Emotionsregulation, ein brüchiges Selbstbild sowie Impulsivität sind zentral. Die Störung geht mit erheblichen Einschränkungen des psychosozialen Funktionsniveaus, einer hohen Suizidrate, vielfältiger psychischer Komorbidität, einem intensiven Inanspruchnahmeverhalten des Gesundheitssystems und hohen direkten und indirekten gesellschaftlichen Kosten einher (Leichsenring et al., 2011).

Auch dissoziative Phänomene einschließlich Amnesien für autobiografisch relevantes Material, stuporöse oder tranceartige Zustände, Entfremdungsgefühle sowie Identitätsunsicherheiten zählen zu den diagnostischen Kriterien der BPS (Scalabrini et al., 2016). Etwa 25 % aller Personen mit BPS leiden unter schweren dissoziativen Symptomen, operationalisiert über Werte ≥ 30 in der Dissociative Experiences Scale (DES; Bernstein & Putnam, 1986; Spitzer et al., 2015), dem etabliertesten und international am häufigsten eingesetzten Selbstbeurteilungsverfahren zur Erfassung von Dissoziation (Spitzer et al., 2015), und gut 42 % weisen klinisch relevante Werte (zwischen 10 und 30 in der DES) auf (Scalabrini et al., 2016; Spitzer et al., 2021). Im Langzeitverlauf von zehn Jahren leiden etwa 43 % der initial hoch-dissoziativen Patient:innen mit BPS immer noch unter schweren dissoziativen Symptomen (Scalabrini et al., 2016; Spitzer et al., 2021).

Obwohl die aktuellen Klassifikationssysteme in ihrer deskriptiven Orientierung *Dissoziation* überwiegend als beschreibenden Terminus für eine heterogene Gruppe von Phänomenen nutzen, darf keineswegs übersehen werden, dass damit auch erklärende Vorstellungen über die Funktionsweise unseres seelischen Apparats verbunden sind. Aus dem Latein abgeleitet bedeutet der Begriff ›*Trennung*‹ und bezeichnet in einem sehr allgemeinen Sinn die Trennung bzw. das Auseinanderfallen von psychischen Funktionen. Darin klingt bereits die Nähe zum Begriff der *Spaltung* an, die nach psychodynamischem Verständnis konstitutiv für die BPS bzw. die BPO ist (Kernberg, 1967, 2019; Kind, 2011). Somit lässt sich zu Recht fragen, wie das Verhältnis von Spaltung und Dissoziation – auch völlig unabhängig vom Kontext der BPS respektive BPO – zu denken sei, zumal nicht nur diese beiden Begriffe, sondern auch derjenige der Verdrängung immer wieder synonym gebraucht werden (Bohleber, 2017; Merkt & Weiß, 2017).

10.2 Der ideengeschichtliche Hintergrund

Eine Annäherung an diese *ungelöste Kontroverse* kann nur über die Ideengeschichte gelingen, denn Konzepte aus dem konnotativen Vorhof von Spaltung haben schon früh die wissenschaftlichen und klinischen Vorstellungen darüber geprägt, wie unser Seelenleben funktioniert und wie psychopathologische Abweichungen zu erklären sind. Begriffe wie *Abspaltung*, *Zerreißung*, *Verdoppelung* des Bewusstseins, *Zerfall* der Persönlichkeit oder *Zerstörung* des inneren Zusammenhangs haben eine zentrale Rolle in der Geschichte der Psychopathologie gespielt (Scharfetter, 1999). Besonders deutlich wird dies an Eugen Bleulers Verständnis jener Gruppe von Erkrankungen, die heute als *Schizophrenie* bezeichnet wird. Nicht nur die persönliche Bekanntschaft mit Freud, sondern v. a. die Rezeption und Rezension seiner Schriften haben Bleuler dazu veranlasst, psychoanalytisches Denken zum besseren Verständnis der Psychopathologie schizophrener Patient:innen zu nutzen. Ausgehend von der Assoziationspsychologie und darauf aufbauenden Versuchen hat er gemeinsam mit seinem Mitarbeiter Carl Gustav Jung seine klinischen Beobachtungen, experimentellen Befunde und theoretischen Überlegungen systematisiert und als wichtigstes Primärsymptom dieser Krankheiten die *Störung der Assoziationen* bis zu ihrer Zerreißung herausgearbeitet (Moskowitz & Heim, 2019; Scherbaum, 1992). Darauf beruht sein Begriffsvorschlag *Schizophrenie*, denn er ist davon überzeugt, »dass die Zerreißung oder *Spaltung* der psychischen Funktionen ein hervorragendes Symptom der ganzen Gruppe sei« (Bleuler, 1908, S. 436; Hervorhebung durch den Verfasser). Jung hat in seinen frühen Arbeiten zu diesen Krankheitsbildern nicht nur Bezug auf Freud, sondern auch explizit auf Janet genommen und die Termini Spaltung und Dissoziation synonym verwendet (Moskowitz & Heim, 2019). Letztendlich haben persönliche und berufspolitische Motive dazu geführt, dass der Einfluss von Janet und seinem Dissoziationskonzept auf Bleuler und Jung nicht ausreichend gewürdigt und vergessen wurde (Moskowitz & Heim, 2019).

10.3 Begriffsbestimmung von Dissoziation

Während der Terminus vermutlich erstmals von dem französischen Psychiater Jacques Joseph Moreau de Tours benutzt wurde, um damit eine Abspaltung oder Isolation mentaler Prozesse von einem *Ich* zu charakterisieren (Van der Hart & Nijenhuis, 2009), war es Pierre Janet, der in seiner Dissertation »L'automatisme psychologique« von 1889 die Grundlagen für unser heutiges Dissoziationsverständnis schuf. Er entwickelte in seiner Auseinandersetzung mit hysterischen Patient:innen nicht nur ein Erklärungsmodell für diese Erkrankung, sondern vielmehr eine generelle Theorie zur Funktionsweise des psychischen Apparates. Dabei ging er davon aus, dass sich das mentale Leben aus psychischen Elementen, die er als »psychologische Automatismen« bezeichnete, zusammensetze. Jedes dieser Elemente bestehe aus einer komplexen Handlungstendenz, die auf eine definierte Reizsituation gerichtet sei und sowohl eine Vorstellung als auch eine Emotion umfasse; diese Automatismen seien das Resultat der größtenteils automatischen Integration von Umwelt- und Körperinformation. Die Anpassung an eine sich fortwährend verändernde Umwelt mache es erforderlich, dass neue Informationen in Abgleich und ständiger Überarbeitung der alten Automatismen verarbeitet werden können. Bei gesunden Menschen gelinge diese *Synthese* und die Automatismen seien miteinander verbunden, gewissermaßen in einem dominanten Bewusstseinszustand vereint, und damit zumindest potenziell der Wahrnehmung und willentlichen Kontrolle zugänglich. Durch eine Einengung des Bewusstseinsfeldes könne es zu einer Schwächung der Syntheseleistung kommen und damit zu einer Emanzipation einzelner Elemente bzw. psychischer Funktionen. Genau diese Verselbstständigung nennt Janet Dissoziation. Die dissoziierten Elemente, in denen kognitive und affektive Informationen gespeichert seien, bezeichnet er als »idées fixes«. Weil sie eben nicht angemessen synthetisiert und damit in das Bewusstsein integriert werden können, wirken sie eigendynamisch und unterliegen nicht mehr oder nur noch partiell der willentlichen Kontrolle. Die Ursache für eine geschwächte Syntheseleistung sieht Janet in intensiven emotionalen Reaktionen auf belastende respektive traumatische Erlebnisse. Durch die *überwältigenden Affekte* kommt es also in Janets Modell zu einem Verlust der integrierenden Kapazität des Bewusstseins, die wiederum in einer Verengung des Bewusstseinsfeldes als Grundlage einer Dissoziation resultiert. Dabei hängen die Auswirkungen traumatischer Ereignisse jedoch nicht nur von ihrer Intensität und Dauer ab, sondern eben auch von der Intensität der emotionalen Reaktion der Betroffenen. Diese wird ihrerseits von lebens- und lerngeschichtlichen, persönlichkeitspsychologischen, genetischen und situativen Faktoren wesentlich determiniert. Damit formuliert Janet ein psychotraumatologisch orientiertes Dissoziationskonzept, das letztendlich auf einem Diathese-Stress-Modell fußt. Der prämorbiden Vulnerabilität kommt eine entscheidende Bedeutung zu. Keineswegs müssen dissoziative Phänomene immer durch ein intensives äußeres Trauma ausgelöst werden. Vielmehr ist es oft die persönlichkeitsinhärente Reagibilität einer Person zu überschießenden Emotionen, die traumatogen wirkt und zur psychopathologischen Störung führt (Janet, 1889; Spitzer & Freyberger, 2019; van der Hart & Nijenhuis, 2009).

Trotz seines Differenzierungsgrades und seiner hohen Erklärungskraft konnte sich Janets Dissoziationskonzept nicht durchsetzen. Nach einer ersten Hochphase zwischen 1890 und 1910 folgte ein rasanter Interessenverlust an dissoziativen Symptomen und den damit im Zusammenhang stehenden Krankheitsbildern (Spitzer & Freyberger, 2019; van der Hart & Nijenhuis, 2009). Dafür sind v. a. allem die Einführung des Schizophreniebegriffs durch Eugen Bleuler, das Aufkommen des Behaviorismus mit seiner Vernachlässigung intrapsychischer Vorgänge und die Dominanz psychoanalytischer Erklärungen für die Hysterie verantwortlich. Aufgrund verschiedener Entwicklungen hat das Dissoziationskonzept seit Anfang der 1970er Jahre eine Renaissance erfahren, die an dieser Stelle nicht im Detail nachgezeichnet werden kann (Spitzer & Freyberger, 2019). Im Ergebnis zeigt sich eine hohe konzeptuelle Komplexität und das Fehlen einer einheitlichen Definition: So kann Dissoziation gleichermaßen als (Bewusstseins-)Zustand, als Persönlichkeitsdisposition im Sinne einer Dissoziationsneigung, als Sammelbezeichnung für eine heterogene Gruppe psychopathologischer Merkmale sowie als psychophysiologische Antwort auf traumatische Erfahrungen oder als intrapsychischer Abwehrmechanismus verstanden werden (Spitzer & Freyberger, 2019). Auch eine Annäherung über die Phänomenologie erweist sich als problematisch, weil bis heute darüber diskutiert wird, welche Symptome als dissoziativ einzuordnen sind (Nijenhuis & van der Hart, 2011). Dies gilt beispielsweise für bestimmte Bewusstseinsveränderungen, Entfremdungsgefühle und Flashbacks als Ausdruck einer willentlich nicht beeinflussbaren Hypermnesie oder aber auch für bestimmte Körpersymptome.

10.4 Zum psychodynamischen Verständnis von Spaltung

Auch Sigmund Freud griff auf das Spaltungskonzept zur Erklärung hysterischer Phänomene zurück: »... desto sicherer wurde unsere Überzeugung, jene *Spaltung des Bewusstseins*, die bei den bekannten klassischen Fällen als *double conscience* so auffällig ist, bestehe in rudimentärer Weise bei jeder Hysterie, die Neigung zu dieser *Dissoziation* und damit zum Auftreten abnormer Bewusstseinszustände, die wir als ‚hypnoide' zusammenfassen wollen, sei das Grundphänomen dieser Neurose. Wir treffen in dieser Anschauung mit Binet und den beiden Janet zusammen.« (Freud & Breuer, 1893, S. 91; im Original auch kursiv, Hervorhebung durch den Verfasser).

Mit der fortschreitenden Ausarbeitung seiner Metapsychologie und dem Fokus auf einem Konfliktmodell wird der Begriff keineswegs obsolet. So schreibt er 1940: »Beide streitende Parteien haben ihr Teil bekommen; der Trieb darf seine Befriedigung behalten, der Realität ist der gebührende Respekt gezollt worden. Aber umsonst ist bekanntlich nur der Tod. Der Erfolg wurde erreicht auf Kosten eines *Einrisses im Ich*, der nie wieder verheilen, aber sich mit der Zeit vergrößern wird. Die beiden entgegengesetzten Reaktionen auf den Konflikt bleiben als Kern einer *Ich-*

Spaltung bestehen. Der ganze Vorgang erscheint uns so sonderbar, weil wir die Synthese der Ichvorgänge für etwas Selbstverständliches halten. Aber wir haben offenbar darin unrecht. Die so außerordentlich wichtige synthetische Funktion des Ichs hat ihre besonderen Bedingungen und unterliegt einer ganzen Reihe von Störungen.« (Freud 1940; S. 58; Hervorhebung durch den Verfasser).

Obwohl dieses Zitat die zunehmende Relevanz Ich-psychologischer Aspekte in der Theoriebildung markiert, stammen die bis heute prägenden Einflüsse des Spaltungsbegriffs aus der *Objektbeziehungstheorie.* Durch die Untersuchung früher psychischer Prozesse gelangte Melanie Klein zu der Überzeugung, dass der Säugling die Brust seiner Mutter von Beginn an so erlebe, »als sei sie in eine gute (befriedigende) und eine böse (versagende) Brust *gespalten*« (Klein, 1946, S. 8; Hervorhebung durch den Verfasser). Mit der Spaltung des Objekts gehe auch eine Spaltung der Gefühle einher: Dabei wird die eigene Aggression teils gegen die »böse Brust« gerichtet und teils in diese projiziert, wodurch sich der »Prototyp einer aggressiven Objektbeziehung« (Klein, 1946, S. 17) formt. Hingegen wird die ganze Liebe des Säuglings auf die »gute Brust« ausgerichtet, wodurch das Urbild einer liebevollen Objektbeziehung entsteht. Diese strikte Spaltung von »guten« und »bösen« Objekten, von Liebe und Hass sowie von idealisierten und feindseligen Objektbeziehungen wird als Abwehr- respektive Bewältigungsmechanismus verstanden.

Nicht nur innerhalb der Objektbeziehungstheorie hat es vielfältige Ausdifferenzierungen des Spaltungskonzepts gegeben, die von so wichtigen Vordenkern wie William R. D. Fairbairn, Herbert Rosenfeld, Wilfred R. Bion oder Donald Meltzer geleistet wurden (Übersicht bei Merkt & Weiß, 2017), sondern auch die *Selbstpsychologie* hat sich den Begriff zu eigen gemacht. So verweist Heinz Kohut (1976) mit dem Terminus der *horizontalen Spaltung* auf Freuds topisches Modell und meint damit eine Trennung von Bewusst und Unbewusst. Offen bleibt dabei, ob und ggf. wie sich die horizontale Spaltung von der Verdrängung unterscheidet. Die *vertikale Spaltung* hingegen greift Freuds Idee einer Spaltung im Ich auf, wodurch es zur Existenz von unvereinbaren Persönlichkeitsanteilen Seite an Seite kommen kann, die jeweils in sich kohärent sind (Bohleber, 2017; Kohut, 1976).

Eine wesentliche Weiterentwicklung stellt Otto F. Kernbergs Konzept der *Persönlichkeitsorganisation* und ihres unterschiedlichen Reifegrads dar, in dem er trieb-, affekt- und objektbeziehungstheoretische Aspekte ebenso wie entwicklungspsychologische Modelle integriert (Kernberg & Levy, 2011). In Anlehnung an Margaret Mahler geht er von einer undifferenzierten Matrix aus, in welcher sich der Säugling als symbiotisch mit der Mutter verschmolzen erlebt und somit (noch) nicht zwischen Selbst und Objekt(en) unterscheiden kann. In einem ersten Entwicklungsschritt kommt es zur Spaltung in positive respektive negative Einheiten von in sich geschlossenen Selbst-Objekt-Affekt-Repräsentanzen, die sich im weiteren Verlauf zunehmend in Selbst- und Objektrepräsentanzen differenzieren, die ihrerseits eine nur positive oder ausschließlich negative affektive Valenz haben. Dieser Zustand charakterisiert nach Kernberg das Borderline-Niveau der Persönlichkeitsorganisation, bei der die aktive Spaltung in nur *gute* und nur *böse* Selbst- respektive Objektrepräsentanzen mit dem Ziel aufrechterhalten wird, die *Guten* vor der Infiltration und damit Vernichtung durch die *Bösen* zu bewahren. Bei einem gesunden Entwicklungsprozess wird dieses Stadium überwunden und führt »zu einem integrierten Konzept des Selbst und der wichtigen Bezugspersonen ... sowie zur Integration aggressiver und libidinöser Affektzustände in die abgeschwächten, diskreten, verfeinerten und komplexen Affektdispositionen der Phase der Objektkonstanz« (Kernberg & Levy, 2011; S. 291).

Die Vielfältigkeit der hier sehr holzschnittartig skizzierten Entwicklungslinien innerhalb der psychoanalytischen Theoriebildung machen verständlich, dass der Spaltungsbegriff unscharf definiert ist und klinische Phänomene sowohl beschreibt als auch erklärt (Kind, 2011; Reich, 2014). Daher ist es auch nicht erstaunlich, dass er in höchst unterschiedlichen diagnostischen respektive therapeutischen Kontexten Anwendung gefunden hat (Schwarz, 1988) und immer wieder Gegenstand kritischer Auseinandersetzungen war (Kind, 2011). So wurde beispielsweise gefragt »what splits in ›splitting‹?« (Pruyser, 1975), oder ob wir das Spaltungskonzept überhaupt brauchen (Zepf, 2009). Neben der *schillernden Begriffsunschärfe* wurden immer wieder folgende Aspekte kritisiert bzw. infrage gestellt (Kind, 2011):

- Es bleibt unklar, ob Spaltung als Vorgang oder als Ergebnis zu begreifen ist.
- Andere Abwehrmechanismen können das Ergebnis *Spaltung* bewirken, sodass auf einen eigenständigen Abwehrmechanismus verzichtet werden kann.
- Spaltung ist pathognomonisch für die BPO.
- Die empirische Säuglingsforschung bestätigt nicht die Annahme einer primär fusionierten Selbst-Objekt-Einheit und belegt klar eine bereits bei Geburt vorhandene und sich rasch entwickelnde Kompetenz und Differenzierungsfähigkeit (Dornes, 1993). Dies spricht gegen die Annahme von Spaltung als normalen Bewältigungsprozess, der im Rahmen einer gesunden Entwicklung überwunden und nur bei Persistenz pathologisch wird.

Werden die Ideengeschichten von Dissoziation und Spaltung quasi neben- bzw. übereinander gelegt, erscheinen beide Begriffe als semantisch offen und von großer »Omnibus-Qualität«, sodass viele klinische Phänomene darin Platz finden. Man könnte also die im Beitragstitel implizierte Frage, ob die begriffliche Differenzierung zwischen Dissoziation und Spaltung eine ungelöste Kontroverse sei, klar bejahen und mit einem Ausrufezeichen versehen: eine ungelöste Kontroverse!

10.5 Annäherung an einen Lösungsversuch

Gleichwohl ist diese Antwort sowohl intellektuell als auch klinisch höchst unbefriedigend, denn sie trägt weder zu einer Schärfung der Theorie noch zu einem besseren Verständnis unserer Patient:innen bei. Möglicherweise können folgende Fragen zu einer *Lösung der Kontroverse* beitragen:

- Wer, d. h. welche *Instanz*, spaltet bzw. dissoziiert was?
- Sind Dissoziation respektive Spaltung Vorgang, also Mechanismus, oder Ergebnis, somit Zustand?
- Verstehen wir Spaltung und Dissoziation transitiv, d. h. ein Subjekt wirkt direkt auf ein Objekt ein, oder intransitiv, d. h. Subjekt und Objekt fallen zusammen?
- Sind Dissoziation und Spaltung aus entwicklungspsychologischer Perspektive normale Phänomene?
- Ist Spaltung rein endopsychisch zu konzipieren, und dient Dissoziation primär der Bewältigung einer äußeren traumatischen Realität?
- Sind das topische bzw. das Strukturmodell sinnvolle Bezugsrahmen zum Verständnis von Spaltung und Dissoziation?
- Reichen unsere Konzepte von Bewusst – Unbewusst aus?

Diese Auflistung an Fragen ist keineswegs vollständig, sondern soll die Komplexität der Kontroverse unterstreichen. Allerdings könnte die zuletzt genannte Frage auf eine hilfreiche Spur führen. So fasst Werner Bohleber (2019) das heutige Wissen über *Gedächtnisstrukturen* und das Unbewusste zusammen, indem er vier Arten differenziert, die jedoch keineswegs »voneinander abgegrenzte seelische Bereiche« darstellen, »sondern … unbewusste Prozesse, die unterschiedliche Funktionen haben« (ebd., S. 76):

- das psychodynamische (oder verdrängte) Unbewusste
- das nicht-verdrängte (oder implizite) Unbewusste
- das traumatisch-dissoziative Unbewusste
- das kreativ-generative Unbewusste

Hinsichtlich des *traumatisch-dissoziativen Unbewussten* formuliert er: »In der traumatischen Erfahrung … (zerreißt) die psychische Textur des Selbst. … die affektive Übererregung aktiviert einen veränderten Bewusstseinszustand. Er wird gemeinsam mit der traumatischen Szene und den … Affekten im Gedächtnis registriert und abgekapselt. So kann die Erinnerung nicht … mit Bedeutung versehen und integriert werden. Die traumatische Erfahrung ist unbewusst geworden, aber sie ist nicht verdrängt. … Dissoziation führt als Reaktion auf ein schweres Trauma zu einer vertikalen Spaltung der Einheit des Bewusstseins in unterschiedliche Bewusstseinszustände. Traumatisch dissoziierte Selbst-Zustände sind nicht in einem psychodynamischen Sinne unbewusst, sondern sind in einem Bereich gespeichert, der dem Bewusstsein zu diesem Zeitpunkt nicht zugänglich ist.« (Bohleber, 2019; S. 88 f.).

Die Inhalte des *nichtverdrängten Unbewussten* speisen sich hingegen aus den frühen Interaktionen der Primärobjekte mit dem Säugling und Kleinkind, deren affektive und kognitive Muster im nichtdeklarativen, d. h. prozeduralen Gedächtnis gespeichert, aber nicht symbolisch-verbal repräsentiert sind. Somit »kann später nichts, was verdrängt wäre, aufgedeckt werden, sondern es bedarf einer intensiven Selbstbeobachtung, um die Muster von Interaktionsformen und die impliziten Erwartungen, die sich darin ausdrücken, zu entdecken und ihre Bedeutung zu erkennen.« (Bohleber, 2019, S. 5).

Übertragen auf das hier diskutierte Problem ließe sich schlussfolgern, dass sich Spaltung im nichtverdrängten Unbewussten vollzieht, während Dissoziation das traumatisch-dissoziative Unbewusste konstituiert, das anderen Gesetzmäßigkeiten und Organisationsprinzipien folgt als das nichtverdrängte Unbewusste. Ob diese vorläufigen Überlegungen tatsächlich dazu beitragen können, die Konzepte der Dissoziation und Spaltung sowohl theoretisch als auch klinisch trennschärfer herauszuarbeiten, bleibt abzuwarten. Daher scheint es sinnvoll, statt eine ‚ungelöste Kontroverse' zu konstatieren von *‚work in progress'* zu sprechen – dies wäre vermutlich im Sinne von Gerhard Dammann.

Literatur

Bernstein, E. M., Putnam, F. W. (1986): Development, Reliability, and Validity of a Dissociation Scale. *Journal of Nervous and Mental Disease, 174*, 727–735.

Bleuler, E. (1908). Die Prognose der dementia praecox (Schizophreniegruppe). *Allgemeine Zeitschrift für Psychiatrie, 65*, 436–464.

Bohleber, W. (2017). Dissoziation – Abwehr – Spaltung: Psychoanalytische Konzeptionen. In A. Eckhardt-Henn, C. Spitzer (Hrsg.), *Dissoziative Bewusstseinsstörungen.* (2. Aufl., S. 144–155). Schattauer.

Bohleber, W. (2019). Entwicklung der Konzeption des Unbewussten in der Psychoanalyse. In B. Haslinger, B. Janta (Hrsg.), *Der unbewusste Mensch.* (S. 73–97). Psychosozial-Verlag.

Dornes, M. (1993). *Der kompetente Säugling.* Fischer.

Freud, S., Breuer, J. (1893). *Über den psychischen Mechanismus hysterischer Phänomene.* Vorläufige Mitteilungen. GW I, S. 81–98.

Freud, S. (1940). Die Ichspaltung im Abwehrvorgang. GW XVII, S. 57–62.

Janet P. (1889). *L'automatisme psychologique.* Alcan.

Kernberg, O. F. (1967). Borderline personality organization. *Journal of the American Psychoanalytical Association, 15*, 641–685.

Kernberg, O. F. (2019). *Schwere Persönlichkeitsstörungen.* Klett-Cotta.

Kernberg, O. F., Levy, K. N. (2011). Borderline-Persönlichkeitsstörung und Borderline-Persönlichkeitsorganisation – Psychopathologie und Diagnose. In B. Dulz, S. Herpertz, O. F. Kernberg, U. Sachsse (Hrsg.), *Handbuch der Borderline-Störungen.* (2. Aufl., S. 286–300). Schattauer.

Kind, J. (2011). Zur Entwicklung psychoanalytischer Borderline-Konzepte seit Freud. In B. Dulz, S. Herpertz, O. F. Kernberg, U. Sachsse (Hrsg.), *Handbuch der Borderline-Störungen.* (2. Aufl., S. 20–34). Schattauer.

Klein, M. (1946). *Bemerkungen über einige schizioide Mechanismen.* Gesammelte Schriften, Bd. 3. Frommann-Holzboog

Kohut, H. (1976). *Narzißmus.* Suhrkamp.

Leichsenring, F., Leibing, E., Kruse, J. et al. (2011). Borderline personality disorder. *Lancet, 377*(9759), 74–84.

Moskowitz, A., Heim, G. (2019). The Role of Dissocaition in the Hisorical Concept of Schizophrenia. In A. Moskowitz, M. J. Dorahy, I. Schäfer (Hrsg.), *Psychosis, Trauma and Dissociation.* (2. Aufl., S. 55–67). Wiley.

Merkt, H., Weiß, H. (2017). Dissoziation und Spaltung aus Sicht der kleinianischen Psychoanalyse. In A. Eckhardt-Henn, C. Spitzer (Hrsg.), *Dissoziative Bewusstseinsstörungen.* (2. Aufl., S. 156–170). Schattauer.

Nijenhuis, E. R., van der Hart, O. (2011). Dissociation in trauma: a new definition and comparison with previous formulations. *Journal of Trauma & Dissociation, 12*, 416–445.

Pruyser P. W. (1975). What splits in »splitting«? A scrutiny of the concept of splitting in psychoanalysis and psychiatry. *Bulletin of the Menninger Clinic, 39*, 1–46.

Reich, G. (2014). Spaltung. In W. Mertens (Hrsg.), *Handbuch psychoanalytischer Grundbegriffe.* (4. Aufl., S. 879–883). Kohlhammer.

Scalabrini, A., Cavicchioli, M., Fossati, A. et al. (2016). The extent of dissociation in borderline personality disorder: A meta-analytic review. *Journal of Trauma & Dissociation, 18*, 522–543.

Scharfetter, C. (1999). *Dissoziation – Split – Fragmentation: Nachdenken über ein Modell.* Huber.

Scherbaum, N. (1992). Psychiatrie und Psychoanalyse – Eugen Bleulers »Dementia praecox oder Gruppe der Schizophrenien« (1911). *Fortschritte der Neurologie und Psychiatrie, 60*, 289–295.

Schwarz, F. (1988). Spaltungsprozesse und Spaltungserlebnisse aus psychoanalytischer Sicht. In R. Klußmann, W. Mertens, F. Schwarz (Hrsg.), *Aktuelle Themen der Psychoanalyse.* (S. 35–45). Springer.

Spitzer, C., Stieglitz, R.-D., Freyberger, H. (2015). *Der Fragebogen zu Dissoziativen Symptomen (FDS).* Huber.

Spitzer, C., Freyberger, H. J. (2019). Theorien zum Verständnis von Dissoziation. In G. Seidler, H. J. Freyberger, H. Glaesmer, S. B. Gahleitner (Hrsg.), *Handbuch der Psychotraumatologie.* (3. Aufl., S. 29–44). Klett-Cotta.

Spitzer, C., Göbel. P., Wilfer, T. et al. (2021). Pathologische Dissoziation bei Patienten mit einer Borderline-Persönlichkeitsstörung: Häufigkeit, klinische Korrelate und prädiktive Bedeutung für den Therapieerfolg. *Psychotherapeut, 66*, 299–305.

Van der Hart, O., Nijenhuis, E. R. S. (2009). Dissociative disorders. In P. H. Blaney, T. Millon (Hrsg.), *Oxford Textbook of Psychopathology.* (2. Aufl., S. 452–481). Oxford University Press.

Zepf, S. (2009). Brauchen wir das Konzept der »Spaltung«? *Forum der Psychoanalyse, 25*, 219–235.

11 Psychoanalytische Ausbildung an der Universität

Carl E. Scheidt

11.1 Einleitung: Psychoanalyse und Universität – eine kurze Geschichte

Das Narrativ der Beziehungen zwischen Psychoanalyse und Universität ist zu weiten Teilen eine Erzählung scheiternder Bemühungen um Anerkennung und Akzeptanz. Freud selbst merkte in seinem kurzen Memorandum zu diesem Thema in einem Brief an Lajas Levy vom 16.03.1919 an: »Der Analytiker kann nur befriedigt sein, wenn der Universitätsunterricht die Analyse aufnimmt, aber er kann die Universität ohne Schaden entbehren«. Während die psychoanalytischen Institute und Organisationen sich auch von der Universität unabhängig entwickeln könnten, so der Sinn dieses Zitates, bedürfe umgekehrt die Universität der Psychoanalyse (zit. nach Schröter, 2017, S. 21). Freud stellte dabei vor allem die Verbesserung der medizinischen Ausbildung mit ihrer einseitigen Ausrichtung auf die Naturwissenschaften und der Vernachlässigung des psychologischen Verstehens in den Vordergrund. Die etwa zeitgleich stattfindenden Bemühungen, an der Budapester medizinischen Fakultät im Rahmen einer Reformierung des Medizinstudiums eine Professur für Sandor Ferenczi einzurichten, waren kurz vor der Veröffentlichung von Freuds Stellungnahme bereits gescheitert (Schröter, 2017, S. 20). Auch der Versuch Karl Abrahams einen Lehrstuhl für Psychoanalyse an der medizinischen Fakultät in Berlin zu erhalten, wurde von der Berliner medizinischen Fakultät abgelehnt (Schröter, 2017, S. 38). Einige Jahre später scheiterte dort auch der Lehrauftrag für Siegfried Bernfeld.

An Anlässen für eine Entfremdung zwischen Psychoanalyse und Universität fehlte es also nicht. Interessant sind die Argumente, die zur Begründung der Ablehnung der Berufung von Analytiker:innen auf die universitären Lehrstühle vorgebracht wurden. Diese richteten sich zumeist darauf, dass sich die Psychoanalyse im wissenschaftlichen Diskurs der Universität zu stark isoliere. Der Vorwurf des Dogmatismus war bereits von E. Bleuler geäußert worden, der sich mit dieser Begründung aus der Internationalen Psychoanalytischen Vereinigung (IPV) zurückgezogen hatte (Schröter, 2017, S. 34). Ähnlich argumentierte die Berliner medizinische Fakultät bei der Ablehnung Karl Abrahams. Die psychologische Ausbildung der Medizinstudent:innen müsse in einem breiteren Rahmen angelegt sein und auch andere psychologische Theorien neben der Psychoanalyse berücksichtigen (Schröter, 2017, S. 39). Die Selbstdefinition der Psychoanalyse als eine »besondere Disziplin« wurde von den Universitäten in der Regel abgelehnt (Schröter, S. 45). Eine »Ausnahmestellung« der Psychoanalyse aufgrund der engen Verknüpfung von Selbsterfahrung, Behandlungsmethode und Theorie oder aufgrund des besonderen epistemischen Status (als Hybrid zwischen Natur- und Geisteswissenschaften) wurde nicht akzeptiert. Der Anspruch der Psychoanalyse »auf ein eigenes, inkommensurables, überlegenes Wissen« (Schröter, 2017, S. 46) stellte, neben den weltanschaulichen Ressentiments, ein wesentliches Hindernis für die Rezeption und Etablierung der Psychoanalyse an den deutschsprachigen Universitäten bis in die 19 Jahre hinein dar.

Diese Entwicklung hatte zur Folge, dass die psychoanalytische Ausbildung zwangsläufig an Instituten *außerhalb* der Universität angesiedelt werden musste (Ferrari, 2009), was wiederum Einfluss auf die Formen und Inhalte der Ausbildung selbst hatte. Die Vorstellung, dass die psychoanalytischen Institute neben der Aufgabe, klinisch qualifizierte *Berufspsychoanalytiker:innen* auszubilden auch Stätten der Forschung und des interdisziplinären Dialogs sein sollten, wurde in den 1930er-Jahren von Otto Fenichel und anderen jüngeren Psychoanalytikern propagiert (Schröter, 2017, S. 41). Die mit dem Nationalsozialismus in Deutschland einsetzende Vertreibung jüdischer Psychoanalytiker:innen und der Beginn des zweiten Weltkriegs ließen für die Verwirklichung dieser Visionen jedoch keinen Raum mehr.

In den USA gestaltete sich die Etablierung der Psychoanalyse an den Universitäten günstiger als auf dem alten Kontinent (Wallerstein, 2009). Bereits vor dem 2. Weltkrieg gelang es Franz Alexander einen Lehrstuhl für Psychoanalyse in Chicago zu erhalten. Später setzte Alexander seine Arbeiten zur psychosomatischen Medizin als Professor für Psychiatrie am Mt. Sinai Hospital in Los Angeles im universitären Kontext fort. Die große Zahl der während des zweiten Weltkrieges vor dem Holocaust aus Europa geflüchteten Analytiker:innen stärkten die Etablierung der Psychoanalyse in den USA (Wallerstein, 2009). Ab den 1950erJahren wurden psychoanalytische Ausbildungsinstitute an renommierten Universitäten wie der Columbia University in Cleveland, Downstate NY, und Pittsburgh gegründet (Wallerstein, 2009). Diese waren überwiegend in psychiatrische Universitätskliniken integriert. Die Mitglieder der psychoanalytischen Institute waren voll akkreditierte Mitglieder der medizinischen Fakultäten. Sie konnten allerdings aufgrund ihrer Doppelzugehörigkeit zu Fakultät und Institut nicht ihre volle Arbeitskraft den Aufgaben des psychoanalytischen Institutes widmen, sondern waren durch ihre Aufgaben in Unterricht und Forschung in der psychiatrischen Klinik in Anspruch genommen (Wallerstein, 2009). Insofern war das Ideal eines universitären psychoanalytischen Ausbildungsinstitutes, in dem die Mitglieder in ganztägiger Anstellung die universitären Ressourcen für ihre klinische Ausbildung nutzen und gleichzeitig für die Psychoanalyse Forschung betreiben konnten, auch in dem vergleichsweise fortschrittlichen System in den USA nicht vollständig realisiert.

Die Schicksale der amerikanischen universitätsbasierten Ausbildungsinstitute waren unterschiedlich. Während einige Institute sowohl in ihren Ausbildungsaktivitäten wie auch hinsichtlich der Sichtbarkeit ihrer Forschung sehr erfolgreich waren (wie z. B. das Institut der Columbia University oder der Emory University) scheiterten andere an Konflikten mit der Universität, weil die Mentalitäten und die Zielvorstellungen zu verschieden waren (Wallerstein, 2009). Sehr aufschlussreich, weil paradigmatisch für ein Strukturproblem universitätsbasierter psychoanalytischer Institute, ist die Geschichte des Institutes in Pittsburgh. Hier wurden die Mitglieder des analytischen Institutes nach einem Wechsel an der Spitze der psychiatrischen Klinik von dem nachfolgenden ärztlichen Direktor, der biologische Ansätze in der Psychiatrie vertrat, auf die Straße gesetzt (Wallerstein, 2009). Dies zeigt, wie verwundbar die universitätsbasierten Ausbildungsinstitute an den Universitätskliniken waren, wenn es infolge der Neubesetzung der Klinikleitungen zu einer Neuorientierung kam, die der Psychoanalyse ablehnend oder feindlich gegenüberstand.

11.2 Die Situation in Deutschland

In Deutschland kam es zu Beginn der 1970er Jahre mit der Gründung der Lehrstühle und Abteilungen für psychosomatische Medizin und Psychotherapie zu einer ähnlich positiven Entwicklung für die Psychoanalyse wie einige Dekaden zuvor in den USA. Die Initiative zur Gründung der psychosomatischen Abteilungen an deutschen Universitätskliniken zielte auf eine Beseitigung der Defizite in der psychotherapeutischen Forschung und Versorgung. Mit dieser Tendenz stimmte auch die Psychiatrie-Enquete (1975) überein. Die neu gegründeten Lehrstühle für Psychosomatische Medizin und Psychotherapie sollten dazu beitragen, die einseitige Ausrichtung auf medikamentöse Behandlung durch die Bereitstellung psychotherapeutischer Behandlungsangebote zu ergänzen.

Die erste Generation der auf die neu eingerichteten psychosomatischen Lehrstühle berufenen Ordinarien bestand fast ausnahmslos aus Psychoanalytiker:innen, darunter Wolfgang Loch, (1971 nach Tübingen), Horst Eberhard Richter (1962 nach Gießen), Walter Bräutigam (1968 in Heidelberg auf die Nachfolge von A. Mitscherlich berufen), Johannes Cremerius, (1972 nach Freiburg), U. Rüger (1975 in Göttingen), Helmut Thomä (1967 nach Ulm). Die Etablierung der Psychoanalyse an den Universitäten profitierte von dem intellektuellen Auftrieb, den die Sozial- und Humanwissenschaften durch die Studentenbewegung erhielten. Ab Mitte der Siebzigerjahre war durch die psychosomatischen Lehrstuhlgründungen die Psychoanalyse an den meisten medizinischen Fakultäten in Deutschland vertreten. Rückblickend kann man in Bezug auf die Siebzigerjahre insofern ohne Übertreibung von einem »goldenen Zeitalter der Psychoanalyse« sprechen. Sogar die Forschungsförderung durch die Deutsche Forschungsgemeinschaft war der Psychoanalyse geneigt: Lehranalysen wurden durch DFG-Stipendien unterstützt und größere Forschungsprojekte wie der SFB Psychotherapeutische Prozesse (ULM, 1980–1988) mit umfangreichen Drittmitteln gefördert.

Damit war in Deutschland eine ähnlich günstige Situation für die Psychoanalyse an den Universitäten eingetreten wie in den USA, wo die Entwicklung zu dieser Zeit bereits wieder rückläufig war. Ein Unterschied bestand allerdings darin, dass die Lehrstühle und Kliniken für Psychosomatische Medizin und Psychotherapie selbst keine psychoanalytische Ausbildung leisten konnten, weil dazu die notwendigen personellen Ressourcen fehlten. An vielen Orten waren die Lehrstühle für psychosomatische Medizin und Psychotherapie jedoch durch Personalunion mit den örtlichen psychoanalytischen Ausbildungsinstituten verbunden. Durch diese kooperativen Strukturen bestand eine fast ideale Ausgangssituation für die wissenschaftliche Qualifikation des psychoanalytischen Nachwuchses.

11.2.1 Was ist aus dieser historischen Chance geworden?

Es wäre unzutreffend zu behaupten, dass eine akademische Qualifizierung von jungen Psychoanalytiker:innen in den 1990er Jahren und danach in Deutschland nicht mehr stattfand. Viele Lehrstühle in der psychosomatischen Medizin wurden auch in der dritten und vierten Generation mit psychodynamisch ausgebildeten Kliniker:innen besetzt. In der Forschung wurden viele wichtige Beiträge zur psychodynamischen Psychotherapie und zur Psychoanalyse geleistet: die Entwicklung der operationalisierten psychodynamischen Diagnostik (OPD) (Schneider et al., 2018), der strukturbezogenen Psychotherapie (Rudolf, 2013), die Reviews zur Outcome-Forschung (Leichsenring, 2008), die Untersuchungen zur Wirksamkeit analytischer Langzeitbehandlungen (Leuzinger-Bohleber et al., 2019) oder die Implementierung neuer psychoanalytischer Therapieverfahren wie etwa die Übertragungsfokussierte Psychotherapie (Kernberg, 2021), die Gerhard Dammann in Deutschland etablierte, um nur einige wenige Beispiele zu nennen.

Trotzdem bleibt die Frage offen, weshalb die Zahl der akademisch herausragend qualifizierten Psychoanalytiker:innen heute nicht mehr ausreicht, um die wenigen noch verfügbaren Positionen an den Universitäten erfolgreich nachbesetzen zu können. Oder anders gefragt: Wie lässt sich verstehen, dass es trotz der insgesamt günstigen Ausgangssituation in den 1970er und 1980erJahren nicht gelungen ist, einen wissenschaftlich qualifizierten, psychoanalytisch ausgebildeten akademischen Nachwuchs heranzuziehen, der die transgenerationale Weitergabe der Psychoanalyse als Wissenschaft an der Universität hätte gewährleisten können, sodass es stattdessen zu einem Rückzug der Psychoanalyse aus der Universität gekommen ist?

Mindestens drei Faktoren spielen in diesem Zusammenhang eine Rolle: (1) die Veränderungen des wissenschaftlichen Umfeldes an den Hochschulen, insbesondere in der Psychiatrie und der Psychologie, (2) die Selbst-Positionierung der Psychoanalyse in diesem Umfeld, sowie (3) individuelle, motivationale Aspekte der Laufbahnplanung angehender Psychoanalytiker:innen und die Gestaltung und Struktur der psychoanalytischen Ausbildung. Ich werde auf den ersten und dritten Punkt kurz und auf den zweiten ausführlicher eingehen.

1. *Die Veränderungen des wissenschaftlichen Umfeldes*
   Ab den 1970er Jahren geriet die Psychoanalyse in den USA und mit einer kurzen zeitlichen Verzögerung auch in Deutschland zunehmend unter den Druck der Debatte über ihre Wirksamkeit; einerseits im Vergleich zu pharmakologischen Behandlungsmethoden, und andererseits im Vergleich zu anderen psychotherapeutischen Behandlungsansätzen (Wampold, 2013). Der Umfang und die Intensität dieser Debatte ist durch eine Reihe von Metaanalysen zu vergleichenden

Psychotherapie-Ergebnis-Studien dokumentiert (s. Lambert, 2013). Spätestens als die vergleichende Psychotherapie-Ergebnis-Forschung etwa um die Jahrtausendwende Eingang in die sog. evidenzbasierte Psychotherapie und die Formulierung von Leitlinien der Diagnose und Behandlung großer Störungsbilder fand, wurden die nun zunehmend auch für die klinische Versorgung relevanten Defizite im Bereich der klinischen Forschung der Psychoanalyse deutlich. Die Einsicht in dieses Problem kam jedoch zu spät. In der akademischen Psychologie hatte sich inzwischen international ein erhebliches Übergewicht an Forschungskapazitäten zugunsten der Verhaltenstherapie etabliert. Die Evidenzlage zu den verschiedenen Psychotherapieverfahren spiegelte sehr direkt die Asymmetrie in den Forschungskapazitäten wider, die den jeweiligen Verfahren für ihre Wirksamkeitsnachweise zur Verfügung standen. Für viele Störungsbilder lagen zur Verhaltenstherapie Ergebnis-Studien vor, während die Befundlage für andere psychotherapeutische Verfahren, darunter die Psychoanalyse, deutlich schmaler ausfiel. Die kritische Haltung vieler Psychoanalytiker:innen, die sich einem hermeneutischen Wissenschaftsverständnis verpflichtet fühlten, gegenüber der empirischen Forschung trug neben dem Übergewicht der Verhaltenstherapie an den psychologischen Universitätsinstituten in Deutschland ebenfalls dazu bei, den Mangel an quantitativen Wirksamkeitsnachweisen zu vergrößern.

Als die psychoanalytischen Fachgesellschaften das Risiko der wissenschaftspolitischen Abkoppelung der Psychoanalyse im Rahmen der Evidenzdiskussion Anfang der 2000er-Jahre erkannten und versuchten gegenzusteuern, fehlten an den Hochschulen bereits zwei Generationen von akademisch ausgebildeten, forschungsaktiven Psychoanalytiker:innen, die diese Aufgabe hätten leisten können. Obwohl einzelne Analytiker:innen in akademischen Positionen enorme Anstrengungen unternahmen, die bestehenden Defizite zu füllen, konnten die wenigen von psychoanalytischen Fachgesellschaften mit Eigenmitteln angeschobenen Forschungsprojekte nicht ausreichen, um die strukturelle Unterrepräsentation der Psychoanalyse in der akademischen Psychologie und in der Medizin und die Nachteile, die dies etwa für den Zugang zur Drittmittel geförderten Forschung bedeutete, auch nur in Ansätzen auszugleichen.

2. *Die (Selbst-)Positionierung der Psychoanalyse*

   Die Psychoanalyse befindet sich im Hinblick auf ihr Selbstverständnis als Wissenschaft in einem von der Sache her begründeten Zwiespalt. Dieser ergibt sich daraus, dass sie in ihrer klinischen Praxis auf die Ermöglichung einer einzigartigen subjektiven Erfahrung ausgerichtet ist, und sich andererseits als Wissenschaft um die Formulierung allgemeiner Regeln und Prozeduren der Wissensgenerierung bemühen muss. Die Frage, wie diese Spannung zwischen hermeneutischem Verstehen und der Formulierung allgemeiner Regeln des psychischen Geschehens und seiner Veränderung in Einklang gebracht werden kann, ist Thema umfangreicher Debatten zur wissenschaftstheoretischen Standortbestimmung der Psychoanalyse (Habermas,1971; Lorenzer, 1995; Ricoeur, 1974). Als kritisches Fazit bleibt aber festzuhalten, dass der aufklärerische, gesellschafts- und kulturkritische Impetus der Psychoanalyse, der mit der Festlegung auf ein hermeneutisches Wissenschaftsverständnis verbunden war, eine anti-empirische Grundtendenz unterstützte, die sich im Umfeld der zunehmenden

Verwissenschaftlichung der Psychotherapieforschung nachteilig auswirkte. In der Auseinandersetzung zwischen Psychoanalyse und Behaviorismus kam es ferner zu einer Rezeption und Assimilation von Theoriebestandteilen, von der die Verhaltenstherapie (wie die dritte Welle der Verhaltenstherapieverfahren zeigt) stärker profitierte als die Psychoanalyse. Dies war teilweise bereits eine Folge der weitgehend verschobenen wissenschaftspolitischen Machtverhältnisse an den Universitäten, die zu einem rascheren Rezeptions- und Assimilationsprozess von Theorien führte.

Die Idealisierung der psychoanalytischen Langzeitbehandlung als Goldstandard psychoanalytischer Praxis, mit der sich schon M. Balint und D. Malan bei ihren Arbeiten zur Fokaltherapie in den 1960er Jahren an der Tavistock Klinik auseinandersetzen mussten (Balint et al., 1973), zog eine grundlegende Skepsis gegenüber anderen in der klinischen Versorgung unverzichtbaren Behandlungssettings nach sich. Gemessen am Ideal der ambulanten psychoanalytischen Langzeitbehandlung stellten diese Versorgungsformen einen defizienten Modus der Anwendung psychoanalytischen Wissens und Behandelns dar. Dies gilt für die stationäre Psychotherapie ebenso wie für die Paar- und Familientherapie oder die Kunst- und Musiktherapie. In all diesen Feldern wurden auch von Psychoanalytiker:innen wichtige Beiträge geleistet; zumeist aber abseits des psychoanalytischen »Mainstreams«, der sich in der privaten Praxis schwerpunktmäßig auf die Arbeit in hochfrequenten Langzeitbehandlungen im dyadischen Setting eingerichtet hatte. Die Weiterentwicklung neuer Versorgungs- und Therapieformen fand deswegen weitgehend außerhalb der psychoanalytischen Fachgesellschaften häufig in Universitätskliniken für Psychosomatischen Medizin und Psychotherapie statt.

Wie Thomas Kuhn in seinem Buch über wissenschaftliche Revolutionen beschreibt, gibt es in der Wissenschaftsgeschichte revolutionäre Umbrüche, die mit einem Wechsel der vorherrschenden wissenschaftlichen Paradigmen einhergehen. Beispiele solcher Paradigmenwechsel in den Naturwissenschaften sind die Entdeckung des Gravitationsgesetzes durch Newton oder die Formulierung der Relativitätstheorie durch Einstein. Die Psychoanalyse bedeutete für die Theorie des Menschen ebenfalls eine wissenschaftliche Revolution im Sinne eines solchen Paradigmenwechsels. Wie Kuhn zeigt, folgt auf den Paradigmenwechsel eine mehr oder weniger lange Phase der normalwissenschaftlichen Forschung, in der die Implikationen und Verästelungen der neuen wissenschaftlichen Weltsicht ausgeforscht werden. Im Zuge dieser normalwissenschaftlichen Nachbearbeitung erschöpft sich die ursprüngliche revolutionäre Potenz des einstmals neuen Paradigmas. So wie die Gesetze der klassischen Physik für entsprechend ausgebildete Naturwissenschaftler heute zum Allgemeinwissen gehören, so sind auch die Theorien der Psychoanalyse in den vergangenen 100 Jahren in den vielfältigsten theoretischen Kontexten aufgegriffen, rezipiert und weiterentwickelt worden. Aufgrund seiner positivistischen Epistemik fand der Behaviorismus im Stadium seiner »normal-wissenschaftlichen« Entwicklung jedoch besser Anschluss an die zeitgenössische psychologische Forschung.

Zum »normal-wissenschaftlichen Betrieb« der Psychotherapieforschung gehört heute die unvermeidliche Anerkennung der vergleichbaren Wirksamkeit unterschiedlicher psychotherapeutischer Verfahren (vgl. zum Äquaivalenzparadox Stiles et al., 1986; Wampold, 1997). Angehende Psychoanalytiker:innen müssen sich mit dieser Pluralität im Bereich der Psychotherapie auseinandersetzen und eine Identität entwickeln, die einerseits klar genug ist, um die essenziellen Bestandteile der eigenen Tätigkeit zu integrieren, die aber andererseits auch ausreichend flexibel ist, um im wissenschaftlichen, pragmatisch, plural und konstruktivistisch geprägten zeitgeistigen Umfeld diskurs- und anschlussfähig zu bleiben. Dass dies keine leichte Aufgabe ist, belegen die Ergebnisse der sog. »Interface-Studie«, die 2005 von Shmuel Erlich und anderen im Auftrag der Europäischen Psychoanalytischen Vereinigung (EPF) durchgeführt wurde. Das im Rahmen dieser Studie durchgeführte Interview (Erlich, 2003) erfragt Einstellungen von Psychoanalytiker:innen und Ausbildungsteilnehmer:innen zu den Beziehungen zwischen der Psychoanalyse und angrenzenden wissenschaftlichen und kulturellen Institutionen und Diskursen, darunter auch den Universitäten. Das Interview enthält etwa die folgenden Fragen: »Sollte die Psychoanalyse Ihrer Meinung nach an den Universitäten unterrichtet und dazu geforscht werden? Wenn ja, von wem? Denken Sie, dass diese Art der Kooperation Risiken und potenzielle Gefahren für die Psychoanalyse birgt? Denken Sie, dass sich diese Art der Kooperation für die Psychoanalyse förderlich auswirken könnte?« (Ehrlich, 2003, S. 117). Zwar betrachtete die Mehrheit der Befragten den Austausch mit diesen Institutionen als notwendig, gerade Anfänger:innen schienen dem jedoch ängstlicher und kritischer gegenüberzustehen als erfahrene Psychoanalytiker:innen (Giamperi-Deutsch, 2017, S. 117). Der Befund, dass gerade Anfänger:innen dem Austausch mit den Universitäten kritisch gegenüberstanden, mag zunächst kontra-intuitiv erscheinen, wird von den Autor:innen jedoch so interpretiert, dass eine gefestigte und gut entwickelte psychoanalytische Identität eine Voraussetzung für angstfreie Interface-Aktivitäten sei.

Dies führt zu der Frage, welche Rolle die psychoanalytische Ausbildung in der Entwicklung einer Diskurs-offenen Haltung angehender Psychoanalytiker:innen spielt und welchen Beitrag Veränderungen der Ausbildung zur Lösung der Probleme beitragen können.

3. *Motivation und Laufbahnplanung und die psychoanalytische Ausbildung*

   Eine akademische Laufbahn mit einer psychoanalytischen Ausbildung zu verbinden, war immer ein mühseliges Unterfangen. Dies ist heute durch die erhebliche Arbeitsverdichtung während der klinischen Tätigkeit aber noch schwieriger geworden. Arbeitsbelastung und finanzielle Engpässe sind wichtige, aber sicher nicht die einzigen Gründe, weshalb sich nur vergleichsweise wenige angehende Psychoanalytiker:innen für eine akademische Laufbahn entscheiden. Hinzu kommen die Inkompatibilitäten zwischen psychoanalytischer Identität und Haltung einerseits und der Tätigkeit als Wissenschaftler:innen andererseits. Gerade zu Beginn und im Verlauf der analytischen Ausbildung findet eine Identifikation mit den Vorbildern und Grundwerten der Psychoanalyse statt. Diese Identifikation ist nicht ohne weiteres mit der Sozialisation im wissenschaftlichen Bereich kompatibel. Normen, Standards sowie Argumentations- und Denkweisen unterscheiden sich zwischen psychoanalytischen Ausbildungsinstituten und Universitäten. Es lohnte sich vermutlich genauer darüber nachzudenken, worin diese Unterschiede im Einzelnen bestehen. In einer ersten Annäherung kann man jedoch sagen, dass die Sozialisation in der Psychoanalyse insbesondere zu Beginn der Ausbildung darauf abzielt, einen möglichst offenen Raum für die freie Assoziation und den Dialog mit sich selbst zu schaffen, während die Universität der Ort der Diskussion und Aneignung von Regeln und Formen der Generierung von Wissen ist. Beides schließt sich nicht aus, erhellt aber, dass die Sozialisationsziele unterschiedlich sind. Die sich daraus ergebenden Widersprüche und Normenkonflikte müssen von den Ausbildungsteilnehmer:innen integriert werden. Auch wenn in psychoanalytischen Fachgesellschaften heute eine höhere Bereitschaft besteht, Ausbildungsteilnehmer:innen auf ihrem Weg zu einer akademischen Qualifikation materiell und ideell zu unterstützen, bleibt die Integration dieser beiden Kulturen, die ihre spezifischen Werte und Bewertungsstandards haben, eine anspruchsvolle Aufgabe, die den Beteiligten neben der finanziellen und der Arbeitsbelastung zusätzliche Motivation abverlangt.

11.3 Ein pluralistischer Zugang zur psychoanalytischen Ausbildung

Im Jahr 1996 hatte Otto Kernberg, damals in seiner Eigenschaft als Präsident der IPA, in seinem Aufsatz »Thirty methods to destroy the creativity of candidates« die Strukturen und Prozesse psychoanalytischer Ausbildungsinstitute kritisiert. Diese Strukturen führten zu einer Behinderung der kreativen Entfaltung der Potenziale der Ausbildungskandidat:innen. Kernbergs Kritik löste in den psychoanalytischen Fachgesellschaften Unruhe, aber auch Anstrengungen aus, um geeignete Konzepte zur Verbesserung der Ausbildung zu entwickeln (Walz-Pawlitta, 2022). Auf europäischer Ebene geschah dies im Rahmen der von der EPF initiierten »Working Party on Psychoanalytical Education«, die sich unter der Moderation von David Tuckett mit der Entwicklung von Kriterien zur Bewertung der analytischen Kompetenzentwicklung befasste (Tuckett, 2007). Kernberg (2010) und Wallerstein (2011) hatten in ihren Veröffentlichungen jedoch auch strukturelle Reformen der psychoanalytischen Ausbildungsinstitute gefordert, die auf eine stärker interdisziplinäre und an universitären Kriterien orientierte Ausbildung abzielten. Dabei ging es ihnen vor allem auch um die Frage, wie das Überleben der Psychoanalyse in einem kulturellen und wissenschaftlichen Umfeld konkurrierender Forschungsparadigmen und unterschiedlicher Zugänge zum Menschen durch die Ausbildung eines entsprechend qualifizierten Nachwuchses gesichert werden kann.

Patrizia Giamperi-Deutsch, die ebenfalls an der oben zitierten Interface Studie beteiligt war, hatte dazu folgendes vorgeschlagen: »Ein Pluralistischer Zugang (zur psychoanalytischen Ausbildung, d. Verf.) wird lokale Unterschiede berücksichtigen, und es ermöglichen, zu diversifizieren, indem sowohl unabhängige psychoanalytische Lehrinstitute weitergeführt werden als auch dass wieder versucht wird, ein breites Spektrum an akademischen Initiativen von psychoanalytischen Lehrgängen bis zu Ausbildungsinstituten an bereits bestehenden Universitäten einzusetzen« (Giamperi-Deutsch, 2017, S. 128). Zur Entwicklung solcher Modelle bot die Entwicklung der psychoanalytischen Ausbildungsinstitute nach der Verabschiedung des Psychotherapeutengesetzes in Deutschland 1999 günstige Voraussetzungen.

11.4 Die Entwicklung psychoanalytischer Ausbildungsinstitute nach 2000

Die Einführung des Psychotherapeutengesetzes 1999 veränderte die Landschaft der psychoanalytischen Ausbildungsinstitute in Deutschland nachhaltig. Die Ausbildungsordnungen der Institute, die bis dato weitgehend von den jeweiligen Fachgesellschaften definiert und festgelegt worden waren, mussten nun mit der neuen staatlichen Ausbildungsordnung abgeglichen und an diese angepasst werden. Für viele Institute stellte dies eine arbeitstechnische, aber auch ideelle Herausforderung dar. Zugleich kam es zu einer lawinenartigen Zunahme neu gegründeter Institute mit unterschiedlicher Struktur und Ausrichtung.

An den Universitäten entstanden neben einer großen Anzahl verhaltenstherapeutischer Institute auch einige wenige Institute mit tiefenpsychologischer und/oder analytischer Ausrichtung, so z. B. in Mainz, Heidelberg Göttingen, Ulm und Freiburg. Im Folgenden möchte ich am Beispiel des Freiburger Instituts einige Aspekte der Entwicklung skizzieren und erörtern, welche Möglichkeiten und Chancen sich für eine Weiterentwicklung der Rahmenbedingungen psychoanalytischer Ausbildung aus den neuen Strukturen ergaben. Dabei geht es nicht um die Frage, welche Inhalte und Unterrichtsformen oder welche Frequenzen und Wochenstundenzahlen zur »besten« psychoanalytischen Ausbildung führen, sondern vielmehr darum, ob die neu entwickelten Formen der Kooperation einer größeren Zahl von angehenden Psychoanalytiker:innen die Chance einer akademischen Qualifikation zusätzlich und in Ergänzung zu ihrer klinischen Ausbildung ermöglichen (Benecke & Krause, 2020).

11.5 Das Freiburger Modell

Die Gründung eines psychoanalytischen Ausbildungsinstitutes (AWI) an der medizinischen Fakultät der Universitätsklinik Freiburg erfolgte kurz nach der Verabschiedung des Psychotherapeutengesetzes 1999 durch zwei Analytiker der Deutschen Psychoanalytischen Vereinigung (DPV), die an der Universitätsklinik akademische Positionen innehatten. Die Entwicklung wurde von den beiden am Ort bereits seit langem bestehenden Ausbildungsinstituten der Deutschen Psychoanalytischen Gesellschaft (DPG)

und der Deutschen Psychoanalytischen Vereinigung (DPV) anfangs kritisch gesehen. Zum Zeitpunkt der Gründung im Jahr 1999 hatten die beiden anderen Ausbildungsinstitute am Ort, das Psychoanalytische Seminar Freiburg (PSF, ein Institut der DPV) und das Institut für Psychoanalyse und Psychotherapie Freiburg (IPPF, ein Institut der DPG), schon eine längere Geschichte erfolgreicher psychoanalytischer Ausbildung hinter sich. Nachdem deutlich wurde, dass das universitäre Aus- und Weiterbildungsinstitut für psychoanalytische und tiefenpsychologische Psychotherapie (AWI) überregional für einen starken Zustrom von Bewerber:innen sorgte, von dem auch die beiden anderen Institute profitierten, weil das umfangreiche Seminarangebot die Attraktivität aller beteiligten Institute steigerte, entstand zwischen den drei Ausbildungsinstituten eine konstruktive und unterstützende Zusammenarbeit. Der Aufbau des universitären Institutes, insbesondere die Durchführung von Lehranalysen und Supervisionen, wurde durch die erfahrenen Analytiker:innen der beiden anderen Institute unterstützt und ermöglicht. Seminare und Unterrichtsveranstaltungen wurden zwischen den Instituten geöffnet, gemeinsame Vortragsveranstaltungen in regelmäßigen Kooperationstreffen geplant und gemeinsam durchgeführt.

Die Struktur der Ausbildung ist in den äußeren Bedingungen an allen drei Instituten ähnlich: Die Ausbildung ist berufsbegleitend, dauert zwischen fünf und sieben Jahren und schließt für die psychologischen Psychotherapeut:innen mit der Approbation in tiefenpsychologischer und analytischer Psychotherapie ab. In allen drei Instituten folgt die Ausbildung grundsätzlich dem Eitingon-Modell, d. h., sie beruht auf den drei Säulen der Lehranalyse, der theoretischen Ausbildung und den unter Supervision durchgeführten Behandlungen. An allen drei Instituten gilt außerdem in Bezug auf die Lehranalyse das Non-Reporting-System. Unterschiede betreffen die Größe der Institute, d. h. die Zahl der Ausbildungsteilnehmer:innen und der Lehranalytiker:innen, die Frequenzen in Lehranalysen und supervidierten Ausbildungsbehandlungen sowie die Bestellung der Lehranalytiker:innen. Das universitätsbasierte Ausbildungsinstitut präferiert dabei am ehesten den kürzlich von Kritiker:innen des traditionellen Lehranalysesystems (Garza-Guerrero, 2017; Pyles, 2017; Wallerstein, 2017) vorgeschlagenen Weg, die Lehranalyse von Regelungen frei zu stellen und in der Autonomie der Ausbildungsteilnehmer:innen zu belassen.

Aus der Perspektive der Ausbildungsteilnehmer:innen stellt die Kooperation der drei Institute einen großen Vorteil dar: Sie haben dadurch Zugang zu einem breiten Spektrum von Lehrveranstaltungen und Seminaren (22–28 Seminare pro Semester) an drei Ausbildungsinstituten und lernen in den unterschiedlichen Institutskulturen die Vielfalt psychoanalytischer Denkrichtungen kennen. Durch die Kooperation können die Institute außerdem das gesamte Spektrum der für die Approbationsausbildung notwendigen curricularen Inhalte abdecken, ohne dass dies auf Kosten der spezifisch psychoanalytischen Inhalte der Ausbildung geht. Die Zusammenarbeit ermöglicht es den Ausbildungsteilnehmer:innen, auch im Verlauf der Ausbildung das Institut zu wechseln, wenn dies ihren sich entwickelnden Schwerpunktsetzungen entspricht. Da die meisten Ausbildungsteilnehmer:innen die Ausbildung heute zu einem sehr frühen Zeitpunkt, d. h. unmittelbar nach dem Abschluss ihres Masterstudiengangs, beginnen, sind die Vorstellungen und Kenntnisse über die angestrebte berufliche Entwicklung und Tätigkeit oft noch unklar. Diese nehmen erst im Laufe der Ausbildung, insbesondere in den ersten beiden Jahren vor der Zwischenprüfung, durch die klinische Erfahrung und die eigene Lehranalyse zu. Ein Wechsel zwischen den Instituten ist deswegen nicht selten. Die Durchlässigkeit zwischen den Instituten wird vor allem durch institutsspezifische Unterschiede in den Anforderungen an Lehranalyse und Supervision begrenzt.

Vieles von dem, was Kernberg (2010) von der Ausbildung in psychoanalytischen Instituten forderte, kann durch eine solche kooperative Struktur unterschiedlicher Institute eingelöst werden. Dazu gehört das breitere Angebot an theoretischen und klinischen Lehrveranstaltungen, eine Herauslösung der Lehranalysen aus dem hierarchischen Kontext des Ausbildungsinstitutes, die Möglichkeit der wissenschaftlichen Qualifizierung und die Nutzung universitärer Ressourcen (z. B. Bibliotheken).

Dies wirkt sich positiv auf die nachwachsende Analytiker-Generation aus: Eine größere Zahl von Ausbildungsteilnehmer:innen am universitären Ausbildungsinstitut promoviert oder strebt eine Promotion an. Ausbildungsteilnehmer:innen können während ihrer Ausbildung bei der Erarbeitung eines Promotionsvorhabens angeleitet und unterstützt werden. Die Promotion erfolgt in der Regel nach der Zwischenprüfung, wenn die Klinisch-psychiatrische (PT 1) und die psychosomatisch-psychotherapeutische (PT 2) abgeschlossen ist und die ambulanten Ausbildungsbehandlungen beginnen. Sie kann durch Stipendien im Rahmen von Graduiertenkollegs, Forschungsanträgen bei Stiftungen oder der DFG unterstützt werden. Diese Möglichkeiten stehen grundsätzlich interessierten Ausbildungsteilnehmer:innen aller drei Institute offen.

Trotzdem stellen Promotion und Habilitation hohe Anforderungen dar. Sie erfordern es, sich zeitgleich zur klinischen Ausbildung in eine oft andere Materie und Denkweise einzuarbeiten. Oft fällt dies in die Zeit der Familiengründung. Vom Standpunkt der psychoanalytischen Ausbildung stellt sich die Frage, was zu tun ist, um wissenschaftlich begabte psychoanalytische Ausbildungskandidat:innen zu motivieren, sich auf den mühsamen Weg einer akademischen Laufbahn einzulassen. Dabei spielt die Anerkennung eine wesentliche Rolle. In dieser Hinsicht muss aus den Fehlern der Vergangenheit gelernt werden, in der der psychoanalytische Nachwuchs auf dem Weg in die Wissenschaft oft eher kritisch beäugt wurde. Dies hat sich glücklicherweise geändert. Die Aufgabe der Förderung des wissenschaftlichen Nachwuchses wird in den psychoanalytischen Fachgesellschaften heute klarer gesehen. Auf Seiten der Universitäten ist es wichtig, Forschungsfelder zu erschließen und zu markieren, die sowohl von ihrem Gegenstand wie von der Forschungsmethodik Brücken zur psychoanalytischen Prozess- und Ergebnisforschung oder zu anderen grundlagenwissenschaftlichen Fragen (z. B. Schlaf- und Traumforschung, Neurowissenschaften) herstellen. Auch in dieser Hinsicht hat sich in den vergangenen drei Dekaden viel getan. Zurzeit ist jedoch noch offen, ob die oben skizzierten

Maßnahmen schnell genug greifen, um die fortschreitende Verdrängung der Psychoanalyse aus den Universitäten aufzuhalten.

Literatur

Bericht über die Lage der Psychiatrie in der Bundesrepublik Deutschland. Zur psychiatrischen und psychotherapeutisch/psychosomatischen Versorgung der Bevölkerung. Unterrichtung durch die Bundesregierung, Drucksache 7/4200.

Balint, M., Ornstein, P. H., Balint, E. (1973). *Fokaltherapie. Ein Beispiel angewandter Psychoanalyse.* Suhrkamp.

Erlich, H. S. (2003). *Relating to the Outside. Presentation of the Working Party on Interface.* Kongress der Europäischen Psychoanalytischen Federation (unveröffentl. Manuskript).

Ferrari, H. (2009). IUSAM-APdeBA: A higher education institute for psychoanalytic training. *Int. J. Psychoanal.*, *90*, 1139–1154.

Garza-Guerrero, C. (2017). Psychoanalytic education: between marginalization and irrelevance. In: P. Zagermann (Ed.), *The Future of Psychoanalysis. The Debate About the Training Analyst System* (S. 109–140). Routledge.

Giamperi-Deutsch, P. (2017). Angloamerikanische Modelle universitärer Forschung und Lehre der Psychoanalyse im Vergleich mit kontinentaleuropäischen Modellen. In: F. Lackinger, H. Rössler-Schülein (Hrsg.), Psychoanalyse und Universität. Zur Verbindung von akademischer Lehre und analytischer Praxis (S. 115–129). Psychosozial Verlag.

Kernberg, O. F. (1996). Thirty methods to destroy the creativity of psychoanalytic candidates. *Int J Psychoanal*, *77*(5), 1031–1040.

Kernberg, O. F. (2010). A new organization of psychoanalytic education. *Psychoanal. Rev.*, *97*, 997–1020.

Kernberg, O. F. (2011). Psychoanalysis and the university: A difficult relationship. *Int J Psychoanal*, *92*, 609–622.

Kernberg, O. F. (2021). Extensions of Psychoanalytic Technique: The Mutual Influences of Standard Psychoanalysis and Transference-Focused Psychotherapy. *Psychodynamic Psychiatry*, *49*, 506–531.

Lambert, M. (2013). The Efficacy and Effectiveness of Psychotherapy. In: M. J. Lambert (Ed.), Bergin and Garfields Handbook of Psychotherapy and Behavior Change (6th Edition) (S. 169–193). John Wiley & Sons.

Leichsenring F. (2008). Are psychodynamic and psychoanalytic therapies effective?: A review of empirical data. *Int J Psychoanal*, *86*, 841–868.

Leuzinger-Bohleber, M., Hautzinge, M., Fiedler, G. et al. (2019). Outcome of Psychoanalytic and Cognitive-Behavioural Long-Term Therapy with Chronically Depressed Patients: A Controlled Trial with Preferential and Randomized Allocation. *Can J Psychiat*, *64*, 47–58.

Lorenzer, A. (1995). *Sprachzerstörung und Rekonstruktion* (4. Aufl.). Suhrkamp Taschenbuch Wissenschaft.

Pyles R. (2017). Still crazy after all these years. In: P. Zagermann (Ed.), *The Future of Psychoanalysis. The Debate About the Training Analyst System* (S. 221–259). Routledge.

Ricoeur, P. (1974). *Die Interpretation. Ein Versuch über Freud.* Suhrkamp.

Rudolf, G. (2013). *Strukturbezogene Psychotherapie: Leitfaden zur psychodynamischen Therapie struktureller Störungen.* Schattauer.

Schneider, W., Benecke, C., de la Parra, G. et al. (2018). Operationalisierte Psychodynamische Diagnostik. Entwicklungsgeschichte, Konzepte, Perspektiven. *Psychotherapeut*, *63*, 373–380.

Schröter, M. (2017). Freuds Memorandum »Soll die Psychoanalyse an der Universität gelehrt werden?« Bemerkungen zum Entstehungskontext und Abdruck des verschollenen Originals. In: F. Lackinger, H. Rössler-Schülein (Hrsg.), *Psychoanalyse und Universität. Zur Verbindung von akademischer Lehre und analytischer Praxis* (S. 13–29). Psychosozial Verlag.

Schröter, M. (2017). »Der Analytiker (…) kann die Universität ohne Schaden entbehren« Freud, die frühen Freudianer und die Universitäten?« In: F. Lackinger, H. Rössler-Schülein (Hrsg.), *Psychoanalyse und Universität. Zur Verbindung von akademischer Lehre und analytischer Praxis* (S. 31–47). Psychosozial Verlag.

Stiles, W., Shapiro, D., Elliot, R. (1986). »Are all psychotherapies equivalent?« Special Issue: Psychotherapy research. *American Psychologist*, *41*(2), 165–180.

Tuckett, D. (2007). Ist wirklich alles möglich? Über die Arbeit an einem transparenteren System zur Einschätzung psychoanalytischer Kompetenz. *Forum Psychoanal.*, *23*, 44–64.

Wallerstein, R. S. (2009). Psychoanalysis in the University: a full time vision. *Int. J. Psychoanal.*, *90*, 1107–1121.

Wallerstein, R. S. (2011). Psychoanalysis in the university: The natural home for education and research. *Int. J Psychoanal.*, *92*, 623–639.

Wallerstein, R. S. (2017). Can organized psychoanalysis create an optimal education? In: P. Zagermann (Ed.), *The Future of Psychoanalysis. The Debate About the Training Analyst System* (S. 261–290). Routledge.

Walz-Pawlitta, S. (2022). Über professionelle Kompetenz. *DGPT-Mitgliederrundschreiben*, 1/22, 14–23.

Wampold, B. E., Mondin, G. W., Moody, M. et al. (1997). A meta-analysis of outcome studies comparing bona fide psychotherapies: Empiricially, ›all must have prizes.‹. *Psychological Bulletin*, *122*(3), 203–215.

Wampold, B. E. (2013). The good, the bad and the ugly: A 50 year perspective on the outcome problem. *Psychother*, *50*, 16–24.

12 Zwischenleiblichkeit in der Psychotherapie – Zu einem verkörperten Verständnis von Intersubjektivität

Thomas Fuchs

12.1 Einleitung

Seit dem Aufstieg der kognitiven Psychologie in den 1970er-Jahren ist die *soziale Kognition* zum gängigen Begriff der Sozialpsychologie und der kognitiven Neurowissenschaften geworden, um die Prozesse des sozialen Verstehens zu bezeichnen. Sie beruht letztlich auf repräsentationalen Theorien des Geistes, wonach Informationen über die Welt und über andere Personen im Gehirn eines Individuums zu Modellen verarbeitet werden, die die Welt im Inneren nachbilden oder simulieren. Interne kognitive Mechanismen wie die *Theory of Mind* befähigen Beobachter dann auch zum »Mentalisieren« oder *mind-reading:* Danach verstehen wir andere Menschen, indem wir ihnen Überzeugungen, Gefühle oder Absichten zuschreiben, die wir allerdings nicht wahrnehmen, sondern immer nur indirekt aus ihrem äußeren Verhalten erschließen können. Durch solche Annahmen und Folgerungen – »er lächelt, also freut er sich« – erklären wir uns ihr beobachtetes Verhalten oder sagen ihr künftiges Verhalten voraus (Premack & Woodruff, 1978; Baron-Cohen et al., 1985; Carruthers & Smith, 1996). Eine konkurrierende Theorie, nämlich die Simulationstheorie, hat besonders durch die Entdeckung des Spiegelneuronensystems Aufschwung erhalten. Ihr zufolge *simulieren* wir das Verhalten und die Handlungen anderer durch unsere eigenen Körperzustände und übertragen die damit verknüpften Gefühle oder Intentionen dann auf die anderen, als ob wir an ihrer Stelle wären (Stich & Nichols, 1991; Gallese & Goldman, 1998).

Gemeinsam ist beiden Theorien, dass sie soziales Verstehen als eine Art Projektion von inneren Modellen oder Repräsentationen auf andere verstehen. Sie betrachten Erleben und die Gefühle eines Menschen als eine Innenwelt, die von anderen durch eine grundlegende Kluft getrennt ist – eine Kluft, die sich nur durch Schlussfolgerung oder Projektionen überbrücken lässt. Die Erforschung des sogenannten »sozialen Gehirns« hat eine solche internalistische Sicht der sozialen Wahrnehmung noch begünstigt. Man könnte etwas pointiert sagen, dass wir nach dieser Konzeption nicht wirklich mit dem anderen interagieren, sondern mit inneren Modellen, die wir von ihm bilden. Das erinnert – trotz ganz anderer Herkunft – an das traditionelle Konzept der Übertragung in der Psychoanalyse: Auch hier spielten angenommene Projektionen innerer Modelle, oder früher Objektrepräsentanzen, oft eine wichtigere Rolle als die reale Interaktion mit Patienten.

Von phänomenologischer Seite sind solche Theorien grundlegend kritisiert worden (Fuchs & De Jaegher, 2009; Gallagher 2001, 2008; Zahavi 2001, 2008). Phänomenologen verweisen darauf, dass wir in den meisten alltäglichen Situationen keine inneren Modelle, Repräsentationen, Schlussfolgerungen und Simulationen benötigen, wenn wir mit anderen interagieren. Vielmehr nehmen wir die Intentionen und Gefühle anderer unmittelbar in ihrem Ausdrucksverhalten wahr, so wie es sich auf den gemeinsamen Kontext der Situation bezieht: die Freude in den hochgerissenen Armen, die Scham in der peinlichen Röte des Gesichts und im niedergeschlagenen Blick, die Wut in den blitzenden Augen und in der scharfen Stimme usw. Doch was ermöglicht uns diese so selbstverständlich erscheinende Fähigkeit zu empathischer Wahrnehmung?

Zur Klärung dieser Frage will ich im Folgenden das Konzept einer *verkörperten sozialen Wahrnehmung* vorstellen. Es beruht darauf, dass wir einander in einem primären Sinn bereits verstehen, indem wir im zwischenleiblichen Kontakt miteinander interagieren. Soziale Wahrnehmung lässt sich daher nicht als eine individuelle Kognition aus einer Dritten-Person- oder Beobachter-Perspektive heraus begreifen. Sie beruht vielmehr auf einem übergreifenden interaktiven Prozess, in den beide Teilnehmer als leibliche Wesen einbezogen sind – in einer Zweiten-Person- oder Du-Perspektive. Dieser Prozess schließt zwei hauptsächliche Komponenten ein, nämlich einerseits eine unbewusste *Koordination* von gestischem, mimischem und vokalem Ausdruck, und andererseits eine leiblich-affektive *Resonanz oder primäre Empathie:* Man spürt den anderen buchstäblich am eigenen Leib. Auf dieser Basis kann sich das wechselseitige Verständnis über die sprachlichen, bewussten Interaktionen entfalten und erweitern.

Diese Konzeption werde ich im ersten nun folgenden Abschnitt skizzieren. Im zweiten Abschnitt werde ich die Entwicklung der Zwischenleiblichkeit in der frühen Kindheit darstellen, und im dritten Abschnitt einige Konsequenzen dieser Konzeption für die Psychotherapie entwickeln.

12.2 Verkörperte soziale Wahrnehmung

Soziale Wahrnehmung und Empathie beruhen, so die These, auf einem interaktiven Prozess, in den beide Teilnehmer als leibliche, füreinander sichtbare und sich im Gefühlsausdruck zeigende Wesen einbezogen sind. Kurz: Soziale Wahrnehmung resultiert aus verkörperter sozialer Interaktion oder aus der »Zwischenleiblichkeit« (Merleau-Ponty, 2003). Ich werde dieses Konzept unter zwei Aspekten vorstellen:

- Der eine beruht auf der Konzeption der *Embodied Cognition*; er betrachtet soziale Wahrnehmung als die dynamische Koppelung und Koordination zweier Partner.
- Der zweite Ansatz basiert auf der *Leibphänomenologie*; er beschreibt soziale Interaktion als einen Prozess wechselseitiger Resonanz und Inkorporation.

12.2.1 Dynamische Koppelung und Koordination

Die gängigen kognitionswissenschaftlichen Konzepte beruhen auf der Annahme, dass die Außenwelt vom Gehirn abgebildet oder repräsentiert wird, damit wir uns mithilfe interner Modelle in der Welt zurechtfinden. Dementsprechend wird auch die soziale Wahrnehmung, wie bereits zu Beginn dargestellt, zu einem Resultat innerer Repräsentationen, Theorien oder Simulationen. Anders die Konzeption der »Embodied and Enactive Cognition« (Thompson, 2007; Varela et al., 1991): Danach erfahren wir die Welt in erster Linie durch die aktive Auseinandersetzung mit ihr, das heißt, durch die Verknüpfung von Wahrnehmung und Handlung in der jeweiligen Situation. An diesen Interaktionen ist auch das Gehirn beteiligt, aber nicht als »Produzent des Geistes«, sondern als Organ der Vermittlung und Modulation (Fuchs, 2016). Statt inneren Modellen oder Landkarten verfügen wir also über verkörperte Fähigkeiten des wahrnehmenden Umgangs mit Objekten und Situationen, die in der konkreten Interaktion mit der Umwelt aktiviert werden. Es ist immer der ganze Organismus bzw. Körper, der wahrnimmt und handelt – auch wenn dazu u. a. geeignete neuronale Netzwerke erforderlich sind.

Auf dieser Basis wird auch die soziale Wahrnehmung zu einer besonderen Form von *Bewegungshandlung*, nämlich von sozialer Interaktion. Die Erforschung ihrer Dynamik hat in den letzten zwei Jahrzehnten große Fortschritte gemacht (Fuchs & De Jaegher, 2009). Soziale Begegnungen sind demnach gekennzeichnet durch eine unbewusste körperliche Koordination und Koppelung der Beteiligten. Dazu gehören Komponenten wie phasengleiches Verhalten, imitative Bewegungen sowie rhythmische Kovariation von gestischem, mimischem und vokalem Ausdruck – also eine wechselseitige körperliche Resonanz (Condon & Ogston, 1966; Davis, 1982; Issartel et al., 2007; Kendon, 1990; Tschacher et al., 2014). Jede kommunikative Begegnung gleicht somit einem »Tanz«, der die Beteiligten in subtil miteinander verflochtene Bewegungen einbezieht. Da die Bewegungen in der Regel unbewusst bleiben und keiner der beiden Teilnehmer in der Lage ist, den dyadischen Prozess zu steuern, gewinnt er gewissermaßen ein Eigenleben, eine teilweise Autonomie gegenüber den Interaktionspartnern.

Schon einfache Bewegungen wie gemeinsames Gehen sind in Dyaden mit positiver Beziehung höher synchronisiert als in neutralen oder negativ gestimmten Paaren (Miles et al., 2010). Generell geht ein hohes Maß an Synchronie mit positiverem Affekt der Beteiligten einher als niedrige Synchronisierung (Tschacher et al., 2014). Auch in Psychotherapiestudien ließ sich zeigen, dass das Ausmaß an interaktiver Koordination mit dem empathischem Verständnis und der Qualität der Beziehung zwischen Therapeutinnen und Patienten verbunden ist (Levenson & Ruef, 1997). Ramseyer und Tschacher (2011) bedienten sich dazu der *Motion Energy Analysis*, einer statistischen Berechnung synchroner Bewegungsquantitäten von videografierten Psychotherapiesitzungen. Es zeigte sich nicht nur eine signifikant gehäufte Bewegungssynchronie, sondern diese korrelierte auch mit der Beziehungsqualität, dem Bindungsstil und dem positiven Resultat der Therapie, gemessen in Symptomreduktion und Selbstwirksamkeit.

12.2.2 Phänomenologie der Zwischenleiblichkeit

Das übergreifende System, das durch die Koppelung zweier Kommunikationspartner entsteht, bedeutet zugleich eine gemeinsame *zwischenleibliche Erfahrung*. Durch wechselseitige leibliche Resonanz – vermittelt vor allem über Augenkontakt, mimischen Ausdruck, Stimme, Berührungen und Gestik – treten beide Partner in einen dyadischen Zustand ein. Dies erzeugt ein dynamisches Wechselspiel, eine »zwischenleibliche Resonanz«, die der empathischen Erfahrung des anderen zugrunde liegt.

Als Beispiel kann zunächst ein tanzendes Paar dienen: Gemeinsames Tanzen bedeutet, sich selbst zu bewegen und vom anderen bewegt zu werden. Der gespürte und bewegte eigene Leib wird dabei nicht mehr getrennt von den Impulsen und Bewegungen des anderen erlebt. Es bildet sich eine übergreifende Leiblichkeit: die Leibempfindungen und Körperschemata beider Partner dehnen sich gewissermaßen aus (*extended bodies*, Froese & Fuchs, 2012), greifen auf den jeweils anderen über und »inkorporieren« ihn, ähnlich wie man ein Instrument oder Objekt inkorporiert, mit dem man geschickt umgeht – etwa der Pianist die Tastatur, die Autofahrerin ihren Wagen oder der Töpfer den Ton auf der Scheibe. Rhythmus und Melodie des Tanzes unterstützen die wechselseitige Inkorporation.

Eine solche dyadische Resonanz bildet sich in subtilerer Form bei jeder Begegnung. Der Leib wird affiziert von dem Gefühlsausdruck eines anderen Menschen, und wir erfahren die Dynamik und Intensität seiner Emotionen an unseren eigenen leiblichen Bewegungsimpulsen und Empfindungen. Dazu gehört insbesondere der Augenkontakt, bei dem die Blicke in einen oft intensiven Dialog eintreten, mitunter auch in einen regelrechten Kampf um Dominanz (vgl. Schmitz 1989). Der Kontakt der Blicke ist zweifellos eine der intensivsten Formen der sozialen Wahrnehmung.

Diese zwischenleibliche Resonanz lässt sich allgemein in folgendem Schema wiedergeben:

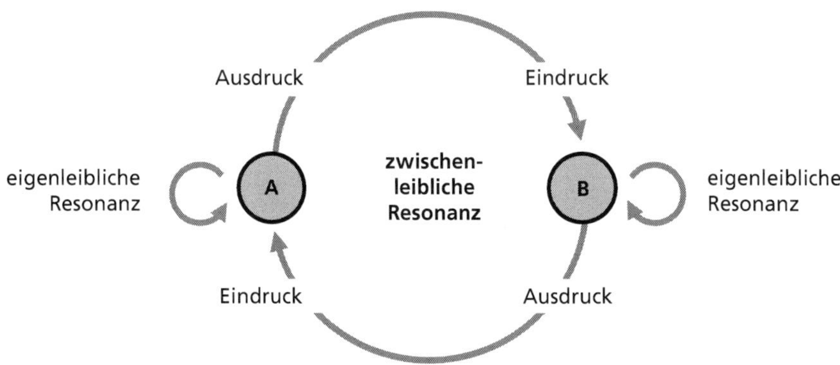

Abb. 12.1: Zwischenleibliche Resonanz (Fuchs 2003, mit freundlicher Genehmigung des Hogrefe-Verlags)

A sei eine Person, deren Gefühl (z. B. Zorn) sich mimisch oder gestisch ausdrückt, B ihr Interaktionspartner, der diesen Ausdruck schon mit einem Blick wahrnimmt, ohne dass er genau sagen könnte, woran er ihn erkennt. Wie kommt dies zustande? Zunächst entspricht dem Zorn von A ein bestimmter leiblicher Zustand. Person A spürt den Zorn selbst als Spannung in ihrem Gesicht, als Schärfe in ihrer Stimme, als Erregung in ihrem Körper usw. Sie spürt die *eigenleibliche Resonanz* des Gefühls, das sie ergreift, und diese verstärkt wiederum das Gefühl. Der Leib ist gewissermaßen der »Resonanzkörper« für alle Gefühle.

Diese eigenleibliche Resonanz von A wird nun als *Ausdruck* des Gefühls auch sichtbar für Person B und übersetzt sich bei ihr in einen leiblich-emotionalen *Eindruck.* So wird A's finsterer Blick, die Schärfe ihrer Stimme oder ihre drohende Geste in B eine unangenehme Anspannung auslösen, womöglich ein Zusammenzucken und eine Tendenz zum Rückzug. Andere Resonanzphänomene sind eher gleichsinnig: Wenn wir z. B. ein lächelndes Gesicht sehen, ahmen wir unbewusst das Lächeln nach, zumindest in Form einer leichten Muskelaktivierung – die Entdeckung des Spiegelneuronensystems hat diese Imitationstendenz auch auf neuronaler Ebene bestätigt. Ausdruck übersetzt sich also in *Eindruck*, in eine Wahrnehmung, die wiederum mit subtiler eigenleiblicher Resonanz verbunden ist. *B spürt A förmlich am eigenen Leib.*

Dabei bleibt es aber nicht, denn der Eindruck von Person B und ihre Reaktion wird nun wieder zum Ausdruck für A und so fort, in einem Wechselspiel, das in Sekundenbruchteilen abläuft und ständig das leibliche Befinden beider modifiziert. Jedoch laufen die beteiligten Signale und Reaktionen viel zu rasch ab, um einzeln hervorzutreten und als solche bewusst zu werden. Stattdessen entsteht bei den Interaktionspartnern ein ganzheitlicher Eindruck vom Gegenüber, ein Gefühl für seine Stimmung oder Ausstrahlung und für die spezifische Atmosphäre der Begegnung.

Wie sich zeigt, bedeutet dies das Gegenteil des Repräsentationskonzepts: Primäres soziales Verstehen beruht nicht auf einer inneren Modellierung in einem getrennten Beobachter, sondern auf einer Verknüpfung zweiter leiblicher Subjekte zu einer gemeinsamen Zwischenleiblichkeit:

> »Die Kommunikation, das Verstehen von Gesten, gründet sich auf die wechselseitige Entsprechung meiner Intentionen und der Gebärden des Anderen, meiner Gebärden und der im Verhalten des Anderen sich bekundenden Intentionen. Dann ist es, als wohnten seine Intentionen meinem Leibe inne und die meinigen seinem Leibe.« (Merleau-Ponty, 1966, S. 219)

Dies ist die phänomenologische Entsprechung zur dynamischen Koppelung von verkörperten Agenten, wie ich sie zuvor auf der Systemebene beschrieben habe. Dazu bedarf es keines *Mind Reading*, keiner *Theory of Mind* oder Mentalisierung. Die primäre soziale Wahrnehmung beruht nicht auf einer internen Modellierung der Zustände anderer in Beobachtern, sondern auf einer Verbindung zweier verkörperter Subjekte zu einer gemeinsamen Zwischenleiblichkeit und damit auch Interaffektivität. Andere emotional zu verstehen, heißt primär mit ihnen in nonverbaler, zwischenleiblicher Kommunikation zu stehen.

12.3 Ein zwischenleiblicher Ansatz zur frühen Intersubjektivität

Verkörperte soziale Wahrnehmung beruht somit auf Prozessen der Koordination und zwischenleiblichen Resonanz, in die beide Partner einbezogen sind. Diese Form der Sozialität entwickelt sich in der frühesten Kindheit, noch vor dem Erwerb sprachlich-symbolischer Verständigung; einige Merkmale dieser Entwicklung sollen hier kurz skizziert werden.

Die entwicklungspsychologische Forschung hat gezeigt, dass bereits Neugeborene bald in der Lage sind, einfache Formen des Gesichtsausdrucks anderer zu imitieren, wie etwa Stirnrunzeln, Mundöffnen oder Zungezeigen, später auch emotionale Ausdrucksformen wie Lächeln oder Überraschung (Meltzoff & Moore, 1977, 1989; vgl. auch die neuere Studie von Oostenbroek et al., 2016). Babys verfügen also über ein intermodales Körperschema, das ihnen erlaubt, die gesehene Mimik in ihre eigene entsprechende Bewegung umzusetzen; das heißt, der fremde und der eigene Leib werden von vorneherein als verwandt erfahren. Auf diese Weise lernen Babys bereits in den ersten Lebensmonaten, Gefühle wie Freude, Trauer oder Überraschung in den Haltungen, Bewegungen, Ausdrucksgesten oder Stimmintonationen anderer zu erkennen (Hobson, 2002, S. 39 ff.). Das beruht darauf, dass verschiedene Sinnesmodalitäten und Leibempfindungen eine gemeinsame Kinematik aufweisen und so den gleichen Affekt ausdrücken können, was sich am besten in musikalischen Qualitäten wiedergeben lässt (›crescendo‹, ›decrescendo‹, ›accelerando‹, fließend, weich, explosiv etc.) – Stern (1985) spricht auch von »Vitalitätsaffekten«. Das eigenleiblich empfundene Gefühl etwa der Freude und ihre sichtbaren Ausdrucksbewegungen haben eine analoge intermodale Dynamik und dies bildet die Grundlage für die Wahrnehmung der Gefühlszustände anderer von frühester Kindheit an.

Bereits sechs bis acht Wochen nach der Geburt zeigen sich auch *Proto-Konversationen*, also abwechselnde Vokalisierungen und Gesten von Mutter und Kind (Trevarthen, 1979), insgesamt eine fein abgestimmte Koordination von Bewegungen und Ausdruckssignalen, die sich mit einem gemeinsamen Tanz vergleichen lässt. Diese Phänomene von zwischenleiblicher Resonanz und Affektabstimmung erzeugen übergreifende emotionale Zustände (Stern, 1985; Tronick, 1998): Der Affekt von Freude und Begeisterung, der etwa beim gemeinsamen Spiel von Mutter und Kind auftaucht, lässt sich nicht zwischen beiden aufteilen, sondern entsteht aus der gemeinsamen sozialen Situation. Affektivität ist damit primär kein innerer oder bloß individueller Zustand, sondern ein dyadisches Erleben von Erwachsenem und Kind, vermittelt durch Ausdruck und leibliche Resonanz in subtilen, gestisch-mimisch-vokalen Interaktionen. Gefühle sind primär eingebettet in Zwischenleiblichkeit und Interaffektivität.

Diese frühe Kommunikation schlägt sich beim Kind in bestimmten Verhaltensmustern und -erwartungen nieder. Man kann auch von interaktiven Schemata sprechen, die gleichermaßen sensorisch, motorisch und emotional organisiert sind (*schemes-of-being-with*, Beebe et al., 1997; Stern, 1985), etwa »wie-Mama-mich-stillt«

oder »wie-Papa-mich-schaukelt«. So entwickelt sich schon im ersten Lebensjahr das, was Stern *implizites Beziehungswissen* nennt (Lyons-Ruth et al., 1998; Stern, 1998): ein unbewusst wirksames oder intuitives Wissen davon, wie man mit anderen umgeht – wie man mit ihnen Vergnügen hat, Freude ausdrückt, Aufmerksamkeit erregt, Ablehnung vermeidet oder abgebrochenen Kontakt wiederherstellt. Es ist ein zeitlich organisiertes, gewissermaßen »musikalisches« Gedächtnis für die Rhythmik, die Dynamik und die »Untertöne«, die in der Interaktion mit anderen mitschwingen. Zugleich stellt es ein interaffektives Gedächtnis für die Vitalitätskonturen und die Gefühle dar, die sie ausdrücken. Lange vor dem Spracherwerb entwickeln Kinder demnach ein primäres Verständnis für andere, nämlich durch den gemeinsamen Umgang, dessen wiederkehrende Formen in ihr *zwischenleibliches Gedächtnis* eingehen (Fuchs, 2012).

Bereits zwei bis drei Monate alte Kinder sind mittels dieses Gedächtnisses in der Lage, aus wiederholten Erlebnissen Regelmäßigkeiten zu bilden und sich Fähigkeiten anzueignen. Das lässt sich besonders durch das *still-face*-Experiment zeigen (Tronick et al., 1978): Dabei werden Mütter angewiesen, beim Spielen mit dem Kind ihre Mimik für zwei Minuten starr einzustellen und nicht mehr zu reagieren. Babys reagieren darauf meist mit Irritation, Besorgnis oder Aufregung – die erwartete Resonanz bleibt aus – und mit intensiven Versuchen, die Mutter auf alle möglichen Weisen wieder zur Rückkehr zum gewohnten Kontakt zu veranlassen.

Dieses Konzept von früher Intersubjektivität unterscheidet sich offensichtlich von den gegenwärtig vorherrschenden Konzeptionen der Mentalisierung oder des *mind reading*. Um das zu illustrieren, nehmen wir das Beispiel eines Kindes einer Borderline-Mutter, das gelernt hat, seine spontanen Impulse der Annäherung an die Mutter zu hemmen, weil es ihre häufig aggressive Reaktion darauf erfahren hat (Boston Change Process Study Group, 2007). Nach Fonagys Mentalisierungskonzept hemmt das Kind seine Fähigkeit, sich den Affekt der Mutter bewusst zu machen, also zu mentalisieren, da diese Repräsentation ihres aggressiven Affektes für das Kind unerträglich ist (Bateman & Fonagy, 2004). Eine alternative Sichtweise besteht jedoch darin, dass der Affekt der Mutter durch die Qualität und Dynamik ihrer Interaktion selbst zum Ausdruck kommt, z. B. dadurch, dass sie die Annäherung des Kindes wiederholt zurückweist und seine Initiative unterdrückt. Als Ergebnis werden diese Interaktionsmuster in das implizite Gedächtnis des Kindes aufgenommen, jedoch nicht als Repräsentationen, sondern in ihrer Prozessform, z. B. als die körperliche Spannung oder der Widerstand, den das Kind gegen seine eigenen Annäherungsimpulse aufbaut. Es muss dafür keine inneren Vorstellungen des Bewusstseinszustandes der Mutter erzeugen, sondern aktualisiert nur sein implizites Wissen im situativen Kontext, als einen vermeidenden Bewältigungsstil. Statt durch einen intrapsychischen Prozess der Repräsentation entsteht das kindliche Verhalten aus der Matrix der Zwischenleiblichkeit, die sich durch die gemeinsame Interaktionsgeschichte mit der Mutter gebildet hat.

Fassen wir zusammen: Die menschliche Existenz ist von Beginn an in Sozialität eingebettet. Die gemeinsame zwischenleibliche Praxis ist die alltägliche Basis der Intersubjektivität, und wir benötigen für sie keine Theorien, Hypothesen oder Folgerungen, weder impliziter noch expliziter Art. Erst wenn wir auf Unverständliches, Unechtes, Unwahres am Verhalten anderer treffen, wenn z. B. ihre verbalen nicht mit ihren nonverbalen Äußerungen übereinstimmen, dann beginnen wir zu überlegen, misstrauisch zu werden und nach möglichen Gründen zu fragen. Dann kann es sein, dass wir uns aktiv in die Position des anderen versetzen und Annahmen über seine eigentlichen Absichten entwickeln. Durch diese kognitiven Komponenten erweitern wir unsere Fähigkeiten zur Empathie. Erst diese reflektierte Form von Intersubjektivität entspricht der *Theory of Mind*-Konzeption, und sie entwickelt sich in der Regel im Verlauf des vierten Lebensjahrs. Doch stellt sie nicht die grundlegende Form des sozialen Wahrnehmens und Verstehens dar. Das verkörperte interaktive Wissen wird auch nicht etwa ersetzt, wenn später verbale Interaktionen möglich werden; es bleibt immer die Basis unserer sozialen Interaktionen.

12.4 Konsequenzen für Psychopathologie und Psychotherapie

12.4.1 Diagnostik

Im letzten Abschnitt will ich die Konsequenzen dieser Konzeption für die therapeutische Begegnung anhand einiger Punkte andeuten. Sie betreffen zunächst die psychopathologische Diagnostik.

Bereits das Erstgespräch vermittelt auf nonverbalem Weg wesentliche Informationen über Stimmung, Gefühl, Spannung und den Antrieb der Patienten, ebenso wie über ihre Art der Beziehungsaufnahme. Da diese Informationen weniger analytisch als ganzheitlich und atmosphärisch aufgenommen werden, richten sich erfahrene Psychiaterinnen und Therapeuten bei ihren Diagnosen nicht nur nach einzelnen Symptomen, Befunden und Verlaufsdaten, sondern nach dem Gesamteindruck, den sie von Patienten und deren Lebenssituation gewinnen. Kein Film oder Lehrbuch kann daher das eigene Erleben einer Diagnose und ihrer spezifischen Färbung oder Stimmung ersetzen. Die klinisch-intuitive Diagnose ist in den letzten Jahren auch durch wissenschaftliche Studien wieder rehabilitiert worden (Grube, 2006; Pallagrosi et al., 2014; Picardi et al., 2017; Srivastava & Grube, 2009).

Die diagnostische Bedeutung der nonverbalen Kommunikation lässt sich auch mit Verfahren der Video-Mikroanalyse belegen. In einer Studie von Heller und Haynal (1997) wurden 59 Patienten innerhalb von drei Tagen nach einem Suizidversuch von einer Psychiaterin exploriert. Die Fragestellung war, ob die nonverbale, weitgehend unbewusste Kommunikation während des videografierten Interviews eine prädiktive Bedeutung für einen erneuten Suizidversuch haben könnte. Zum Vergleich schätzte die Psychiaterin unmittelbar danach aufgrund ihrer bewussten Wahrnehmung ein, wie hoch sie das Risiko eines künftigen Suizidversuchs bewertete. Bei einer Katamnese nach einem Jahr hatten zehn Patienten einen zweiten (nichttödlichen) Suizidversuch unternommen. Diese wurden nun mit elf Patienten aus der anfänglichen Stichprobe ohne weiteren Suizidversuch verglichen. Es zeigte sich, dass über 200 Körpersignale beim Erstinterview signifikant mit dem späteren Suizidversuch korreliert waren, wobei die meisten Signale von der Psychiaterin selbst produziert worden waren. So konnte die Dauer ihres besorgten, emotional involvierten Gesichtsausdrucks 17 der insgesamt 21 Patienten, also 81 %, richtig prädizieren. Ihre bewusste Voraussage nach dem Interview lag jedoch nur auf dem Zufallsniveau. Man könnte also sagen, sie spürte leiblich genauer, wie gefährdet ein Patient oder eine Patientin tatsächlich war, als ihr selbst bewusst wurde.

Es ist offensichtlich, welche Bedeutung diese und ähnliche Untersuchungen insbesondere für die klinische Ausbildung haben. Wenn es gelänge, Psychiatern und Psychotherapeutinnen ein verfeinertes Sensorium für ihre eigenen zwischenleiblichen Reaktionen zu vermitteln, so könnten sie ihren eigenen Körper als Wahrnehmungsinstrument, gewissermaßen als »Beziehungs-Seismograph« nutzen. Sie wären damit in der Lage, ungleich mehr von der Wirklichkeit von Patienten wahrzunehmen, als es auf der bewusst-verbalen Ebene möglich ist. Es ist freilich auch offensichtlich, dass dafür eine lange und spezifisch zu schulende Erfahrung erforderlich ist.

12.4.2 Psychotherapie

Die dominierenden psychotherapeutischen Schulen orientierten sich bislang vorwiegend an expliziten Lernprozessen, sei es durch Bewusstmachung, Einsicht, Erkennen von Zusammenhängen oder gezielte Veränderung von Kognitionen und Verhalten. Was sich auf der nonverbalen Ebene zwischen Therapeuten und Patienten abspielt, blieb dabei weitgehend ausgeblendet. Inzwischen zeigen jedoch die Ergebnisse der Prozess- und Verlaufsforschung, insbesondere auf der Basis von Video-Analysen, dass bereits in den ersten Stunden der Therapie unterschwellige Beziehungsprozesse ablaufen, die die weitere Prognose entscheidend mitbestimmen (Krause, 1997, S. 89 ff.).

Untersuchungen der Körpersprache ergaben beispielsweise, dass Patienten deutlich zufriedener mit der Therapie sind, wenn die Therapeuten die Fähigkeit haben, den Ausdruck von Patienten sensibel wahrzunehmen und ihre Gefühle auf nonverbalem Weg authentisch zu vermitteln (DiMatteo et al., 1980, 1986). Nach den detaillierten Analysen von Harrigan und Rosenthal (1986) hat die Therapie von Therapeuten mit leicht vorgeneigter Haltung, offener Bewegung der Arme und Hände, häufigem Kopfnicken, einem warmen, zugleich professionell wirkenden Tonfall und einer eher lebhaften, Interesse und Teilnahme vermittelnden Gestik eine deutlich bessere Wirksamkeit als von Therapeuten etwa mit einer zurückgelehnten Haltung oder verschränkten Armen. Auf die entsprechenden Untersuchungen zur Synchronie von Bewegungen habe ich bereits hingewiesen (▸ 12.2.1).

Damit wird die leibliche Kommunikation gleichermaßen wichtig für die Veränderungen, die in der Therapie erreicht werden sollen. Denn psychische Störungen beruhen in einem erheblichen Maß auf impliziten Wahrnehmungs- und Reaktionsbereitschaften, die Patienten nicht bewusst sind – etwa eine habituelle Vermeidung von angstauslösenden Situationen oder Konflikten oder eine Hypersensitivität gegenüber Zurückweisung oder Beschämung. Um solche Bereitschaften zu verändern, müssen sie nach Grawe in der Therapie »prozessual aktiviert«, das heißt aus dem Leibgedächtnis heraus reinszeniert und durch neue Reaktionsweisen ersetzt werden (Grawe, 2000, S. 93 ff.). Diese neuen Erfahrungen sollten von Patienten möglichst mit allen Sinnen, also in einer zwischenleiblichen Situation gemacht werden. Die bloße Einsicht genügt nicht – erst wenn die zur Situation passenden impliziten Schemata aktiviert und dann »überschrieben« werden, führt dies zur Umorganisation des Leibgedächtnisses.

Die impliziten Beziehungsmuster, die sich in der Therapie entfalten, müssen aber nicht unbedingt explizit gemacht werden. Patienten erinnern sich lange nach einer Behandlung oft nicht so sehr an Deutungen oder Einsichten, sondern vielmehr an eine Stunde besonderer Verbundenheit, ein gemeinsames Lachen oder einen warmen Austausch von Blicken in einer schwierigen Situation, z. B. bei einer beschämenden Erinnerung. Stern und die Bostoner »Process of Change Study Group« (1998) haben auf der Basis der Mutter-Kind-Forschung ein Modell von therapeutischer Wirkung entworfen, das sich auf solche »Momente der Begegnung« (*moments of meeting*) stützt. Reagiert eine Therapeutin dabei anders als es ein Patient gewohnt ist und erwartet, entsteht der Keim eines neuen Beziehungs- und Gefühlsmusters. Therapeutinnen sollten demnach nicht etwa das Verhalten von Patienten nur spiegeln oder sich durch naives Entgegenkommen in dessen ungünstige Beziehungsmuster hineinziehen lassen (Krause, 1997, S. 90 f.). Denn gerade ein nicht gleichsinniges, unerwartetes Therapeutenverhalten kann Patienten helfen, eingeschliffene Reaktionsmuster zu durchbrechen. Wiederkehrende Erfahrungen solcher Art können sein oder ihr implizites Beziehungswissen so umgestalten, dass er oder sie auch mit Dritten auf neue Weise umzugehen lernt.

Psychotherapie ist also in der Lage, durch korrektive Erfahrungen das »implizite Beziehungsgedächtnis« von Patienten umzustrukturieren. Dies gilt insbesondere für Patienten mit strukturellen Störungen, die ihre beeinträchtigenden frühen Beziehungserfahrungen allenfalls bruchstückhaft in Worte fassen und erzählen können. Sie profitieren weniger von einem aufdeckenden Vorgehen als von der unmittelbaren Rückmeldung im interaktiven Prozess, wie es die psychoanalytisch-interaktionelle Therapie empfiehlt (Streeck, 2018). Dazu bedarf es einer empathisch engagierten Therapeutin, denn es geht um das »Hier und Jetzt«, das implizite Beziehungsgefüge, das sich in der realen Begegnung zwischen Patient und Therapeutin entwickelt. Auch die Therapie selbst hat eine Geschichte: Jede Stunde trägt zu einem gemeinsamen impliziten Beziehungswissen bei und es entsteht eine zunehmend verdichtete Atmosphäre, für deren klimatische Vorgänge beide Seiten sensible Antennen haben. Diese emotionale Beziehung stufenweise zu vertiefen, gelingt eher durch leibliche Präsenz und persönliche Authentizität eines Therapeuten als durch eine falsch verstandene Abstinenz.

Für die Nutzung dieser Prozesse können schließlich auch körpertherapeutische Ansätze eine besondere Rolle spielen (Downing, 1996; Heisterkamp, 2000). Patienten können etwa unklaren Gefühlen nachgehen, indem sie auf ihre leiblichen Empfindungen achten, sie lokalisieren, ihre Nuancen erspüren und dann ihre Bedeutung oder die dazugehörige Erinnerung erforschen. Weitere mögliche Ansatzpunkte der Therapie sind die verschiedenen Formen der *Körperabwehr,* also der Verhinderung von intensiven Gefühlsregungen durch Verspannungen, mangelnde

Atmungstätigkeit, Gegenmobilisierung und Haltungsfixierungen – Phänomene, die sich leiblich an Patienten beobachten lassen. Eine wichtige Quelle der Information ist schließlich die *leibliche Gegenübertragung*, folglich die eigenen Leibempfindungen von Therapeuten – eine meist vernachlässigte Komponente der Gegenübertragung, die aber, wie das Beispiel der Studie Hellers gezeigt hat, sehr subtile von Patienten ausgehende Schwingungen wahrzunehmen vermag. Ein wichtiges Element ist dabei das Einüben der Achtsamkeit auf die eigene Atmung, weiter auf Anspannungen etwa im Gesicht, auf Regungen des Unbehagens wie Enge- oder Schmerzempfindungen oder auf Bewegungsimpulse, die sich unwillkürlich während des Gesprächs einstellen.

12.5 Resümee

Die Konzeption der Zwischenleiblichkeit beruht auf der Interaktion, Koordination, leiblichen Resonanz und Inkorporation verkörperter Subjekte. Diese Zwischenleiblichkeit und die damit verbundene Interaffektivität ist die primäre Grundlage sozialen Verstehens. Es bedarf nicht erst innerer Modelle, Repräsentationen oder Theorien von anderen, um mit ihnen zu kommunizieren und sie zu verstehen. Die soziale Wahrnehmung entwickelt sich vielmehr als ein praktischer Sinn, eine »Musikalität« für die Rhythmen und Muster des frühen Dialogs. Ohne zu mentalisieren sind Kinder bereits in der Lage, die Intentionen und Gefühle in den Handlungen der anderen, in ihren Haltungen, Gesten und mimischen Ausdruckssignalen wahrzunehmen, so wie sie sich auf den Kontext der Situation beziehen.

Aber auch jede psychiatrische und psychotherapeutische Interaktion setzt diese Sphäre der zwischenleiblichen Beziehung voraus – eine Sphäre, deren Prozesse zugleich subtil und doch spürbar sind, wenn uns auch oft die deutliche Wahrnehmung und die Begriffe für sie fehlen. Mit der Erforschung der frühkindlichen Kommunikation und den Fortschritten der Prozessforschung in der Psychotherapie ist diese Sphäre zunehmend ins Bewusstsein getreten. Es zeigt sich immer deutlicher, dass in ihr nicht nur eine Begleitmusik zur eigentlichen, verbal-symbolischen Kommunikation abläuft, sondern dass es sich um ein eigenständiges System meist unbewusster Erfahrungen handelt, die sowohl interpersonale Beziehungen als auch therapeutische Veränderungen wesentlich mitbestimmen.

Geprägt vom traditionellen Dualismus von Körper und Geist suchte die Psychoanalyse das Unbewusste zunächst in den »verborgenen Kammern« einer psychischen Innenwelt, wo es sich dem oder der Kundigen durch »archäologische Ausgrabungsarbeit« an den Erinnerungen und durch Deutung von verschlüsselten Symbolen zu erkennen geben sollte. Heute zeigt sich uns das Unbewusste vor allem im gegenwärtigen Raum der Beziehung: im szenischen Dialog, in Tonfall, Haltung und Ausdruck, in der »Zwischenleiblichkeit« von Patienten und Therapeuten. Es handelt sich um ein *horizontales Unbewusstes*, nicht um die »Tiefe«, in der das Unbewusste gewöhnlich gesucht wird (Fuchs, 2011). Auf einer untergründigen Ebene der Interaktion aktualisieren sich die im impliziten Gedächtnis verankerten Schemata, Erwartungs- und Reaktionsmuster der Patienten und lassen sich durch neue Erfahrungen verändern, ohne dass dies Gegenstand und Inhalt des Gesprächs werden muss. Ohnehin liegen hier Grenzen dessen, was sich explizieren, verbalisieren oder systematisieren lässt. Umso mehr wird es eine der wichtigen Aufgaben künftiger Aus- und Weiterbildung sein, die Wahrnehmungsfähigkeiten von Ärztinnen und Therapeuten für zwischenleibliche Phänomene zu schulen, damit sie nicht nur nach manualisierbaren Strategien, sondern mit Intuition und Gespür für die implizite Ebene der Beziehung zu therapieren lernen.

Literatur

Baron-Cohen, S., Leslie A. M., Frith, U. (1985). Does the autistic child have a »theory of mind«? *Cognition, 21*, 37–46.

Bateman A., Fonagy P. (2004). *Psychotherapy for borderline personality disorder: Mentalization-based treatment.* Oxford University Press.

Beebe, B., Lachmann, F., Jaffe, J. (1997). Mother-infant interaction. Structures and presymbolic self- and object representations. *Journal of Relational Perspective*, 7, 133–182.

Boston Change Process Study Group. (2007). The foundational level of psychodynamic meaning: Implicit process in relation to conflict, defense and the dynamic unconscious. *International Journal of Psychoanalysis, 88*, 843–860.

Carruthers, P., Smith, P. K. (1996). *Theories of theories of mind.* Cambridge University Press.

Condon, W. S., Ogston, W. D. (1966). Sound film analysis of normal and pathological behavior patterns. *Journal of Nervous and Mental Disease, 143*, 338–347.

Davis, M. (1982). *Interaction rhythms. Periodicity in communicative behavior.* Human Sciences Press.

DiMatteo, M. R., Prince, L. M., Hays R. (1986). Nonverbal communication in the medical context: The physician-patient relationship. In: R. Buck, P. D. Blanck, R. Rosenthal (Hrsg.), *Nonverbal communication in the clinical context* (S. 74–98). Pennsylvania State University Press.

DiMatteo, M. R., Taranta, A., Friedman, H. S., Prince, L. M. (1980). Predicting patient satisfaction from physicians' nonverbal communication skills. *Medical Care, 18*, 376–387.

Downing, G. (1996). *Körper und Wort in der Psychotherapie.* Kösel.

Froese, T., Fuchs, T. (2012). The extended body: A case study in the neurophenomenology of social interaction. *Phenomenology and the Cognitive Sciences, 11*, 205–236.

Fuchs, T. (2003). Non-verbale Kommunikation: Phänomenologische, entwicklungspsychologische und therapeutische Aspekte. *Zeitschrift für Klinische Psychologie, Psychiatrie und Psychotherapie, 51*(4), 333–345.

Fuchs, T. (2011). Body memory and the unconscious. In: D. Lohmar, J. Brudzinska (Hrsg.), *Founding Psychoanalysis. Phenomenological Theory of Subjectivity and the Psychoanalytical Experience* (S. 69–82). Kluwer.

Fuchs, T. (2012). The phenomenology of body memory. In: S. Koch, T. Fuchs, C. Müller (Hrsg.), *Body memory, Metaphor and Movement* (S. 9–22). John Benjamins.

Fuchs, T. (2016). *Das Gehirn – ein Beziehungsorgan. Eine phänomenologisch-ökologische Konzeption* (5. Auflage). Kohlhammer.

Fuchs, T., De Jaegher, H. (2009). Enactive intersubjectivity: Participatory sense-making and mutual incorporation. *Phenomenology and the Cognitive Sciences, 8*, 465–486.

Gallagher, S. (2001). The practice of mind: theory, simulation or primary interaction? *Journal of Consciousness Studies, 8*, 83–108.

Gallagher, S. (2008). Direct perception in the intersubjective context. *Consciousness and Cognition, 17, 535–543.*

Gallese, V., Goldman, A. (1998). Mirror neurons and the simulation theory of mind reading. *Trends in Cognitive Science, 12*, 493–501.

Grawe, K. (2000). *Psychologische Therapie* (2. Aufl.). Hogrefe.

Grube, M. (2006). Towards an empirically based validation of intuitive diagnostic: Rümke's ›Praecox Feeling'across the schizophrenia spectrum: preliminary results. *Psychopathology, 39*, 209–217.

Harrigan, J. A., Rosenthal, R. (1986). Nonverbal aspects of empathy and rapport in physician-patient interaction. In: R. Buck, P. D. Blanck, R. Rosenthal (Hrsg.), *Nonverbal communication in the clinical context* (S. 36–73). Pennsylvania State University Press.

Heisterkamp, G. (2000). Die leibliche Dimension in psychodynamischen Psychotherapien. In: C. Reimer, U. Rüger (Hrsg.), *Psychodynamische Psychotherapien* (S. 295–320). Springer.

Heller, M., Haynal, V. (1997). The doctor's face: A mirror of his patient's suicidal projects. In: J. Guimón (Hrsg.), *The Body in Psychotherapy* (S. 46–51). Karger.

Hobson RP (2002). The cradle of thought. London: Macmillan.

Issartel J, Marin L & Cadopi M (2007). Unintended interpersonal coordination: »can we march to the beat of our own drum?«. Neuroscience Letters 411: 174–179.

Kendon A (1990). Conducting interaction: patterns of behavior in focused encounters. Cambridge: Cambridge University Press.

Krause R (1997). Allgemeine psychoanalytische Krankheitslehre. Band 1. Stuttgart: Kohlhammer.

Levenson RW, Ruef AM (1997). Physiological aspects of emotional knowledge and rapport. In: Ickes W (Hg). Empathic accuracy. New York: Guilford Press, S. 44–72.

Lyons-Ruth K, Bruschweiler-Stern N, Harrison AM, Morgan AC, Nahum JP, Sander L, Stern DN & Tronick EZ (1998). Implicit relational knowing: its role in development and psychoanalytic treatment. Infant Mental Health Journal 19: 282–289.

Meltzoff A & Moore MK (1977). Imitation of facial and manual gestures by human neonates. Science 198: 75–78.

Meltzoff A & Moore MK (1989). Imitation in newborn infants: exploring the range of gestures imitated and the underlying mechanisms. Developmental Psychology 25: 954–962.

Merleau-Ponty M (1966). Phänomenologie der Wahrnehmung. Berlin: De Gruyter.

Merleau-Ponty M (2003). Das Auge und der Geist. Philosophische Essays. Hamburg: Meiner.

Miles LK, Griffiths J, Richardson MJ & Macrae CN (2010). Too late to coordinate: Contextual influences on behavioral synchrony. *European Journal of Social Psychology* 40: 52–60.

Oostenbroek J, Suddendorf T, Nielsen M, Redshaw J, Kennedy-Costantini S, Davis J, Clark S & Slaughter V (2016). Comprehensive Longitudinal Study Challenges the Existence of Neonatal Imitation in Humans. Current Biology 26: 1334–1338.

Pallagrosi M, Fonzi L, Picardi A & Biondi M (2014). Assessing clinician's subjective experience during interaction with patients. Psychopathology 47: 111–118.

Picardi A, Pallagrosi M, Fonzi L & Biondi M (2017). Psychopathological dimensions and the clinician's subjective experience. Psychiatry research 258: 407–414.

Premack D & Woodruff G (1978). Does the chimpanzee have a theory of mind? Behavioral and Brain Sciences 1: 515–526.

Ramseyer F & Tschacher W (2011). Nonverbal synchrony in psychotherapy: coordinated body movement reflects relationship quality and outcome. Journal of consulting and clinical psychology 79: 284–295.

Srivastava A & Grube M (2009). Does intuition have a role in psychiatric diagnosis? Psychiatric Quarterly 80: 99–106.

Stern DN (1985). The interpersonal world of the infant: A View from Psychoanalysis and Developmental Psychology. New York: Basic Books.

Stern DN (1998). The process of therapeutic change involving implicit knowledge: Some implications of developmental observations for adult psychotherapy. Infant Mental Health Journal 19: 300–308.

Stich S & Nichols S (1991). Folk psychology: Simulation or tacit theory. New Jersey: Rutgers University Press.
Streeck U (2018). Psychoanalytisch-interaktionelle Therapie struktureller Störungen. Göttingen: Vandenhoeck & Ruprecht.
Thompson E (2007). Mind in life: biology, phenomenology, and the sciences of mind. Harvard: Harvard University Press.
Trevarthen C (1979). Communication and cooperation in early infancy: a description of primary intersubjectivity. In: Bullowa M (Hg). Before Speech. Cambridge: Cambridge University Press, 321–347.
Tronick EZ (1998). Dyadically expanded states of consciousness and the process of therapeutic change. Infant Mental Health Journal 19: 290–299.
Tronick EZ, Brazelton TB & Als H (1978). The structure of face-to-face interactions and its developmental functions. Sign Language Studies 18: 1–16.
Tschacher W, Rees GM & Ramseyer F (2014). Nonverbal synchrony and affect in dyadic interactions. Frontiers in Psychology 5: 1323.
Varela F, Thompson E & Rosch E (1991). The embodied mind: cognitive science and human experience. Cambridge/Mass.: MIT Press,
Zahavi D (2001). Beyond empathy. Phenomenological approaches to intersubjectivity. Journal of Consciousness Studies 8: 151–167.
Zahavi D (2008). Simulation, projection and empathy. Consciousness and Cognition 17: 514–522.

13 Die Krise der psychiatrischen Diagnostik – Wie kommen wir aus ihr heraus?

Paul Hoff

13.1 Einleitung

Der Begriff Krise kann rasch alarmistisch klingen und wird nicht selten in diesem Sinne instrumentalisiert. Im wissenschaftlichen Kontext ist Alarmismus kein guter Ratgeber. Dort sollte es um sorgfältige Argumente gehen, gerade dann, wenn eine Debatte kontrovers verläuft. Wie so oft, hilft ein Blick auf den Ursprung eines Begriffes: Im Altgriechischen hatte »Krisis« (κρίσις) die Bedeutungen *Beurteilung* und *Entscheidung*, was einerseits die Dimension des Offenen, Umstrittenen, Konflikthaften enthält, andererseits – sofern die jeweilige Entscheidung sorgfältig getroffen wird – eine positive Konnotation, in der auf Lösungen abgezielt wird und versucht wird, Türen zu öffnen. So versteht sich auch die folgende Reflexion zur psychiatrischen Diagnostik.

13.2 Warum psychiatrische Grundbegriffe in Krisen geraten (müssen)

Die Ursache dafür, dass Grundbegriffe der Psychiatrie[9] seit deren Entstehung als wissenschaftliche Disziplin im späten 18. Jahrhundert immer wieder in Krisen geraten sind, liegt im Forschungsgegenstand des Faches begründet, der eben gerade *kein Gegenstand* ist, sondern die *psychisch erkrankte Person.* Dieses vermeintliche Objekt, das ein Subjekt ist, trägt die mit dem Personbegriff notwendig verbundenen Spannungsfelder mitten in die Psychiatrie hinein. Beispielhaft genannt seien der Zusammenhang zwischen den biologischen Funktionen des Zentralnervensystems und der subjektiven sowie sozialen Lebenswelt des Individuums, also das *Leib-Seele-Problem*, oder die damit verknüpfte Frage, ob die subjektiv-qualitative Dimension der Psyche, das »Erleben«, *überhaupt* Gegenstand wissenschaftlicher Arbeit sein könne oder nicht vielmehr ein die empirisch-quantitative Forschung geradezu störendes Element darstelle.

---

9 Wenn in diesem Text von »Psychiatrie« die Rede ist, so steht dies als pars pro toto für das Fach »Psychiatrie und Psychotherapie«.

Vor diesem Hintergrund leuchtet es ein, dass die Psychiatrie im Laufe ihrer Geschichte eine nahezu unübersehbare Fülle von theoretischen Konzepten hervorgebracht hat. Der Versuch, eine überzeugende Kompatibilität zwischen all diesen Ansätzen herzustellen oder gar zu erzwingen, indem ihr größter gemeinsamer Nenner abschließend definiert wird, kann nicht gelingen – auch nicht mit den methodischen und technischen Möglichkeiten, die der psychiatrischen Forschung im 21. Jahrhundert zur Verfügung stehen. Dies wiederum führt zu der kritischen Gegenfrage, ob es in Anbetracht der enormen konzeptuellen Heterogenität überhaupt Sinn macht, nach einheitlichen psychiatrischen Grundbegriffen, nach *der* Identität der Psychiatrie zu suchen. Ist es nicht vielmehr angezeigt, die bestehende inkompatible Vielfalt schlicht zu akzeptieren, damit aber auch den »Zentrifugalkräften« Raum zu geben, die einen indisponiblen Kern des psychiatrischen Selbstverständnisses für verzichtbar oder für inexistent halten und denen konsequenterweise anstelle des bisherigen Faches Psychiatrie eine Szenerie vorschwebt, die aus vielen einzelnen, weder notwendig verknüpften noch auf ein begriffliches Zentrum bezogenen Methoden und Konzepten besteht; man denke an die rasante (und beeindruckende) Entwicklung, die die sozialen Neurowissenschaften, die funktionale Gehirnbildgebung und die molekulargenetische Forschung in den letzten Jahrzehnten genommen haben, nicht zuletzt ermöglicht durch die exponentielle Steigerung der Rechenleistung von Computern.

Zusätzlich erschwert wird diese Diskussion dadurch, dass sich die Konkurrenz unterschiedlicher Perspektiven in der Psychiatrie keineswegs »nur« auf der akademisch-theoretischen Ebene abspielt. Dieses Fach ist ausgesprochen eng mit sozialen und kulturellen Haltungen verknüpft, die die Gesellschaft prägen, in der sich die Psychiatrie bewegt, etwa was Fragen des Menschenbildes, der Toleranz im Umgang mit dem Fremdartigen, der Offenheit oder Rigidität von »Denkstilen« anbetrifft (Hoff, 2024a, 2024b).

Den komplizierten Nexus zwischen Psychiatrie und Gesellschaft charakterisiert seit jeher eine eigenartige Ambivalenz: Zum einen ist es erklärtes Ziel der heutigen Psychiatrie, respektvoll, »auf Augenhöhe«, mit ihren Patient:innen zu interagieren, deren Autonomie zu betonen und damit eine personzentrierte, gerade bei chronischen Erkrankungen Hoffnung vermittelnde Disziplin zu sein. Die Begriffe *Recovery* und *Empowerment* repräsentieren diese Grundhaltung eindrücklich (Amering, 2013, Rössler & Lauber, 2013).

Es gibt aber auch eine weitaus kritischere Position: Die Psychiatrie gebe sich zwar als personzentrierte therapeutische Disziplin, verschweige dabei aber ihre ordnungspolitische Rolle. Sie habe von der Gesellschaft eilfertig den Auftrag akzeptiert, Personen mit ausgeprägt auffälligem, allenfalls auch bedrohlichem Verhalten notfalls gegen deren Willen in eine psychiatrische Klinik zu bringen, um sie dort untersuchen und behandeln zu lassen.[10]

10 Die Debatte um die Zulässigkeit von medizinischen Zwangsmaßnahmen bei Menschen mit Behinderungen hat durch die UN-Behindertenrechtskonvention (UN-BRK) in den letzten Jahren erheblich an Intensität gewonnen, hierzulande vor allem deshalb, weil die Schweiz die Konvention im April 2014 ratifiziert und den Text damit zur verbindlichen Norm erhoben hat.

Schon ein kurzer Blick auf diese konträren Eckpunkte in der Bewertung des Faches Psychiatrie lässt das bestehende markante Spannungsfeld nahezu mit Händen greifen (Scull, 2021).

Es gibt ein – möglicherweise unerwartetes – Hilfsmittel, um mit der konzeptuellen Vielfalt der Psychiatrie umzugehen; eine Vielfalt, die interessant und intellektuell herausfordernd erscheinen mag, jedoch zur Belastung für psychiatrische Fachpersonen werden kann, gerade wenn diese sich in heiklen Entscheidungssituationen befinden. Dieses Hilfsmittel ist die ideengeschichtliche Entwicklung unseres Faches. Durch eine differenzierte Betrachtung der Wurzeln heutigen psychiatrischen Denkens werden sowohl grob abwertende wie naiv idealisierende Narrative nachhaltig entkräftet und widerlegt. Nicht nur jungen Kolleg:innen, die sich überlegen, Psychiatrie und Psychotherapie zu ihrem Beruf zu machen, sondern auch erfahrenen Fachleuten kann dies professionelle und persönliche Orientierungshilfen bieten und das für jede Wissenschaft entscheidende kritische Weiterfragen fördern.

Die Skizze des unübersichtlichen theoretischen Umfelds der Psychiatrie soll im Folgenden durch die Betrachtung dreier eng mit der täglichen psychiatrischen Praxis verbundener Grundelemente ergänzt werden. Dabei handelt es sich um den *Krankheitsbegriff*, den *diagnostischen Prozess* – unser Hauptthema – sowie um die seltener diskutierte, jedoch ebenso zentrale Ebene von *Personalität und Interpersonalität.*

13.2.1 Der Krankheitsbegriff

Die Frage, was eine psychiatrische Erkrankung sei, kann rasch zu uferlosen Detaildebatten führen. Daher seien hier lediglich zwei prägnant unterschiedliche Positionen erwähnt. Die eine, am einflussreichsten repräsentiert von Emil Kraepelin, sieht psychische Erkrankungen erkenntnistheoretisch auf der gleichen Ebene wie körperliche. In seinen Publikationen verwendete Kraepelin meist den Begriff der »natürlichen Krankheitseinheiten« (Kraepelin, 1887, S. 211). Dabei handele es sich um »von der Natur«, heute würden wir sagen: neurobiologisch, vorgegebene Krankheitsentitäten. Die Aufgabe der Forschung sei, diese zu identifizieren – und nicht etwa begrifflich zu konstruieren. Kraepelin war überzeugt, dass die psychiatrische Forschung unabhängig davon, ob sie nach Krankheitsursachen suche, den Weg der pathologischen Anatomie des Zentralnervensystems wähle oder sich – die von Kraepelin selbst über Jahrzehnte verfolgte Strategie – auf die systematische Verlaufsbeobachtung klinischer Fälle abstütze, stets auf die *unabhängig* von der Forschung existierenden Krankheitseinheiten stoßen müsse, vorausgesetzt, die jeweilige Methode werde kundig angewendet.[11]

11 In den zwischen 1918 und 1920 erschienenen späten programmatischen Schriften entwickelte Kraepelin eine differenziertere Sicht auf nosologische Grundfragen der Psychiatrie und formulierte sein Grundpostulat der Existenz und wissenschaftlichen Erkennbarkeit »natürlicher Krankheitseinheiten« deutlich moderater; im Kern ließ er es allerdings unverändert (Hoff, 1988; Kraepelin, 1920).

In wissenschaftstheoretischer Sicht liegt hier ein Verständnis psychischer Erkrankungen als objektivierbare Gegenstände vor, analog des onkologischen (Ideal-)Falles eines präzise abbildbaren und vermessbaren Tumors. Auf das lateinische »res« für Gegenstand oder Sache zurückgreifend, wird diese Position als *Reifizierung* des Krankheitsbegriffes bezeichnet, auch im Kontext der Psychiatrie (Hoff, 2017).

Die Gegenposition, ideengeschichtlich deutlich jünger, versteht die Systematik psychischer Erkrankungen, also die Nosologie und die davon abgeleitete Diagnostik, im Kern als begriffliches Konstrukt, als Korpus substanzieller, wissenschaftlich begründeter und von Fachpersonen im Konsens festgelegter Definitionen. Diese aber müssten, sobald sich der jeweilige Wissensstand wesentlich ändere, ebenfalls angepasst werden, was in scharfem Kontrast steht zu Kraepelins Postulat der biologisch eindeutig vorgegebenen »natürlichen Krankheitseinheiten«. Eine solche – um es zu etikettieren – *konstruktivistische* Sicht kommt prägnant in Rosenbergs (1992) Feststellung zum Tragen:

> »In mancherlei Hinsicht existieren Krankheiten gar nicht, bevor wir uns nicht darauf *verständigt* haben, dass sie existieren – verständigt, in dem wir die Phänomene des Krankseins *wahrnehmen*, *benennen* und auf sie *reagieren*.« (Rosenberg, 1992, S. XIII; Übersetzung und Hervorhebungen von P.H.)

Das Wahrnehmen entspricht dabei der klinischen Untersuchung, das Benennen dem diagnostischen Prozess und die Reaktion dem eigentlichen Ziel der Medizin, der Therapie.

Wie relevant dies gerade für die Psychiatrie ist, zeigt der Blick auf zwei gleichsinnig-kritische Voten zum Begriff *Schizophrenie*. Read et al. (2004) gaben dem einleitenden Kapitel ihres Buches über Konzepte der Schizophrenie den – für psychiatrische Fachleute provozierenden – Titel »Schizophrenia is not an illness«. Damit erteilten sie sowohl dem explizit am medizinischen Krankheitsbegriff orientierten *Neo-Kraepelinianismus* der 70er- und 80er-Jahre[12] eine deutliche Absage als auch dem Forschungsoptimismus der »Dekade des Gehirns« in den 90er-Jahren, die das National Institute of Mental Health (NIMH) zu der plakativen Aussage veranlasst hatte, die Schizophrenie sei eine »chronische, schwere und zu Behinderung führende *Gehirn*erkrankung«[13]. Reid et al. bezweifelten genau diese klare Abgrenzbarkeit der behaupteten nosologischen Entität Schizophrenie und bestritten sogar die wissenschaftliche Berechtigung, eine solche Krankheitseinheit überhaupt aufzustellen, geschweige denn in der klinischen Praxis regelhaft anzuwenden. Sie plädierten für einen Ansatz, der sich nicht an tradierten, nach ihrer Auffassung aber

12 Die Gruppe von Autor:innen, die seinerzeit mit Verve eine »Rückkehr zu Kraepelin« verlangten und dies als »Neo-Kraepelinianismus« bezeichneten, wandten sich in erster Linie gegen die Abkehr der Psychiatrie vom medizinischen Krankheitsmodell. Sie erlangten erheblichen Einfluss mit ihrer Forderung, psychische Erkrankungen seien nach ebenso strikten, vorwiegend empirisch-quantitativen Kriterien zu definieren und zu erforschen, wie es bei körperlichen Erkrankungen der Fall sei. Klare, breit akzeptierte diagnostische Kriterien seien erforderlich, um die Reliabilität psychiatrischer Diagnosen nachhaltig zu erhöhen (Blashfield, 1984).

13 Aus einer öffentlich zugänglichen Information des National Institute for Mental Health (NIMH) zum Thema Schizophrenie von Juni 2003 (www.nimh.nih.gov/publicat/schizoph.pdf; zit. n. Read et al., 2004; Übersetzung und Hervorhebung von P.H.).

unzureichend validierten diagnostischen Kategorien orientiert, sondern an empirisch reliabel erfassbaren, dimensionalen Parametern.

13 Jahre später und vor dem Hintergrund exponentiell wachsender technischer Optionen der Neurowissenschaften sowie der Datenverarbeitung wird Tebartz van Elst (2017) seiner neuropsychiatrischen Sicht auf das Schizophreniekonzept den programmatischen Titel »Vom Anfang und Ende der Schizophrenie« geben. Seine Argumentation zielt in dieselbe Richtung wie diejenige von Read et al.: Der Begriff Schizophrenie werde weder für die klinische Arbeit noch für die Forschung zwingend benötigt, sondern stelle eher ein veritables Hindernis dar; dies sowohl wegen seines erheblichen Potenzials zur Stigmatisierung Betroffener als auch wegen seiner Tendenz, einer künstlichen Grenzziehung, einer unkritischen *Reifizierung*, Vorschub zu leisten.

Für die heutige Debatte ist Folgendes von besonderer Bedeutung: Vieles spricht dafür, dass der Begriff »psychische Erkrankung« *kein* vom Erkenntnisprozess des oder der Untersucher:in vollständig unabhängiges, in der Diktion Kraepelins »natürliches«, Objekt adressiert. Dies impliziert die Verantwortung der psychiatrischen Fachperson, ihrer klinischen und wissenschaftlichen Arbeit eine nachhaltig methodenkritische Haltung zugrunde zu legen, eine Haltung, die nicht nur nach den Möglichkeiten, sondern ebenso gezielt nach den Grenzen der jeweiligen Untersuchungs- oder Forschungsmethode fragt.

13.2.2 Der diagnostische Prozess

Seit Jahrzehnten ist der diagnostische Prozess in der Psychiatrie weltweit – wenn auch nicht allerorts in gleicher Intensität – geprägt vom Grundgedanken der Operationalisierung, also eines schrittweisen, überprüfbaren Vorgehens anhand definierter (Ein- und Ausschluss-)Kriterien sowie dazugehöriger Verknüpfungsregeln. Der Einzug der operationalisierten Diagnostik in die klinische und forschende Psychiatrie begann auf breiter Basis[14] im Jahr 1980 mit der Veröffentlichung der dritten Auflage des »Diagnostic and Statistical Manual of Mental Disorders« (DSM-III) der US-amerikanischen psychiatrischen Vereinigung APA (APA, 1980) und fand seine Fortsetzung im ähnlichen, aber nicht deckungsgleichen Manual der Weltgesundheitsorganisation (WHO), nämlich der 1991 erschienenen 10. Auflage der »International Classification of Diseases« (ICD-10) (WHO, 1991)[15].

Diese diagnostischen Manuale waren und sind in besonderem Maße dem statistischen Prinzip der Zuverlässigkeit (Reliabilität) verpflichtet. So konnten tatsächlich

14 Natürlich gab es Vorläufer des Gedankens einer Operationalisierung: Vor allem der Heidelberger Psychopathologe Kurt Schneider (1887–1967) ist hier zu nennen. Dessen breit rezipierter Vorschlag, die Reliabilität der Schizophreniediagnose durch die Einführung von »Symptomen 1. Ranges« abzusichern, stellte einen – wenn auch nicht streng operationalisierten – diagnostischen Algorithmus dar (Schneider, 1980).

15 2022 wurde die Nachfolgeversion des WHO-Manuals, die ICD-11, in Kraft gesetzt, wobei für deren vollständige Implementierung in die psychiatrische Versorgung eine mehrjährige Übergangszeit vorgesehen ist; die aktuelle Version des amerikanischen Manuals, das DSM-5 TR (»text revision«), erschien ebenfalls 2022 (APA, 2022; WHO, 2019).

markante Fortschritte in der Vergleichbarkeit psychiatrischer Diagnosen erzielt werden, sei es auf der nationalen oder – entscheidend für große multizentrische Forschungsprojekte – auf der internationalen Ebene. Jedoch gab es bald auch kritische Äußerungen: Bemängelt wurde, dass die stark deskriptiv, also einer beschreibenden Psychopathologie verpflichteten Manuale der WHO und der APA zwar deutlich reliabler seien als ältere diagnostische Ansätze, dies aber unter Inkaufnahme eines stark auf beobachtbare und quantifizierbare Phänomene eingeengten Blickwinkels.[16]

Ein weiterer gewichtiger Einwand – und nur auf diesen wird nun näher eingegangen – hob hervor, wie sehr sich die aktuell gültigen oder gerade in Einführung begriffenen Manuale ICD-10/-11 und DSM-5-TR nach wie vor deutlich an klassischen Autoren wie Emil Kraepelin (1856–1926), Eugen Bleuler (1857–1939) und Kurt Schneider (1887–1967) orientieren, etwa wenn es um die beibehaltene *kategoriale* Unterscheidung zwischen den beiden Formenkreisen schizophrener und affektiver, vor allem bipolarer, Psychosen gehe. Als Problem wird dies insbesondere deswegen gesehen, weil neurowissenschaftliche Befunde der letzten Jahrzehnte zunehmend in Konflikt mit der tradierten psychiatrischen Nosologie gerieten.

Dies war der Ursprung der »Gretchenfrage«, mit der sich die Psychiatrie spätestens seit der Jahrtausendwende konfrontiert sieht: Ist die Ausrichtung an Konzepten des späten 19. und frühen 20. Jahrhunderts überhaupt noch inhaltlich zu rechtfertigen? Sind wir mit den diagnostischen Prozessen, die von der ICD-10/-11 und dem DSM-5-TR vorgegeben werden, auf dem richtigen Weg? Oder braucht es neue Entwürfe, die sich bewusst aus der Einengung durch ihre Vorgänger lösen?

Diese Fragestellung ist nicht so neu, wie sie wirken mag. So hat der niederländische Psychiater Herman van Praag bereits Anfang der 80er-Jahre mit Blick auf die neurochemische Forschung und dabei speziell auf die serotonerge Neurotransmission eine Abkehr von der Dominanz der traditionellen Nosologie gefordert (van Praag et al., 1987). Er sprach von der einzuleitenden »Denosologisierung« der psychiatrischen Forschung. Dieses Argument hat im 21. Jahrhundert eine enorme Dynamik entwickelt. Die wesentliche Ursache dafür liegt in der kontinuierlichen, ja exponentiellen Zunahme sorgfältig erhobener neurowissenschaftlicher Befunde, die sich aber nur mit Mühe oder gar nicht mit dem klassisch-nosologischen Denken vereinbaren ließen. Die daraus abgeleiteten Konsequenzen für die zukünftige psychiatrische Forschung wurden in ein neues begriffliches Gewand gekleidet. Nun ist meist von *transdiagnostischen Ansätzen* die Rede, mittlerweile nicht mehr nur in Bezug auf Befunderhebung und Diagnostik, sondern auch auf die Therapie. Die Stoßrichtung entspricht allerdings im Kern der van Praagschen Position.

Das prägnanteste Beispiel für die Praxisrelevanz dieser Debatte ist die rasch wachsende Zahl von *Biomarkern*, also messbaren biologischen Parametern, die mit

16 Versuche, einer solchen Einengung entgegenzuwirken und die deskriptive ICD- und DSM-Diagnostik klinisch relevant zu ergänzen, stellen etwa die aktualisierte »Operationale psychodynamische Diagnostik« (OPD-3) (Arbeitskreis OPD, 2023) sowie die von der WHO selbst vorlegte »International Classification of Functioning, Disability and Health« (ICF) dar (WHO, 2001). Inhaltlich kann hier auf diese beiden (und vergleichbare andere) Ansätze nicht näher eingegangen werden.

bestimmten psychischen Zuständen korrelieren – nota bene: mit »Zuständen«, Syndromen oder sogar einzelnen Symptomen, nicht aber mit »Krankheiten« im Sinne der tradierten Nosologie. So sind Biomarker oft *nicht* entweder bei der Schizophrenie oder der bipolaren Erkrankung zu finden. Vielmehr stehen sie »quer« zu diesen Diagnosen und sind etwa bei Personen zu finden, die unter einem ängstlich-depressiven Syndrom leiden, aber nicht einer einzigen ICD-10-Diagnose zugeordnet werden.

Würden wir derartige *transdiagnostische* Befunde unterschätzen und wissenschaftlich nicht weiterverfolgen, *nur weil* sie inkompatibel mit hergebrachten diagnostischen Kategorien sind, dann – so die gewichtigste Kritik – werde die psychiatrische Forschung unzulässig eingeengt und damit behindert. Vertritt man diesen Standpunkt, so resultiert konsequenterweise die Forderung nach einer nosologischen und diagnostischen Neuorientierung. Wir haben es hier also nicht »nur« mit einer spezifischen Methodendebatte zu tun, sondern mit einer grundsätzlichen und gezielten Herausforderung der tradierten psychiatrischen Diagnostik.

Die einflussreichsten neueren Ansätze, denen der transdiagnostische Gedanke zugrunde liegt, sind die »Research Domain Criteria« (RDoC) (Hirjak et al., 2021; Insel et al., 2010) sowie das Modell der »Hierarchical Taxonomy of Psychopathology« (HiTOP) (Kotov et al., 2018). Insbesondere der RDoC-Ansatz fußt auf der Überzeugung, die Ausrichtung der psychiatrischen Forschung an vorwiegend, wenn nicht gar ausschließlich psychopathologisch definierten diagnostischen Entitäten, wie es die ICD-10/-11 und das DSM-5-TR weiterhin praktizieren, stelle nachweislich ein Forschungshindernis dar und sei abzulösen. Welche argumentative Kraft diese Position mittlerweile erlangt hat, belegt der Titel, den Andreas Heinz für sein Buch wählte, das diesen Kontext reflektiert und, wenn auch keineswegs unkritisch, positiv konnotiert: »A New Understanding of Mental Disorder« (Heinz, 2017). Hierbei geht es um ein prinzipiell neues Verständnis dessen, was mit *psychischer Erkrankung*[17] gemeint ist.

Für die heutige Debatte ist Folgendes von besonderer Bedeutung: Psychiatrische Diagnosen sind keine fotografischen Abbildungen, die einen völlig unabhängig vom Fotografen existierenden »Gegenstand« objektiv abbilden. Die Diagnostik stellt stets einen dialogischen Prozess zwischen Patient:in und Fachperson dar, unabhängig davon, welche theoretisch-nosologischen Vorannahmen vorausgesetzt werden (Hoff et al., 2020; Hoff & Vetter, 2022). Daher entsteht für diese Fachperson auch hier die Verantwortung, den mehrdimensionalen, weit jenseits einfacher Abbildungsmechanismen situierten erkenntnistheoretischen Status psychiatrischer Diagnosen anzuerkennen – und als Kernelement ihrer Tätigkeit zu pflegen.

17 Während sich im Englischen der Begriff »disorder« in der psychiatrischen Diagnostik weitgehend durchgesetzt hat (zuungunsten von »illness« und »disease«), besteht im Deutschen nach wie vor eine Konkurrenz zwischen den Begriffen *Störung*, *Erkrankung* und *Krankheit*. Eine vertiefte konzeptuelle Auseinandersetzung mit diesem vermeintlich »nur« theoretischen Thema sollte gefördert werden.

13.2.3 Personalität und Interpersonalität

Die Aussage des letzten Abschnittes kann verallgemeinert werden: *Jede* psychiatrische Tätigkeit, sei es in der Diagnostik, Therapie, Begutachtung oder Forschung, hat (auch) den Charakter eines konzentrierten, respektvollen Austauschs unter zwei Personen, eines Dialogs. Freilich ist dies keine neue Erkenntnis. Prägende Figuren unseres Faches haben immer wieder darauf hingewiesen, etwa Karl Jaspers, den sein Weg von der klinischen Psychiatrie über die Psychologie zur (Existenz-)Philosophie führte (Bormuth, 2019). Für Jaspers, der von seinem Schüler Anton Hügli anlässlich seines 50. Todestags als »Philosoph, der aufs Ganze geht« apostrophiert wurde (Hügli, 2019), waren die psychiatrische Diagnostik und Therapie nie nur technisch-operationale Vorgänge, sondern notwendig eingebettet in eine interpersonale Beziehung (Jaspers, 1913, 1946[4]). Zahlreiche andere Voten aus der psychiatrischen Denktradition weisen ebenfalls in diese Richtung, etwa die heute kaum noch bekannte Debatte zwischen dem jüdischen Religionsphilosophen Martin Buber (1878–1965) und dem amerikanischen Psychotherapeuten Carl Rogers (1902–1987), dem Begründer der »Klientenzentrierten Gesprächspsychotherapie« (Anderson & Cissna, 1979). Thomas Fuchs' Charakterisierung des Gehirns als »Beziehungsorgan« ist als jüngeres Beispiel zu nennen (Fuchs, 2021).

Dies sind keineswegs »nur« theoretische, dem akademischen Diskurs verpflichtete Debatten. Vielmehr geht es stets auch um die psychiatrische Praxis, deren medizin-ethische Akzentsetzungen sich in den letzten Jahrzehnten spürbar verändert haben, zum Beispiel hinsichtlich des Verständnisses der therapeutischen Beziehung oder des diagnostischen Stellenwerts von Symptomen. Die früher mitunter dominante Orientierung an Zahl und Ausprägung einzelner psychopathologischer Symptome wurde ergänzt (nota bene: *nicht ersetzt!*) durch die Beachtung funktioneller Beeinträchtigungen in der Lebenswelt des oder der Betroffenen, die durch die Symptome verursacht werden – oder eben nicht: Es gibt Patient:innen, die gelegentlich akustisch halluzinieren, »Stimmen hören«, zugleich aber eine stabile Partnerbeziehung führen und einen anspruchsvollen Beruf ausüben.

Der über Jahrzehnte in der Therapieevaluationsforschung zentrale Begriff der *Compliance*, der Akzeptanz, um nicht mit Blick auf das englische Verb *to comply with* zu sagen: des Gehorsams von Patient:innen gegenüber ärztlichen Anweisungen, wich den Konzepten der *Adherence* und *Alliance*, also der informierten und überzeugten Zustimmung (oder Ablehnung) der erkrankten Person und, im Idealfall, einem echten, nachhaltigen Arbeitsbündnis.

Schließlich wandelte sich die Sicht der Psychiatrie auf die von ihr behandelten Erkrankungen: Nicht nur Defizite und Behinderungen erkennt sie heute in ihnen, sondern auch trotz der Symptomlast bestehende Ressourcen, die im therapeutischen Dialog adressiert und nutzbar gemacht werden. Gerade chronisch kranken Personen kann auf diese Weise nachweislich Hoffnung und persönliche Kraft vermittelt werden. Hier liegt die Zielrichtung der oben erwähnten, mittlerweile breit akzeptierten, wenn auch keineswegs flächendeckend in die Praxis umgesetzten Konzepte von *Recovery* und *Empowerment.*

Für die heutige Debatte ist insbesondere Folgendes von Bedeutung: Psychiatrie als wissenschaftliche medizinische Disziplin wird *von Subjekten betrieben* – und sie *adressiert Subjekte.* Einen respektvollen Umgang mit den ihnen anvertrauten Patient:innen zu garantieren und in praxi zu leben, ist genuine Aufgabe psychiatrischer Fachpersonen. Dies gilt umso mehr, wenn auf Seiten des oder der Patient:in Auffassungen vertreten werden, die nicht deckungsgleich oder konträr zu denjenigen der Fachpersonen sind.

13.3 Medizin als Handlung: Vom Potenzial einer undogmatischen, personzentrierten Psychopathologie

Die Psychopathologie, von Werner Janzarik als »Grundlagenwissenschaft der Psychiatrie« bezeichnet (Janzarik, 1979), hat in jüngerer Zeit deutlich an inhaltlicher Prägnanz und an Einfluss auf das psychiatrische Denken und Handeln verloren. Oft wird sie, auch von Ärzt:innen zu Beginn ihrer psychiatrischen Laufbahn, in erster Linie als qualitätssicherndes Instrument zur detaillierten quantifizierenden Erfassung von Symptomen und Syndromen verstanden.

Dabei zielt eine im Sinne von Jaspers und Janzarik konstituierte Psychopathologie auf einen bedeutend weiteren Horizont: Neben dem Erkennen und Bezeichnen einzelner Krankheitssymptome, ein Teilschritt von signifikanter Bedeutung, geht es darum, sich der in einer psychischen Krise befindlichen oder erkrankten Person im Dialog zu nähern und sich zu fragen, wer diese Person ist, was sie prägt, wo es Fragilität, wo es Stärke gibt.

So positioniert, passt die Psychopathologie nahtlos zur Auffassung der Medizin als Summe von auf drei Säulen beruhenden *interpersonalen Handlungen.* Die erste Säule umfasst das *Wissen.* Bezogen auf Psychiatrie und Psychotherapie braucht es umfangreiche Kenntnisse in klinisch-psychopathologischen, neurowissenschaftlichen, psychotherapeutischen und epidemiologisch-sozialwissenschaftlichen Zusammenhängen, um eine zeitgemäße Versorgung anbieten zu können.

Die zweite Säule ist diejenige der *Fähigkeiten (skills):* Hier geht es um die Anwendung erworbenen Wissens auf die einzelne Person, etwa bei der Erhebung des psychopathologischen und somatischen Befundes, bei der Umsetzung der verschiedenen Stufen des diagnostischen Prozesses, bei der sorgfältigen Planung und Durchführung der Therapie sowie – ein bereits erwähnter, kaum zu überschätzender Punkt – bei der auch im Dissens wertschätzenden Kommunikation mit dem oder der Patient:in.

Die dritte Säule, deutlich seltener thematisiert als die ersten beiden, beinhaltet die *Werte,* nota bene: Werte nicht nur des oder der Patient:in, sondern auch der psychiatrischen Fachperson. Die ethische Reflexion der Werte, die eine Therapie motivieren, antreiben oder beeinträchtigen, kann einen handlungsrelevanten Rahmen und damit Orientierung schaffen. Sie wird das Paradigma der *evidence-based medicine* massgeblich ergänzen durch die Perspektive der *values-based medicine* (Fulford, 1989; Fulford et al., 2012).

Gerade in der Akutpsychiatrie spielt das nicht selten schmerzhafte Spannungsfeld von Patientenautonomie einerseits und Pflicht zur ärztlichen Fürsorge andererseits eine tragende Rolle. Näher an der klinischen Praxis formuliert: Wann kann in psychiatrischen Notfallsituationen ein ärztlicher Paternalismus vertretbar, empfohlen oder sogar geboten sein, unter Einschluss der Möglichkeit, medizinische Zwangsmaßnahmen einzusetzen wie die Einweisung und Behandlung gegen (oder ohne[18]) den Willen der betroffenen Person?

Ähnlich komplexe Wertkonstellationen sind im Spiel, wenn in einem psychotherapeutischen Prozess die Interessen des oder der Patient:in abzuwägen sind gegen diejenigen umgebender Anspruchsgruppen wie Angehörige, Arbeitgeber oder die Gesellschaft als Ganze. Wiederum prägnanter ausgedrückt: Ist das zentrale Ziel von Psychotherapie die Erhöhung des Autonomiegrades der behandelten Person oder deren möglichst rasche Adaptation an die nach Therapieende zu erwartenden Umgebungsverhältnisse, folglich ihre *Funktionsfähigkeit?*

Die drei Ebenen des Wissens, der Fähigkeiten und der Werte bilden gemeinsam die Grundlage aller medizinischen und damit auch psychiatrischen Tätigkeiten: Es geht stets um *interpersonal konstellierte Handlungen.* Dies sind hohe, mit Blick auf Behandlungsqualität und Selbstverständnis der Psychiatrie jedoch unverzichtbare Ansprüche. Bei der Frage, wie ihnen in der Praxis zu begegnen ist, kommt eine breit aufgestellte und aufgewertete Psychopathologie ins Spiel. Diese hätte nämlich im 21. Jahrhundert – an die genannte, etwa mit den Namen Jaspers und Janzarik verbundene Denktradition anknüpfend – das Potenzial, eine konzeptuelle Klammer für das Fach Psychiatrie und Psychotherapie zu bilden.[19] [20] Einer solchen Klammer käme die Aufgabe zu, unterschiedliche wissenschaftliche Perspektiven anzuerkennen und zu Wort kommen zu lassen, zugleich aber den interpersonal-dialogischen Charakter psychiatrischen Arbeitens als *nicht* zur Disposition stehendes Kernelement hervorzuheben.

Angezielt wird damit das Gegenteil von Rigidität oder gar Dogmatismus. Eine offene, personzentrierte Psychopathologie stellt sich nicht unkritisch in den Dienst eines bestimmten nosologischen Modells, auch nicht etablierter tradierter Ansätze

18 Äußert sich etwa ein:e katatone:r Patient:in aufgrund seines oder ihres Mutismus gar nicht zur Frage eines Klinikeintritts, liegt rechtlich *keine* gültige Zustimmung vor, auch wenn sich der oder die Patient:in nicht erkennbar wehrt. Anders liegen die Dinge, wenn eine Patientenverfügung vorliegt, die für genau diesen Fall eine stationäre Behandlung befürwortet.

19 Ein Zeitgenosse und Heidelberger Kollege von Karl Jaspers, Arthur Kronfeld (1886–1941), ist weitgehend in Vergessenheit geraten, gehört aber ebenso zu den massgeblichen psychopathologischen Denkern, worauf ich kürzlich hingewiesen habe (Hoff, 2023).

20 Es kommt nicht auf den *Begriff* Psychopathologie an, gegen den vor allem wegen des Wortteils »patho« immer wieder eingewandt wird, er sei zu stark »medikalisierend« und enthalte ein beträchtliches Potential der Stigmatisierung. Auch wenn man, wie der jetzige Autor, diese Bedenken nicht teilt, wäre eine konsensfähige und praxistaugliche alternative Bezeichnung dann (und nur dann) akzeptabel, wenn damit nicht die reichhaltige, klinisch relevante Denktradition abgeschafft würde, in die der Begriff Psychopathologie eingebettet ist – *nur weil* sie eine Tradition ist.

wie desjenigen Kraepelins. Sie hinterfragt entsprechende Konzepte hinsichtlich ihrer Validität und praktischen Anwendbarkeit in Kenntnis des jeweiligen empirischen Forschungsstandes (Hoff, 2008; Stanghellini & Broome, 2014).

Das »Pflichtenheft« einer auf diese Weise gestärkten Psychopathologie wäre umfangreich:

- Klinische Ebene: Sicherstellung einer sorgfältigen Symptomerfassung und des darauf aufbauenden diagnostischen Prozesses, wobei neben den in den Manualen kodifizierten Symptomen auch komplexere psychopathologische und biografisch verankerte Zusammenhänge zu berücksichtigen sind.
- Methodenkritik: systematische und nachhaltige Reflexion über Möglichkeiten und Grenzen der jeweils eingesetzten wissenschaftlichen Methoden in der Psychiatrie.
- Medizinethik: Bewusstmachung immanent normativer Komponenten der Psychopathologie, etwa bei der Abgrenzung »noch normaler« von »bereits pathologischen« Zuständen oder bei der in gutachterlichem Kontext häufig zentralen Frage der Urteilsfähigkeit.[21]
- Philosophie: Adressieren und Problematisieren der – oft implizit, also weitgehend unbemerkt wirksamen – theoretischen Vorannahmen psychiatrischen Handelns, vor allem des zugrunde liegenden Wissenschaftsbegriffs oder Menschenbildes.

Es ist ein gutes Zeichen, dass die Literatur der letzten Jahre die Forderung nach einer nachhaltigen Stärkung der Psychopathologie nicht regelhaft als naive Illusion erscheinen lässt. So etwa bezeichnen Nelson et al. (2021) die gezielte Verbindung quantifizierend-operationaler mit qualitativ-phänomenologischen Elementen als eine Chance, dem diagnostischen Prozess zusätzliche »Tiefe, Differenziertheit und Nützlichkeit« (»depth, nuance, and utility«) zu verleihen. Prägnanter und positiver können neue Denkwege im wissenschaftlichen Bereich kaum charakterisiert werden. Die nachhaltige Anstrengung, durch die Verbindung der psychopathologischen Denktradition mit dem Diskurs der aktuellen Forschung die oft proklamierte Krise der psychiatrischen Diagnostik (Kick, 1990; Maj, 2015; Sass, 1987) in eine konstruktive Weiterentwicklung münden zu lassen, ist ein lohnendes Vorhaben.

---

21 Die Brisanz dieser auf den ersten Blick alltäglich erscheinenden Thematik wird sofort deutlich, wenn es um die rechtlich, medizinethisch und gesellschaftlich umstrittenen Bereiche der medizinischen Zwangsmaßnahmen (Hoff, 2019) oder des assistierten Suizids geht: Ab welchem Beeinträchtigungsgrad liegt Urteilsunfähigkeit vor? Wer hat die wissenschaftlich begründete Kompetenz, dies zu beurteilen? Diese Fragen gehören – vor allem wegen ihrer enormen Konsequenzen für die betroffene Person – zu den anspruchsvollsten unseres Fachs. Psychopathologie im hier vorgeschlagenen Sinn kann substanziell zu deren Bearbeitung beitragen, auf der verallgemeinernd-wissenschaftlichen Ebene ebenso wie auf derjenigen des klinischen Einzelfalls.

13.4 Résumé: Drei Thesen

Die Kerngedanken dieser Arbeit lassen sich zu drei Thesen verdichten:

- Mit Blick auf die Komplexität des Forschungs-»Gegenstandes« der Psychiatrie, der psychisch erkrankten Person, sind Kontroversen um ihre Grundbegriffe unvermeidlich, auch im Fall der Diagnostik.
- Eine wissenschaftliche Kontroverse ist aber *eo ipso* keine Krise im Sinne einer risikoreichen oder gar gefährlichen Zuspitzung. Zu einer derart negativ konnotierten Krise wird sie erst dann, wenn der ernsthafte, undogmatische Austausch zwischen konkurrierenden Positionen nicht oder nicht mehr gelingt. Gelingt er hingegen, kann die Krise – dem ursprünglichen Sinn des Begriffes entsprechend – zum Ausgangspunkt tragfähiger neuer Ansätze werden.
- Will sich das Fach Psychiatrie und Psychotherapie im 21. Jahrhundert angesichts der zunehmenden »Zentrifugalkräfte«, die seine zahlreichen Teildisziplinen entwickeln, eine tragfähige Identität schaffen und erhalten, bedarf es einer mehrdimensionalen, personzentrierten Psychopathologie. Diese darf sich jedoch nicht in historischen Reminiszenzen verlieren, sondern muss ihre Anschlussfähigkeit an laufende neuro- und sozialwissenschaftliche Diskurse sicherstellen.

Literatur

American Psychiatric Association. (1980). *Diagnostic and Statistical Manual of Mental Disorders (3rd ed.) (DSM-III).* APA.

American Psychiatric Association. (2022). *Diagnostic and statistical manual of mental disorders (5th ed.), text revision (DSM-5-TR).* APA Press.

Amering, M. (2013). Recovery. In: W. Rössler, W. Kawohl (Hrsg.), *Soziale Psychiatrie. Bd. 2: Anwendung* (S. 342–351). Kohlhammer.

Anderson, R., Cissna, K. N. (1997). *The Martin Buber – Carl Rogers Dialogue. A New Transcript With Commentary. SUNY series in communication studies.* SUNY Press.

Arbeitskreis OPD. (2023). *Operationalisierte psychodynamische Diagnostik – OPD-3: das Manual für Diagnostik und Therapieplanung.* Hogrefe.

Blashfield, R. K. (1984). *The Classification of Psychopathology – Neo-Kraepelinian and Quantitative Approaches.* Plenum Press.

Bormuth, M. (2019). *Karl Jaspers: Leben als Grenzsituation. Eine Biographie in Briefen.* Wallstein.

Fuchs, T. (2021). *Das Gehirn – ein Beziehungsorgan. Eine phänomenologisch-ökologische Konzeption. 6., erweiterte und aktualisierte Auflage.* Kohlhammer.

Fulford, K. W. M. (1989). *Moral theory and medical practice.* Cambridge University Press.

Fulford, K. W. M., Peile, E., Carroll, H. (2012). *Essential Values-based Practice: clinical stories linking science with people.* Cambridge University Press.

Heinz, A. (2017). *A New Understanding of Mental Disorders: Computational Models for Dimensional Psychiatry.* MIT Press.

Hirjak, D., Schwarz, E., Meyer-Lindenberg, A. (2021). Zwölf Jahre Research Domain Criteria in der psychiatrischen Forschung und Praxis: Anspruch und Wirklichkeit. *Nervenarzt, 92,* 857–867.

Hoff, P. (1988). Nosologische Grundpostulate bei Kraepelin – Versuch einer kritischen Würdigung des Kraepelinschen Spätwerkes. *Zschr Klin Psychol Psychopathol Psychother*, *36*, 328–336.

Hoff, P. (2008). Do social psychiatry and neurosciences need psychopathology – and if yes, what for? *Int Rev Psychiatry*, *20*, 515–520.

Hoff, P. (2017). On Reification of Mental Illness: Historical and Conceptual Issues From Emil Kraepelin and Eugen Bleuler to DSM-5. In: K. S. Kendler, J. Parnas (Hrsg.), *Philosophical Issues in Psychiatry IV: Classification of Psychiatric Illness* (S. 107–120). Oxford University Press.

Hoff, P. (2019). Compulsory Interventions Are Challenging the Identity of Psychiatry. *Frontiers in Psychiatry*, *10*, 783.

Hoff, P. (2023). *Arthur Kronfeld (1886–1941) und die Identität der Psychiatrie. Denkwege vom 18. bis zum 21. Jahrhundert.* Kohlhammer.

Hoff, P. (2024a). Psychopathologie: operationalisiertes Werkzeug oder »Denkstil«? Eine Reflexion zum diagnostischen Prozess (auch) in der forensischen Psychiatrie. *Forensische Psychiatrie, Psychologie, Kriminologie*, *18*, 332–340.

Hoff, P. (2024b). What kind of »thing« is mental illness? Listening to Kraepelin, Jaspers and Kronfeld. *International Review of Psychiatry*, *36*(6), 557–567.

Hoff, P., Maatz, A., Vetter, J. S. (2020). Diagnosis as dialogue: historical and current perspectives. *Dialogues in Clinical Neuroscience*, *22*, 27–35.

Hoff, P., Vetter, J. S. (2022). Hat die psychiatrische Diagnose eine Zukunft? *Leading Opinions Neurologie & Psychiatrie*, *22*, 18–19.

Hügli, A. (2019). Ein Philosoph, der aufs Ganze geht. *Neue Zürcher Zeitung*, 23.02.2019, S. 44.

Insel, T., Cuthbert, B., Garvey, M. et al. (2010). Research Domain Criteria (RDoC): Toward a new classification framework for research on mental disorders. *Amer J Psychiatry*, *167*, 748–751.

Janzarik, W. (1979). *Psychopathologie als Grundlagenwissenschaft.* Enke.

Jaspers, K. (1913, 1946). *Allgemeine Psychopathologie.* Springer.

Kick, H. (1990). Antipsychiatrie und die Krise im Selbstverständnis der Psychiatrie. *Fortschr Neurol Psychiat*, *58*, 367–374.

Kotov, R., Krueger, R. F., Watson, D. (2018). A paradigm shift in psychiatric classification: The Hierarchical Taxonomy Of Psychopathology (HiTOP). *World Psychiatry*, *17*, 24–25.

Kraepelin, E. (1887). *Psychiatrie. Ein kurzes Lehrbuch für Studierende und Aerzte* (2., gänzlich umgearbeitete Aufl.). Abel.

Kraepelin, E. (1920). Die Erscheinungsformen des Irreseins. *Zeitschrift für die gesamte Neurologie und Psychiatrie*, *62*, 1–29.

Maj, M. (2015). Die Krise des Vertrauens in das DSM Paradigma und die Zukunft der psychiatrischen Diagnose. *Die Psychiatrie*, *12*, 68–70.

Nelson, B., McGorry, P. D., Fernandez, A. V. (2021). Integrating clinical staging and phenomenological psychopathology to add depth, nuance, and utility to clinical phenotyping: a heuristic challenge. *Lancet Psychiatry*, *8*, 162–168.

Read, J., Mosher, L. R., Bentall, R. P. (2004). *Models of Madness. Psychological, Social and Biological Approaches to Schizophrenia.* Brunner-Routledge.

Rössler, W., Lauber, C. (2013). Empowerment. In: W. Rössler, W. Kawohl (Hrsg.), *Soziale Psychiatrie. Bd. 2: Anwendung* (S. 352–363).. Kohlhammer.

Rosenberg, C. E. (1992). Introduction. In: C. E. Rosenberg, J. Golden (Eds.), *Framing Disease: Studies in Cultural History* (pp. XIII–XXVI). Rutgers University Press.

Sass, H. (1987). Die Krise der psychiatrischen Diagnostik. *Fortschritte der Neurologie und Psychiatrie*, *55*, 355–360.

Schneider, K. (1980). *Klinische Psychopathologie* (12., unveränderte Aufl.). Thieme.

Scull, A. (2021). *Psychiatry and Its Discontents.* University of California Press.

Stanghellini, G., Broome, M. R. (2014). Psychopathology as the basic science of psychiatry. *British Journal of Psychiatry*, *205*, 169–170.

Tebartz van Elst, L. (2017). *Vom Anfang und Ende der Schizophrenie. Eine neuropsychiatrische Perspektive auf das Schizophrenie-Konzept.* Kohlhammer.

van Praag, H. M., Kahn, R. S., Asnis, G. M. et al. (1987). Denosologization of biological psychiatry or the specificity of 5-HT disturbances in psychiatric disorders. *J Affect Disord*, *13*, 1–8.

World Health Organisation. (1991). *Tenth Revision of the International Classification of Diseases, Chapter V (F): Mental and behavioural disorders (including disorders of psychological development). Clinical descriptions and diagnostic guidelines.* Geneva. [deutsch: 1991. *ICD-10.* Huber.]

World Health Organisation. (2001). International classification of functioning, disability and health: ICF. https://apps.who.int/iris/handle/10665/42407.

World Health Organisation. (2019). ICD-11: International Classification of Diseases for Mortality and Morbidity Statistics. Eleventh Revision. R 14.

14 Braucht es Psychotherapie in der Psychiatrie?

Erich Seifritz

14.1 Einleitung

Die einfache Antwort auf diese Frage ist klar: ja, selbstverständlich! Psychische Erkrankungen haben biologische, psychologische und soziale Komponenten, welche für eine wirksame Behandlung synergistisch einfließen müssen. In diesem Kapitel werden Aspekte der wissenschaftlichen Grundlagen von Psychotherapie kritisch diskutiert und darauf aufbauend Überlegungen zur Bedeutung von Psychotherapie für die psychiatrisch-psychotherapeutische Versorgung angestellt.

14.2 Psychotherapie in der Psychiatrie

14.2.1 Der Begriff Psychotherapie

Die Amerikanische Psychologische Gesellschaft definiert Psychotherapie als informierte und bewusste Anwendung klinischer Methoden und Implementierung interpersoneller Haltungen, welche von etablierten psychologischen Prinzipien abgeleitet sind und das Ziel haben, Menschen darin zu unterstützen, ihr Verhalten, ihre Kognitionen und Emotionen und andere persönliche Eigenschaften entsprechend ihren Wünschen zu verändern (Campbell et al., 2013). Abgegrenzt davon wird psychologische Beratung, welche sich jedoch zu einem gewissen Grad mit Psychotherapie überlagert und Unterstützung bei alltäglichen Problemlösungen bietet, aber typischerweise kürzer ist und einen weniger ausgeprägt medizinisch psychiatrischen Fokus aufweist (Watkins, 1988).

14.2.2 Bedeutung von Psychotherapie in der Psychiatrie

In der Schweiz ist die Psychotherapie integraler Bestandteil der Psychiatrie. Der fachärztliche Doppeltitel Psychiatrie und Psychotherapie wurde 1963 eingeführt. Damit hat sich das Fach Psychiatrie in seiner Ausrichtung von der Neurologie etwas wegbewegt und einen starken Fokus auf die Psychotherapie als Behandlungselement für psychische Erkrankungen gelegt (Georgescu, 2015). Nach dieser Umbenennung betrug ab 1964 die Weiterbildung für den Spezialarzttitel fünf Jahre, »wovon 4 Jahre Psychiatrie und 1 Jahr Innere Medizin, einschliesslich Ausbildung in Psychotherapie« vorausgesetzt wurde (FMH, 1963). Diese hat die Integration von Psychotherapie in der Weiter- und Fortbildung im Rahmen des Facharzttitels bzw. der Fachdisziplin weiter etabliert.

Ähnliche Entwicklungen fanden in den umliegenden deutschsprachigen Nachbarländern statt (Hohagen, 2000). In Deutschland wurde im Rahmen der Trennung zwischen Psychiatrie und Neurologie die Psychotherapie zunehmend integriert, was schließlich dazu führte, dass 1992 der Facharzttitel Psychiatrie abgeschafft und durch Psychiatrie und Psychotherapie ersetzt wurde (Berger, 1994; Hohagen & Berger, 1994). Diese vergleichsweise späte Integration der Psychotherapie als Teil der Psychiatrie hat in Deutschland dazu geführt, dass ab 1972 die Psychotherapie der Psychosomatik zugeordnet wurde, was zu einer gewissen – auch heute noch kritisierten – Trennung zwischen psychiatrischen und psychotherapeutischen Paradigma beiträgt (Hohagen, 2000), und was, nebenbei bemerkt, erhebliche, nicht nur positive versorgungspolitische und tarifarische Auswirkungen hat (DGPPN, 2015). Die Deutsche Gesellschaft für Psychiatrie und Psychotherapie – Psychosomatik und Nervenheilkunde e. V. (DGPPN) hat 2020 die Psychotherapie in ihrem Positionspapier als integralen Bestandteil der Psychiatrie definiert und als wichtiges Element für die Behandlung psychischer Störungen herausgehoben (Task-Force der DGPPN, 2020).

Auch die Schweizerische Gesellschaft für Psychiatrie und Psychotherapie (SGPP) streicht die Psychotherapie als einen wesentlichen konzeptionellen und therapeutischen Pfeiler hervor und nennt bei den psychiatrischen Kompetenzen primär psychotherapeutische, medizinische, neurowissenschaftliche, pharmakologische und psychosoziale Expertise. Sie hält entsprechend fest, dass »dank dieser Methodenvielfalt [Psychiater:innen] befähigt [werden], alle Menschen mit psychischen Erkrankungen umfassend zu diagnostizieren und zu behandeln« (SGPP, 2022). In der Schweiz anerkannt, zugelassen und über die Grundversicherung abrechenbar sind drei psychotherapeutische Haupttherapieformen mit wissenschaftlich belegter Wirksamkeit, welche auf psychodynamischen, systemischen oder kognitiv-verhaltenstherapeutischen Methoden beruhen (Bosshart et al., 2019).

Neben Fachärzt:innen für Psychiatrie und Psychotherapie sind auch psychologische Psychotherapeut:innen in Psychotherapie aus- und weitergebildet. Formal und rechtlich sind psychologische und ärztliche Psychotherapie gleichgestellt. In Artikel 2, Absatz 2 der Krankenpflege-Leistungsverordnung wird Psychotherapie definiert als eine Form der »Therapie, die a) psychische und psychosomatische Erkrankungen betrifft; b) ein definiertes therapeutisches Ziel anstrebt; c) vorwiegend auf der sprachlichen Kommunikation beruht, aber eine unterstützende medikamentöse Therapie nicht ausschliesst; d) auf einer Theorie des normalen und pathologischen Erlebens und Verhaltens sowie einer ätiologisch orientierten Diagnostik aufbaut; e) die systematische Reflexion und die kontinuierliche Gestaltung der therapeutischen Beziehung beinhaltet; f) sich durch ein Arbeitsbündnis und durch regelmässige und vorausgeplante Therapiesitzungen auszeichnet; und g) als Einzel-, Paar-, Familien- oder Gruppentherapie durchgeführt wird« (KLV 832.112.31, 2022, EDI, 2024). Damit sind auf Verordnungsebene die ärztliche und die psychologische Psychotherapie einander gleichgesetzt (Werder, 2022) und es wird festgelegt, dass die Psychotherapie eine Behandlungsmaßnahme darstellt, welche durch die Prozedur und nicht durch den beruflichen Hintergrund der die Psychotherapie durchführenden Person definiert ist, solange diese über eine entsprechende eidgenössisch anerkannte Zertifizierung verfügt.

14.2.3 Ärztliche Psychotherapie

Das Fach Psychiatrie und Psychotherapie ist zunehmend komplexer geworden, was zu einer Spezialisierung und Binnendifferenzierung geführt hat. In Kliniken und ambulanten Institutionen und Praxen zeigt sich das in Form von spezialisierten Angeboten, welche fachgesellschaftlich definiert sind. In der Schweiz sind das psychiatrische Schwerpunkte wie Alterspsychiatrie und Psychotherapie, Forensische Psychiatrie, Konsiliar- und Liaisonpsychiatrie und Psychotherapie sowie Psychiatrie und Psychotherapie von Abhängigkeitserkrankungen; darüber hinaus existieren eine Reihe spezialisierter, z. T. interdisziplinärer Fähigkeitsausweise (SIWF, 2023). In Deutschland hat man sich für ein fachärztliches Modell entschieden, in welchem die Grundlage ein Generalisten- oder Basisfacharzttitel ist; darauf aufgesetzt sind Schwerpunkte für Forensische, für Alters- und Suchtpsychiatrie sowie für spezialisierte Psychotherapie (Sass, 1999).

Ob es so etwas wie eine spezifische ärztliche Psychotherapie gibt, welche sich von einer psychologischen Psychotherapie unterscheidet, wird kontrovers diskutiert. In Deutschland hat die »Initiative zur Versorgungsforschung: Spezifische Rolle der Ärztlichen Psychotherapie« festgehalten, dass der »Ärztliche Psychotherapeut aufgrund seiner ärztlich-naturwissenschaftlichen Grundausbildung Psychotherapie in einen Gesamtbehandlungsplan einbauen und mit medikamentösen sowie sozialtherapeutischen Interventionen kombinieren [kann]« (Herpertz et al., 2011). Etwas weiter und spezifischer geht die Schweizerische Gesellschaft der Vertrauens- und Versicherungsärzte auf die Definition und Einordnung der Psychotherapie als Behandlungsform psychischer Störungen ein (Sauvant, 2023). Sie unterscheidet die »Psychotherapie im engeren Sinne« von der sogenannten »Integrierten Psychiatrisch-Psychotherapeutischen Behandlung« (IPPB). Die IPPB, im Gegensatz zur Psychotherapie i. e. S. ist eine exklusiv ärztliche, d. h. psychiatrische Tätigkeit, die eine Pflichtleistung der Grundversicherung darstellt. Als Psychotherapie i. e. S. gelten Verfahren, welche auf einer wissenschaftlich anerkannten, psychodynamischen, systemischen oder kognitiv-verhaltenstherapeutischen Psychotherapieform basieren, und davon abgeleitete wissenschaftlich fundierte störungsspezifische Psychotherapieformen wie bspw. die dialektisch-behaviorale Therapie.

Zusammengefasst kann festgehalten werden, dass die Psychotherapie i. e. S. sowohl in Deutschland als auch in der Schweiz unabhängig vom beruflichen Hintergrund des oder der Therapeut:in ist, und dass die Besonderheit der von Psychiater:innen angewandten Psychotherapie in der multimodalen Integration von ärztlichen bio-psycho-sozialen Behandlungselementen besteht.

Integrierte Psychiatrisch-Psychotherapeutische Behandlung

Unter IPPB versteht die Schweizerische Gesellschaft der Vertrauens- und Versicherungsärzte – in Auslegung der entsprechenden Verordnungen (KLV 832.112.31, EDI, 2024; KVV 832.102, 2022) und des Krankenversicherungsgesetzes (KVG, vom 18. März 1994) – eine integrierte exklusiv ärztliche Behandlung, welche aus sowohl psychotherapeutischen als auch allgemein psychiatrischen Behandlungselementen wie sozialpsychiatrische und psychopharmakologische Maßnahmen besteht (Sauvant, 2023). Da die IPPB eine exklusive ärztliche Leistung ist und Psychotherapie beinhaltet, kann sie als formelle Definition der Besonderheit der ärztlichen im Vergleich zur psychologischen Psychotherapie angesehen werden.

Diese umfassende, als IPPB bezeichnete psychiatrische Behandlung als eigenständige multimodale Leistungsentität stellt eine schweizerische Besonderheit dar, welche bspw. in Deutschland nicht vorhanden ist und die im Tarifsystem psychiatrische und psychotherapeutische Leistungen voneinander trennt (DGPPN, 2015). In Deutschland wird die Besonderheit von psychiatrischer Psychotherapie weniger klar gefasst und damit beschrieben, dass sie ein »geplanter interaktioneller Prozess nach ausführlicher Diagnostik unter definierter Zielsetzung und gezielter Auswahl von Methoden und Techniken oder eines Verfahrens [ist]. Die Therapieplanung und -durchführung ist eingebettet in einen ärztlichen Erfahrungskontext von leichten, aber auch schweren Erkrankungen und das Wissen um bio-psycho-soziale und psychosomatische Zusammenhänge« (Herpertz et al., 2011).

14.3 Wirksamkeit, Zweckmäßigkeit und Wirtschaftlichkeit von Psychotherapie

Vor dem Hintergrund zunehmender Gesundheitskosten sind Überlegungen der gesetzlichen Grundlagen für die Vergütung psychotherapeutischer Leistungen angezeigt. Gemäß Schweizer Krankenversicherungsgesetz Art. 32 müssen ärztliche Leistungen wirksam, zweckmäßig und wirtschaftlich sein (WZW-Kriterien), wobei für die Wirksamkeit ein wissenschaftlicher Nachweis vorliegen muss (KVG, vom 18. März 1994), die Zweckmäßigkeit den angemessenen Mitteleinsatz betrifft und die Wirtschaftlichkeit das Verhältnis zwischen Aufwand und Nutzen beschreibt (BAG, 01.09.2022).

Hier sei vorweggenommen, dass die in diesem Kapitel gemachten zum Teil kritischen Ausführungen zu Psychotherapie in keiner Weise infrage stellen, dass Psychotherapie eine wirksame und wichtige Behandlungsmethode in der Psychiatrie ist. Das ist unbestritten. Allerdings ist damit aber auch nicht gesagt, dass die heutige Implementierung von Psychotherapie in die psychiatrische Versorgung alle drei WZW-Kriterien erfüllt bzw. dass kein Verbesserungsbedarf besteht.

Anders formuliert stellt sich die Frage, ob und wie Psychotherapieverfahren in der psychiatrischen Versorgung bei erhaltener Wirksamkeit betreffend Kosten und Aufwand angepasst und optimiert werden könnten. Ziel muss sein, dass mit den vorhandenen Ressourcen ein möglichst großer Teil der Bevölkerung mit höchster Qualität behandelt werden kann und dass das Angebot und die Nachfrage von und für Psychotherapie im Gleichgewicht stehen.

14.3.1 Wirksamkeit von Psychotherapie

Gemäß WZW-Kriterien (BAG, 01.09.2022) ist eine Leistung wirksam, »wenn sie objektiv geeignet ist, auf die angestrebten diagnostischen, therapeutischen, pflegerischen oder präventiven Ziele hinzuwirken, ein günstiges Verhältnis von Nutzen und Schaden im Vergleich zu alternativen Leistungen nach wissenschaftlichen Methoden nachgewiesen ist und die Übertragbarkeit der Studienresultate auf die schweizerische klinische Praxis angenommen werden kann«.

In Bezug auf die Wissenschaftlichkeit ist zu berücksichtigen, dass für medizinische Therapien generell und für Psychopharmaka im Speziellen formal regulierte Wirksamkeitsnachweise erbracht werden müssen. Diese beruhen auf der Bedingung, dass die Therapieverfahren in randomisierten, doppelblinden und Placebokontrollierten Studien eine signifikant höhere Wirkung als Placebo aufweisen müssen, um für die Zulassung in Betracht genommen zu werden (Czekalla, 2007).

Die Wirksamkeit von Psychotherapie ist nicht unwidersprochen. Im Jahr 1952 schrieb der deutsch-britische Psychologe Hans Jürgen Eysenck, dass Psychotherapie nicht wirksam sei und dass die in den damals vorliegenden Studien gefundenen positiven Wirkungen hauptsächlich auf für psychische Erkrankungen typischen Verläufen mit Spontanheilungen beruhen würden.

Diese Position wurde scharf kritisiert, jedoch blieb die Diskussion in der wissenschaftlichen Literatur aufgrund von methodischen Gründen bzw. fehlenden belastbaren Studiendaten unentschieden. Erst die Einführung der statistischen Technik der Metaanalyse (Glass, 1977) in den späten 70er-Jahren stellte das methodische Instrument zur Verfügung, um einzelne empirische Psychotherapiestudien zusammengefasst und integriert zu reanalysieren (Smith & Glass, 1977).

Effektstärke von Psychotherapie und methodische Verzerrungsfaktoren

In einer vielbeachteten Metaanalyse wurde festgestellt, dass die Effektstärke von Psychotherapie bei Depressionen nicht in einem Bereich von 0,8, wie oft angenommen, sondern bei rund 0,2 liege, was ungefähr der Effektstärke von Antidepressiva entspreche (Breedvelt et al., 2021; Cuijpers, Karyotaki, Reijnders et al., 2019). Hauptargument dieser Studie war, dass sich die in Psychotherapiestudien angegebenen Effekte auf den Vergleich der Therapie mit einer Wartegruppe bezieht. Wartegruppen weisen per se Nocebowirkungen auf, welcher die Effektstärke aufgeblähten (Patterson et al., 2016) und psychopathologisch schädlicher ist, als wenn gar keine Therapie durchgeführt wird (Furukawa et al., 2014; Hegerl et al., 2010). In Wirksamkeitsstudien für Psychotherapie bei Depression wurde typischerweise gezeigt, dass starke Effekte dann gefunden werden, wenn keine aktiven Kontrollbedingungen wie minimale und unspezifische oder aktive Vergleichsbehandlungen implementiert wurden (Gold et al., 2017; Mohr et al., 2014). Zudem werden bei Psychotherapiestudien sogenannte Completer-Analysen, im Gegensatz zu Intention-to-Treat-Analysen wie bei Medikamentenstudien, durchgeführt, was zusätzlich zu einer Aufblähung und Überschätzung der Effektstärken führt (Nutt & Sharpe, 2008).

Dennoch wurde die genannte Metaanalyse (Breedvelt et al., 2021; Cuijpers, Karyotaki, Reijnders et al., 2019) scharf kritisiert, indem angebliche statistische und andere methodische Schwachpunkte ins Feld geführt wurden (Munder et al., 2019). Trotz dieser Kritik bleiben die erwähnten fundamentalen methodischen Schwächen von Psychotherapiestudien, insbesondere die fehlende Verblindbarkeit und die Nocebowirkung von Wartegruppen, bestehen und sie verunmöglichen einen direkten Vergleich der Effektstärken von Behandlungen, welche in Placebo-kontrollierten Doppelblindstudien ermittelt wurden.

In diesem Zusammenhang ist es auch bedeutsam, dass etwa die Zugehörigkeit des oder der Therapeut:in zu einer bestimmten Psychotherapieform in klinischen Psychotherapiestudien einen erheblichen Einfluss auf die gemessene Wirkung aufweist: so erklärt der Grad der Zugehörigkeit und Loyalität zum Therapieverfahren, *allegiance*, rund 70 % der Varianz des Therapieeffekts, was umgerechnet zu einer über 90 %ig korrekten Prädiktionswahrscheinlichkeit entspricht. In anderen Worten, die Überzeugung des oder der Therapeut:in, dass die angewandte Psychotherapie wirkt, erklärt einen erheblichen Anteil ihrer Wirkung (Goldberg & Tucker, 2020; Luborsky et al., 1999). Dies stellt einen – i. d. R. durch kognitive Verzerrung bedingten unbewussten (Lomangino, 2016) – Interessenskonflikt dar, welcher zu einer (messbaren) Überschätzung der gemessenen Wirksamkeit von Psychotherapie führt (Lieb et al., 2016), die in den allermeisten Studien häufig weder deklariert noch kritisch diskutiert wird (Falkenstrom et al., 2013; Yoder et al., 2019).

Wirkfaktoren von Psychotherapie

Die Spezifizität von Psychotherapie ist eine fundamentale Frage und die wissenschaftliche Diskussion und Suche nach spezifischen bzw. unspezifischen Faktoren beschäftigt die Psychotherapieforschung seit Jahrzehnten. Dabei stehen zwei Positionen einander gegenüber: Spezifische Faktoren und Techniken begründen die Wirksamkeit empirisch basierter methoden- und störungsspezifischer Psychotherapieansätze auf der einen Seite und allgemeine Wirkfaktoren, unabhängig von der Psychotherapierichtung, erklären die nicht oder kaum vorhandenen Wirksamkeitsunterschiede zwischen verschiedenen Psychotherapierichtungen (Goldberg, 2022). Die letztere Position wird gestützt durch sogenannte Dismantling- bzw. Komponenten-Studien, welche keine konsistenten Wirksamkeitsunterschiede zwischen verschiedenen Psychotherapiemethoden oder eine zusätzliche Wirksamkeit von zusätzlichen einzelnen Behandlungselementen finden (Cuijpers, Cristea et al., 2019; Cuijpers, Karyotaki, de Wit et al., 2019).

Als allgemeine Wirkfaktoren wurden Prozesse wie emotionale Erfahrung, kognitive Kontrolle und Regulierung des Verhaltens vorgeschlagen (Karasu, 1986). Im Rahmen des generischen Modells der Psychotherapie wurden fünf bzw. sechs allgemeine Elemente des Psychotherapieprozesses postuliert: formale therapeutische Beziehung, therapeutische Aktivitäten, informelle Beziehung, Selbstbezogenheit, unmittelbare Einflüsse der Sitzung und zeitliche Muster (Lambert et al., 2003; Orlinsky & Howard, 1987). Diese wurden von Klaus Grawe mit folgenden fünf Wirkfaktoren beschrieben: therapeutische Beziehung, Ressourcenaktivierung, Problemaktualisierung, aktive Hilfe zur Problembewältigung und motivationale Klärung (Grawe et al., 1994). Auch wurde postuliert, dass es sich bei den Annahmen von spezifischen bzw. unspezifischen allgemeinen Faktoren nicht um Gegensätze, sondern um die gleichen Wirkfaktoren auf unterschiedlichen Psychotherapieprozessebenen handelt (Lampropoulos, 2000).

Dodo-Effekt

Im Zusammenhang mit der weitgehend fehlenden Spezifität unterschiedlicher Psychotherapieformen für die Behandlung von Depression ist der sogenannte *Dodo-Effekt* zu erwähnen. Dieser Begriff im Zusammenhang mit Psychotherapie wurde von Saul Rozenzweig (1936) geprägt und bezieht sich auf die Annahme, dass alle Psychotherapieverfahren gleich wirksam seien. Die Allegorie bezog sich auf das 1865 erschienene Kinderbuch »Alice's Adventures in Wonderland« des britischen Schriftstellers Lewis Carroll, in welchem der Vogel Dodo nach einem Wettrennen alle Teilnehmer:innen zu Sieger:innen erkor. Das Paradigma, dass unterschiedliche Psychotherapien sich nicht in der Wirksamkeit unterscheiden würden, wurde durch verschiedene Studien, u. a. durch die erste diesbezügliche Metaanalyse von Luborsky et al. (1975), gestützt und in der Folge in der Literatur immer wieder von verschiedenen Autor:innen aufgenommen (Cuijpers, Cristea et al., 2019; Cuijpers, Karyotaki, de Wit et al., 2019; Wampold et al., 1997).

14.3.2 Zweckmäßigkeit von Psychotherapie

Die WZW-Kriterien (BAG, 01.09.2022) definieren Zweckmäßigkeit wie folgt: Eine Leistung ist zweckmäßig, wenn »sie im Vergleich zu alternativen Verfahren für die Patient:innen Versorgung relevant und geeignet ist, sie mit den rechtlichen Bedingungen, den ethischen und sozialen Aspekten oder Werten vereinbar ist und die Qualität sowie die angemessene Anwendung in der Praxis gewährleistet sind«. Weiter führt das BAG aus, dass volkswirtschaftliche Konsequenzen in die Beurteilung der Zweckmäßigkeit einbezogen werden können und dass die notwendige Qualität und der angemessene Einsatz der Leistungen in der Anwendungspraxis gewährleistet werden (BAG, 01.09.2022).

Zielsetzung von Psychotherapie

Die Definition der klinischen Wirkung von psychodynamischen Therapien weicht zum Teil erheblich von derjenigen anderer medizinischer Therapien und insbesondere auch der kognitiven Verhaltenstherapie ab. Aus psychoanalytischer Sicht ist das Behandlungsziel weniger bzw. nicht ausschließlich die Reduktion psychopathologischer Symptome, sondern vielmehr oder auch die Veränderung der inneren Welt der Patient:innen (Leuzinger-Bohleber, Kaufhold et al., 2019). Mit diesen sogenannt »strukturellen« Veränderungen sind u. a. die Fähigkeit der Selbstreflexion (Fonagy & Target, 1997) oder etwa der konstruktive Umgang mit Träumen als Via Regia zum Unbewussten (Leuzinger-Bohleber, 1989) gemeint, welche in der operationalisierten psychodynamischen Diagnostikskala (OPD; Force, 2008) parametrisiert werden. Prosaisch formuliert werden strukturelle Veränderungen gleichgesetzt mit der Sigmund Freud zugeschriebenen Psychotherapiezielsetzung »Fähigkeit zu lieben, zu arbeiten und das Leben zu geniessen« (Gullestad et al., 2024) bzw. im Original »the aim of the treatment will never be anything else but the practical recovery of the patient, the restoration of his ability to lead an active life and of his capacity for enjoyment« (Strachey & Freud, 1904). Allerdings ist es schwierig nachzuvollziehen, wie diese wichtigen Ziele ohne Verbesserung psychopathologischer Symptome und Dysfunktionen erreicht werden können.

Auf der anderen Seite existiert empirische Evidenz, dass bei chronischer Depression eine hochstrukturierte und spezifisch darauf ausgerichtete Psychotherapie, die sog. Cognitive Behavioral Analysis System of Psychotherapy (CBASP), eine leicht höhere Wirksamkeit aufweist als eine allgemeine, unspezifische, supportive Vergleichstherapie mit gleich vielen Behandlungssitzungen (Schramm et al., 2017). Dieser diskrete Vorteil spiegelt sich auf der Prozessebene darin wider, dass die Therapiewirkung auch durch die Wechselwirkungen der Symptome (im Rahmen der Netzwerktheorie psychischer Erkrankungen) beeinflusst wird (Schumacher et al., 2023) und somit einen Prozess auslöst, welcher im Sinne der psychodynamischen Sichtweise auch als strukturelle Veränderung (Fonagy & Target, 1997) bezeichnet werden kann. Solche Befunde auf der Prozessebene stellen Argumente gegen den Dodo-Effekt dar (Bruijniks et al., 2024). Allerdings müssen zur Klärung der strukturellen Veränderungen und deren Bedeutung für die Zielsetzung von Psychotherapie, sprich die Verbesserung der Fähigkeit zu lieben, zu arbeiten und das Leben zu genießen (Gullestad et al., 2024; Strachey & Freud, 1904), weitere Studien durchgeführt werden, um methodische Unsicherheiten und Resultatverzerrungen, etwa durch fehlende Doppelverblindung, auszuschließen.

Erwähnenswert ist auch, dass Psychotherapiestudien hauptsächlich von psychologischen Forschungsinstituten durchgeführt wurden, mit einem Fokus auf *neurotische*, Stress-assoziierte, somatoforme, depressive und Angsterkrankungen durchgeführt wurden (Teismann et al., 2024; Velten et al., 2018). Für schwere psychische Störungen existieren nur wenige Psychotherapiestudien und daher nur eine beschränkte Evidenz für die Wirksamkeit von Psychotherapie bei dieser Patient:innengruppe (Ballesteros et al., 2023; Slamanig et al., 2021). Diesbezüglich interessant ist der diagnoseübergreifende sogenannte transdiagnostische Ansatz (Paul et al.,

2024) sowie die Implementierung von digitalen Therapieprogrammen (Ehrt-Schafer et al., 2023).

Präferenz und Erwartung der Patient:innen

Die Erwartungshaltung der behandelten Patient:innen hat einen enormen Einfluss auf die Wirksamkeit einer Therapie (Buergler et al., 2023). Dies wurde empirisch wie folgt untersucht: Vergleicht man die antidepressive Wirkung von Psychotherapie mit derjenigen von Pharmakotherapie, ist die Erwartungshaltung ein entscheidender Prädiktor für die antidepressive Wirkung (Kocsis et al., 2009; Mergl et al., 2011). Die Erwartungshaltung wird naturgemäss bei Plazebo-kontrollierten Studien minimiert, während sie bei offen durchgeführten Psychotherapiestudien gefördert wird. Interessanterweise scheint dieses Phänomen nicht oder nicht so ausgeprägt vorzuliegen, wenn verschiedene Arten von Psychotherapie, psychodynamische versus kognitive Verhaltenstherapie, verglichen werden, zumindest bei der Behandlung von chronischen Depressionen (Leuzinger-Bohleber, Hautzinger et al., 2019). Die Präferenz spielt nicht nur bei Psychotherapie, sondern auch bei der Wirksamkeit von Medikamenten eine (mit-)entscheidende Rolle (Pecina & Zubieta, 2018; Ponten et al., 2024; Szigeti et al., 2024).

Placeboeffekt

Mit der Präferenz der Behandelten eng verknüpft sind die Effekte und Mechanismen des Placeboeffekts (Frisaldi et al., 2023). So wurde gezeigt, dass das Narrativ und die begleitende Empathie der Versuchsleitung, im Zusammenhang mit dem Betrachten einer an sich neutralen Videosequenz mit grünen sich bewegenden Punkten, entscheidend sind für deren emotionale Auswirkungen. Nach einem die positive Erwartungshaltung förderndem Narrativ mit entsprechender empathischer Begleitung erlebten die Versuchspersonen eine über mehrere Tage anhaltende emotionale Aufhellung, während auf der anderen Seite bei einem neutralen Narrativ, ohne Induktion einer positiven Erwartung, ein solcher Effekt ausblieb (Gaab et al., 2019). Interessanterweise wirkt dieser Mechanismus auch bei der Anwendung von offen als Placebo deklarierten Interventionen (de Leeuw et al., 2024).

Neurobiologisch ist der Erwartungseffekt mit einer Aktivierung des Opioidsystems im Gehirn und schließlich mit dem Ansprechen auf antidepressive Therapie assoziiert (Pecina & Zubieta, 2018). Das Opiatsystem wird auch aktiviert durch soziale Bindung und Beziehung (Sun et al., 2022).

Nebenwirkungen von Psychotherapie

Wirksame Behandlungen haben i.d.R. Nebenwirkungen. In der Psychotherapieforschung wurde dies lange nicht oder wenig beachtet und Nebenwirkungen wurden kaum erfasst (Herzog et al., 2019). Daher existieren verhältnismäßig wenig statistische Daten dazu und man muss von einer erheblichen Dunkelziffer ausgehen

(Cuijpers et al., 2018; McQuaid et al., 2021). Nebenwirkungen der Psychotherapie können Übertragung und Gegenübertragung, Auslösung von posttraumatischen Symptomen nach Exposition, Absetzphänomene von Psychotherapie und Rückfälle, Abhängigkeit, sexuelle Übergriffe oder das Vorenthalten wirksamer Pharmako- und anderen Therapieformen umfassen (Nutt & Sharpe, 2008).

14.3.3 Wirtschaftlichkeit von Psychotherapie

Unter Wirtschaftlichkeit einer Therapieleistung verstehen die WZW-Kriterien (BAG, 01.09.2022), dass die »Tarife und Preise nachvollziehbar bemessen sind, [die Therapie] im Vergleich zu den alternativen Verfahren ein günstiges Kosten-Nutzen-Verhältnis bezogen auf die direkten Gesundheitskosten aufweis[t] oder den Mehrkosten ein entsprechender Mehrnutzen gegenüber steht und die Kostenauswirkungen auf die obligatorische Krankenpflegeversicherung tragbar sind«.

Angebot und Nachfrage

Für Psychotherapieleistungen besteht eine Diskrepanz zwischen Nachfrage und Angebot. Während dies in der Schweiz generell kein Problem darstellt, sind die Wartezeiten auf einen Psychotherapiebehandlungsplatz dennoch in bestimmten ländlichen Regionen und für bestimmte Erkrankungen sowie für Kinder und Jugendliche aus klinischer Perspektive zu lang und betragen Wochen bis Monate. In Deutschland ist die Länge der Wartefristen generell kaum zumutbar. Es ist aus Sicht der Versorgung relevant, mit den zur Verfügung stehenden Ressourcen das Angebot mit der Nachfrage in Übereinstimmung zu bringen.

Erhöhung der Anzahl der Leistungserbringer

Um die Wartefristen zu verkürzen, wurde in Deutschland 2017 eine Psychotherapiestrukturreform durchgeführt, welche zu einer erheblichen Zunahme an psychologischen Psychotherapeut:innen mit einem sogenannten Kassensitz für Psychotherapie geführt hat, v. a. in städtischen Gebieten mit bereits verhältnismäßig guter Versorgung. Interessanterweise hat diese quantitative Mengenausweitung des Angebots nicht zu einer messbaren Verkürzung der Wartezeiten auf eine Erstkonsultation bei einer:m Psychotherapeut:in geführt (Singer et al., 2022). Aus diesem Grund wurde in einem weiteren Schritt das Direktstudium für Psychotherapie eingeführt. Inwieweit diese weitere Angebotsmengenzunahme die erhofften Effekte eines niederschwelligeren Zugangs zu Psychotherapie zeigen wird, bleibt offen. In der Schweiz wurde Mitte 2022 die Verordnung für die Erbringung und Entschädigung von psychologischer Psychotherapie geändert (KVV 832.102, 2022), was ebenfalls zu einer raschen Mengenausweitung des Angebots geführt hat. Inwieweit sich dadurch die Versorgung verbessert, ist derzeit nicht untersucht.

Skalierung von Psychotherapie

Ein anderer Ansatz ist die Skalierung von Psychotherapieleistungen unter Zuhilfenahme und Integration von komplementären Therapieangeboten (Raviola et al., 2019) in differenzierten und bedarfsabgestimmten Settings (Lambert et al., 2020). Dieser als Task Sharing bezeichnete Ansatz implementiert neben Fachärzt:innen für Psychiatrie und Psychotherapie auch Psycholog:innen, Hausärzt:innen, Pfleger:innen, Sozialarbeiter:innen sowie angelernte Laien. Darüber hinaus werden zunehmend digitale Tools eingesetzt.

Psychotherapieformate und Behandlung durch Laien

Laien stellen ein erhebliches Potenzial für die Hochskalierung von psychosozialen und -therapeutischen Leistungen dar (Kahlon et al., 2021; Mathur et al., 2023; Mudiyanselage et al., 2024). Sie können angelernte und sinnvolle psychotherapeutische Leistungen mit nachweisbarer antidepressiver Wirkung erbringen, etwa in Form von nicht direktiver supportiver (Cuijpers et al., 2024) und anderen Psychotherapieformen (Cuijpers et al., 2024; Karyotaki et al., 2022). Interessanterweise haben auch sehr kurzzeitige interpersonelle psychologische Beratungen durch Laien, welche nur drei Sitzungen dauern, eine gute klinische und messbare Wirksamkeit (Hirokawa-Ueda et al., 2023).

Eine weitere effiziente Möglichkeit der Skalierung von Psychotherapieleistungen sind Gruppentherapien, welche bei Depressionen, auch schweren und chronischen Formen, eine klinisch starke Wirkung aufweisen (Potijk et al., 2020; Sabass et al., 2018). Ähnliche Wirkungen finden sich für Psychoedukation und kognitive Verhaltenstherapieelemente mit tiefer Intensität und oder auch für angeleitete Selbsthilfegruppen (O'Driscoll et al., 2023).

Entsprechend konnte metaanalytisch kein Unterschied in der antidepressiven Wirksamkeit gefunden werden, wenn verschiedene psychotherapeutische Behandlungsformate wie Gruppentherapie, Telefontherapie und Selbsthilfegruppen mit fachlicher Unterstützung im Vergleich zu keiner Behandlung verglichen werden (Cuijpers, Noma et al., 2019), oder auch, wenn verschiedene Unterformen von kognitiver Verhaltenstherapie miteinander verglichen werden (Cuijpers, Cristea et al., 2019).

In einer kürzlich erschienenen Metanalyse wurde gezeigt, dass die nicht direktive unterstützende Psychotherapie bei Depression wirksam ist (Breedvelt et al., 2024). Diese Intervention kann als psychologische Therapieform beschrieben werden, in welcher die Therapeut:innen keine spezifische psychologische Strategie anwenden, außer dass sie aktiv empathisch zuhören und Unterstützung bei Problemen und Befürchtungen anbieten. Somit entspricht diese Form der Therapie der sogenannten Problemlöse- und supportiven Therapie (Arean et al., 2010) bzw. der psychologischen Beratung (Cuijpers et al., 2012).

Die Erkenntnis, das auch angelernte Laien psychotherapeutisch wirksame Interventionen durchführen können, wird aktuell vom englischen Gesundheitssystem in der Regelversorgung genutzt, indem Laien in die psychiatrische Regelversorgung bzw. psychotherapeutische Behandlung implementiert werden (NHS, 2024). Ähnliche Maßnahmen werden auch in der Schweiz erprobt, bspw. im vom Schweizerischen Roten Kreuz und dem Universitätsspital Zürich gemeinsam betriebenen Ambulatorium für Kriegs- und Folteropfer in Zürich (SRF, 2024).

Add-On-Maßnahmen zu Psychotherapie

Sport und Therapietiere: Eine weitere Skalierungsmöglichkeit von Psychotherapie ist die Anwendung von Add-On-Therapieelementen. Besonders gut untersucht sind sportliche Aktivitäten (Choi et al., 2019; Howard et al., 2019; Schuch et al., 2018). So wurde bspw. nachgewiesen, dass Klettern als Verstärker von Psychotherapie wirkt (Donath et al., 2024; Karg et al., 2020) und dass die Kombination aus Klettern und kognitiver Verhaltenstherapie einen additiven Effekt erzeugt (Luttenberger et al., 2022, 2023). Ähnliche therapeutische und präventive Effekte finden sich für Krafttraining (Gordon et al., 2018) und Jogging, und für andere, weniger intensive, sportliche Aktivitäten wie Nordic Walking oder Yoga (Noetel et al., 2024; Singh et al., 2023). Empirische Studien zeigen zudem, dass tiergestützte Psychotherapien als Add-On-Maßnahme bei der Behandlung und Prävention von Depression eine hohe Wirksamkeit aufweisen (Schramm et al., 2022).

Digitale Psychotherapie als alleinige und als Add-On-Therapie: Digitale kognitive Verhaltenstherapieprogramme, implementiert in Computerprogrammen zeigen sehr gute antidepressive Wirkungen (Twomey et al., 2020). Dies ist besonders ausgeprägt, wenn sie als Zusatz zu einer Standardbehandlung angewandt und durch Therapeut:innen begleitet werden (Karyotaki et al., 2021). Dies ist auch der Fall in der allgemeinärztlichen Grundversorgung (Wright et al., 2022).

Interessanterweise entsteht nicht nur im Rahmen von Psychotherapie im klassischen Setting, in welchem zwei Personen unter vier Augen interagieren, eine persönliche Beziehung. Eine solche kann auch zwischen digitalen Geräten oder Programmen wie etwa Chatbox-Systemen (Wutz et al., 2023) und Patient:in entstehen und eine Art messbare therapeutische Allianz erzeugen (Henson et al., 2019), im Rahmen welcher auch Übertragungsphänomene beobachtet werden können (Holohan & Fiske, 2021). Die Allianz kann durch das spezifische Design des Geräts und des Programms gefördert werden, etwa durch den Grad der sogenannten Gamifizierung (Lipschitz et al., 2023), oder durch punktuelle persönliche Unterstützung durch Therapeut:innen während eines digitalen Therapieprogramms (Ebert et al., 2015).

Generell kann festgehalten werden, dass der Einsatz von digitalen therapeutischen Instrumenten komplexe – positive und negative – Wechselwirkungen auf die persönliche Beziehung zwischen Behandler:innen und Behandelten hat (Ramachandran et al., 2023), in ähnlicher Weise wie bei klassischen Psychotherapiesituationen (Ponten et al., 2024). Schließlich scheint die Kombination aus persönlicher und digitaler Behandlung in sogenannten »blended« oder augmentierten Therapieverfahren besonders wirksam zu sein (Hedman-Lagerlof et al., 2023; Schuster et al., 2020).

Kritisch einzuwenden ist allerdings, dass die Studien zu digitalen Psychotherapieinstrumenten meist erhebliche methodische Schwächen aufweisen, welche schließlich zu einer Aufblähung und Überschätzung der Effektstärke führt. Die wesentlichen Schwachpunkte sind, dass praktisch ausschließlich Selbstbeurteilungsfragebögen mit hohem Verzerrungsrisiko angewandt werden, dass i. d. R. *Completer-* und nicht *Intention-to-Treat-*Analysen durchgeführt werden, dass für einzelne Programme nur wenige Studien existieren, und schließlich, dass i. d. R. als Nocebo wirkende Wartelisten als Vergleichsbedingungen verwendet werden (Haaf et al., 2024).

Dosis von Psychotherapie

Interessante Resultate hat eine Studie ergeben, welche den Zusammenhang zwischen »Dosis« und Wirkung von kognitiver Verhaltenstherapie untersucht hat. Dabei wurde gezeigt, dass zwei Stunden Therapie pro Woche akut wirksamer sind als eine Stunde pro Woche (Bruijniks et al., 2020). Die Studie hat auch gezeigt, dass dieser Unterschied jedoch mit der Zeit, d. h. nach Abschluss der Behandlung, wieder verschwindet (Bruijniks et al., 2024). In der Studie wurde zudem festgestellt, dass eine Erhöhung der Dosis, bzw. der Frequenz der Therapiesitzungen, nicht für alle Patient:innen zu einer besseren Wirkung führt, und dass individuelle demografische und psychometrische Parameter den Zusammenhang zwischen Dosis und Wirkung bzw. Therapieansprechen beeinflussen (Bruijniks, van Bronswijk et al., 2022).

Dies wird auf unterschiedliche Therapieprozesse zurückgeführt und zeigt auf, dass die Indikationsstellung für die Dosis von Psychotherapie individuell erfolgen sollte (Bruijniks, Meeter, et al., 2022). Eine besonders interessante Studie hat die Wirkung von kognitiver Verhaltenstherapie mit derjenigen einer psychoanalytischen Therapie bei chronischer Depression verglichen. Dabei wurde gezeigt, dass in Bezug auf die symptomatische psychopathologische Verbesserung, gemessen mit den Selbst- und Fremdbeurteilungsskalen »Beck-Depressions-Inventar« und »Quick Inventory of Depressive Symptoms«, über einen Zeitraum von drei Jahren kein Unterschied bestand, bzw. dass die beiden Therapieformen gleich wirksam waren, unabhängig von der von den Patient:innen präferierten Therapieform (Leuzinger-Bohleber, Hautzinger et al., 2019).

Dagegen unterschieden sich die beiden Therapieformen bezüglich des Aufwands. Während in den kognitiven Verhaltenstherapiegruppen rund 33 Therapiestunden durchgeführt wurden, waren es bei der psychoanalytischen Therapieform über 230. Die intensivere psychoanalytische Behandlung führte im Langzeitverlauf nach fünf Jahren zu ausgeprägteren »strukturellen« Veränderungen als die kürzere kognitive Verhaltenstherapie (Beutel et al., 2023; Leuzinger-Bohleber, Kaufhold et al., 2019).

Ähnliche Effekte zeigten sich in einer Studie, welche 5 Stunden computergestützte mit 13 Stunden persönlicher kognitiver Verhaltenstherapie verglich und keinen allgemeinen Unterschied in der symptomatischen Verbesserung der depressiven Symptome fand (Thase et al., 2018).

Eine wesentliche Herausforderung für die Optimierung von Psychotherapie ist demnach die personalisierte Indikationsstellung und Behandlung hinsichtlich Art und Dosis der Psychotherapie (Deisenhofer et al., 2024; Elsaesser et al., 2024). Enormes Potenzial ist von der Implementierung künstlicher Intelligenz in digitale Psychotherapie-Instrumente zu erwarten, insbesondere von audiovisuellen Erweiterungen mit Sprachmodellen wie Chat-GPT oder Avataren (Kurniawan et al., 2024; Spiegel et al., 2024).

Tarifierung von Psychotherapie

Bezogen auf die volkswirtschaftliche Bedeutung psychischer Erkrankungen – nota bene, die indirekten Kosten unipolarer Depressionen stehen im Vergleich mit allen anderen Erkrankungen weltweit an der Spitze (Chodavadia et al., 2023; GBD – Diseases Injuries, 2020; GBD – Mental Disorders Collaborators, 2022) – sind die geltenden Tarife für psychotherapeutische Leistungen zu tief bemessen. Vor dem Hintergrund der möglichen Effizienzsteigerung durch geeignete Sanierungsmaßnahmen, personalisierte Indikationsstellung und eine Verbesserung der Psychotherapiemethoden sollte die finanzielle Abgeltung revidiert werden. Das in der Schweiz geltende Tarifmodell und auch dessen Weiterentwicklung setzen die Anreize aufgrund des Zeittarifs nicht auf die Effizienz, und ein integrierter, skalierter und stufengerechter Einsatz der therapeutischen Ressourcen wird praktisch verunmöglicht.

14.4 Neuroplastizität

Neuroplastische Prozesse spielen als pathophysiologischer und therapeutischer Faktor von Depressionen eine wichtige Rolle (Malberg et al., 2000). So löst chronischer Stress neurotoxische Prozesse aus (Henn & Vollmayr, 2004; Normann et al., 2007), welche sich u. a. auch in bildgebenden Untersuchungen in einer Volumenminderung hippokampaler und anderer Hirnstrukturen auswirkt (Schmaal et al., 2016; Sheline et al., 2003; Sun et al., 2023).

Depressionen gehen mit einer Verminderung kognitiver Funktionen einher und antidepressiv wirksame Therapien (Meister et al., 2023; Otto et al., 2016; Wilkinson et al., 2019), wie selektive Serotonin-Wiederaufnahmehemmer (Casarotto et al., 2021; Castrén, 2005; Popoli et al., 2002), Elektrokonvulsionstherapie (Brooks et al., 2024), Schlafentzug (Kuhn et al., 2020) und Psychotherapie erhöhen die aktivitätsabhängige Plastizität (Brooks et al., 2024; Enkavi et al., 2024; Kuhn et al., 2020). So führen etwa Antidepressiva zu einer Volumenzunahme in der Amygdala (Evans et al., 2024), welche eine wichtige Rolle in der Emotionsregulation spielt. Neuroplastische Prozesse finden besonders auch während des Schlafs statt (Tononi & Cirelli, 2020) und haben einen klinisch relevanten Einfluss auf kognitive Prozesse und damit auf die Wirksamkeit von Psychotherapie (Thase et al., 1997).

Diese und weitere Forschungsergebnisse zeigen, dass psychische Erkrankungen nur im Rahmen des bio-psycho-sozialen Krankheitsmodells (Engel, 1977) zu verstehen sind und dass die Diagnostik (WHO, 2024) und die Behandlung diese Dimensionen integrieren sollte (Fricchione, 2023).

14.4.1 Kombination von Psychotherapie und Pharmakotherapie

Der Königsweg bei der Behandlung von Depressionen beruht i. d. R. auf einer Kombination aus Pharmako- und Psychotherapie (Breedvelt et al., 2021, 2024; Cuijpers et al., 2020, 2023; Guidi & Fava, 2021).

Klinische Studien haben gezeigt, dass neuroplastogen wirkende Substanzen wie 3,4-Methylendioxy-N-methylamphetamin bzw. MDMA in Kombination mit Psychotherapie eine gute Wirksamkeit in der Behandlung der posttraumatischen Belastungsstörung aufweisen (Mitchell et al., 2021; Norred et al., 2024). Entsprechend werden weitere neuroplastisch aktive Moleküle wie D-Cycloserine und verwandte Substanzen betreffend ihrer Augmentationswirkung von Psychotherapie bei Depression klinisch getestet (Vestring et al., 2024; Warner-Schmidt et al., 2024; Wilkinson et al., 2019). Klassische monoaminerge und andere antidepressiv wirkende Medikamente erhöhen die Neuroplastizität (Casarotto et al., 2021), und weil dies eine fundamentale neurale Grundlage für Lernvorgänge darstellt, könnte sich dadurch der additive Effekt der Kombination aus Psychotherapie und Pharmakotherapie bei der Depressionsbehandlung erklären (DeRubeis et al., 2008; Dijkstra & Nagatsu, 2022).

Die Frage der Kombination von Pharmako- und Psychotherapie stellt sich aktuell intensiv im Zusammenhang mit der Einführung von Psychedelika als Antidepressiva und Anxiolytika sowie zur Behandlung von Alkoholabhängigkeit, da diese neben psychedelischen auch ausgeprägte neuroplastische Wirkungen besitzen (Moliner et al., 2023). Es ist derzeit unklar, ob es sich bei den schnell einsetzenden und nachhaltigen Wirkungen bei Depression um rein pharmakodynamische Effekte handelt oder ob eine adjuvante Psychotherapie notwendig ist. Entsprechend wird kontrovers diskutiert, ob die psychedelische Erfahrung einen therapiebegünstigenden Vorgang darstellt (McIntyre, 2023), welcher mit einer sogenannten Psychedelika-assistierten Psychotherapie verstärkt werden muss (Rosenblat et al., 2024). Derzeit liegt keine empirische Evidenz für die eine oder andere Sichtweise vor, da in allen publizierten klinischen Studien sowohl in der Psychedelika- als auch in der Kontrollbedingung eine generische psychotherapeutische Unterstützung und Begleitung durchgeführt wurde. Jedoch ist evident, dass die Patient:innen während der psychedelischen dissoziativen Erfahrung besonders vulnerabel sind und Schutz zur Verhinderung von Ängsten, Suizidalität und anderen unerwünschten Arzneimittelwirkungen benötigen, und daher von einem Menschen begleitet werden müssen (Goodwin et al., 2024; Gren et al., 2023).

14.5 Fazit

Unbestritten ist, dass Psychotherapie wirkt. Es ist aber auch klar, dass deren Mechanismen unvollständig verstanden sind und weiter intensiv experimentell und klinisch erforscht werden müssen, um wirksamer und personalisierter angewandt werden zu können (Holmes et al., 2014).

Diese Forderung beinhaltet auch die Erforschung von Möglichkeiten, Psychotherapie skalierbar und somit mit den verfügbaren Ressourcen für die Grundversorgung besser zugänglich zu machen, und dies bei erhaltener Wirksamkeit. Die Skalierung von Psychotherapie muss multimodal, bedarfsorientiert und interdisziplinär sein und Methoden implementieren, welche die Wirkfaktoren effizient zum Tragen bringen. Auf diese Weise kann die Psychotherapie als wichtiges Element in der Behandlung von Patient:innen mit psychischen Erkrankungen weiterentwickelt und in der Zukunft weiter etabliert werden.

14.6 Dank

Die kritischen Betrachtungen sind im Einklang mit der Vision von Gerhard Dammann, der mich als langjähriger Weggefährte und Freund zu wesentlichen Gedanken in diesem Kapitel inspiriert hat und dem es in dankbarer Erinnerung gewidmet ist.

Literatur

Arean, P. A., Raue, P., Mackin, R. S. et al. (2010). Problem-solving therapy and supportive therapy in older adults with major depression and executive dysfunction. *Am J Psychiatry, 167*(11), 1391–1398.

BAG. (2022, 1. September). Operationalisierung der Kriterien »Wirksamkeit, Zweckmässigkeit und Wirtschaftlichkeit« nach Artikel 32 des Bundesgesetzes über die Krankenversicherung (KVG) Grundlagendokument. www.bag.admin.ch/bag/de/home/versicherungen/kranken versicherung/krankenversicherung-bezeichnung-der-leistungen.html.

Ballesteros, J., Moreno-Calvete, M. C., Santos-Zorrozua, B. et al. (2023). Cognitive behavioural therapy plus standard care versus standard care for persistent aggressive behaviour or agitation in people with schizophrenia. *Cochrane Database Syst Rev, 7*(7), CD013511.

Berger, M. (1994). Der Facharzt für Psychiatrie und Psychotherapie. *Psychological Bulletin, 20*, 334–341.

Beutel, M., Krakau, L., Kaufhold, J. et al. (2023). Recovery from chronic depression and structural change: 5-year outcomes after psychoanalytic and cognitive-behavioural long-term treatments (LAC depression study). *Clin Psychol Psychother, 30*(1), 188–201.

Bosshart, H., Giger, M. & Zollikofer, J. (2019). Psychiatrie. *Manual der Schweizerischen Gesellschaft der Vertrauens- und Versicherungsärzte* https://www.vertrauensaerzte.ch/manual/4/psychiatrie/#:~:text=Es%20handelt%20sich%20um%20eine,%2C%2027%20PsyG)%20ausgeführt%20wird.

Breedvelt, J. J. F., Brouwer, M. E., Harrer, M. et al. (2021). Psychological interventions as an alternative and add-on to antidepressant medication to prevent depressive relapse: systematic review and meta-analysis. *Br J Psychiatry, 219*(4), 538–545.

Breedvelt, J. J. F., Karyotaki, E., Warren, F. C. et al. (2024). An individual participant data meta-analysis of psychological interventions for preventing depression relapse. *Nature Mental Health, 2*(2), 154–163.

Brooks, J. O., 3rd, Kruse, J. L., Kubicki, A. et al. (2024). Structural brain plasticity and inflammation are independently related to changes in depressive symptoms six months after an index ECT course. *Psychol Med, 54*(1), 108–116.

Bruijniks, S. J. E., Hollon, S. D., Lemmens, L. et al. (2024). Long-term outcomes of once weekly v. twice weekly sessions of cognitive behavioral therapy and interpersonal psychotherapy for depression. *Psychol Med, 54*(3), 517–526.

Bruijniks, S. J. E., Lemmens, L., Hollon, S. D. et al. (2020). The effects of once- versus twice-weekly sessions on psychotherapy outcomes in depressed patients. *Br J Psychiatry, 216*(4), 222–230.

Bruijniks, S. J. E., Meeter, M., Lemmens, L. et al. (2022). Mechanistic pathways of change in twice weekly versus once weekly sessions of psychotherapy for depression. *Behav Res Ther, 151*, 104038.

Bruijniks, S. J. E., van Bronswijk, S. C., DeRubeis, R. J. et al. (2022,). Individual differences in response to once versus twice weekly sessions of CBT and IPT for depression. *J Consult Clin Psychol, 90*(1), 5–17.

Buergler, S., Sezer, D., Gaab, J. et al. (2023). The roles of expectation, comparator, administration route, and population in open-label placebo effects: a network meta-analysis. *Sci Rep, 13*(1), 11827.

Campbell, L. F., Norcross, J. C., Vasquez, M. J. et al. (2013). Recognition of psychotherapy effectiveness: the APA resolution. *Psychotherapy (Chic), 50*(1), 98–101.

Casarotto, P. C., Girych, M., Fred, S. M. et al. (2021). Antidepressant drugs act by directly binding to TRKB neurotrophin receptors. *Cell, 184*(5), 1299–1313 e1219.

Castrén, E. (2005). Is mood chemistry? *Nature Reviews Neuroscience, 6*(3), 241–246.

Chodavadia, P., Teo, I., Poremski, D. et al. (2023). Prevalence and economic burden of depression and anxiety symptoms among Singaporean adults: results from a 2022 web panel. *BMC Psychiatry, 23*(1), 104.

Choi, K. W., Chen, C. Y., Stein, M. B. et al. (2019). Assessment of Bidirectional Relationships Between Physical Activity and Depression Among Adults: A 2-Sample Mendelian Randomization Study. *JAMA Psychiatry, 76*(4), 399–408.

Cuijpers, P., Cristea, I. A., Karyotaki, E. et al. (2019). Component studies of psychological treatments of adult depression: A systematic review and meta-analysis. *Psychother Res, 29*(1), 15–29.

Cuijpers, P., Driessen, E., Hollon, S. D. et al. (2012). The efficacy of non-directive supportive therapy for adult depression: a meta-analysis. *Clin Psychol Rev, 32*(4), 280–291.

Cuijpers, P., Karyotaki, E., de Wit, L. et al. (2019). The effects of fifteen evidence-supported therapies for adult depression: A meta-analytic review. *Psychother Res*, 1–15.

Cuijpers, P., Karyotaki, E., Reijnders, M. et al. (2019). Is psychotherapy effective? Pretending everything is fine will not help the field forward. *Epidemiol Psychiatr Sci*, 1–2.

Cuijpers, P., Miguel, C., Ciharova, M. et al. (2024). Non-directive supportive therapy for depression: A meta-analytic review. *J Affect Disord, 349*, 452–461.

Cuijpers, P., Miguel, C., Harrer, M. et al. (2023). Does the use of pharmacotherapy interact with the effects of psychotherapy? A meta-analytic review. *Eur Psychiatry, 66*(1), e63.

Cuijpers, P., Noma, H., Karyotaki, E., Cipriani, A. et al. (2019). Effectiveness and Acceptability of Cognitive Behavior Therapy Delivery Formats in Adults With Depression: A Network Meta-analysis. *JAMA Psychiatry, 76*(7), 700–707.

Cuijpers, P., Noma, H., Karyotaki, E., Vinkers, C. H. et al. (2020). A network meta-analysis of the effects of psychotherapies, pharmacotherapies and their combination in the treatment of adult depression. *World Psychiatry, 19*(1), 92–107.

Cuijpers, P., Reijnders, M., Karyotaki, E. et al. (2018). Negative effects of psychotherapies for adult depression: A meta-analysis of deterioration rates. *Journal of Affective Disorders, 239*, 138–145.

Czekalla, J. (2007). Klinische Studien und Arzneimittelzulassungen für Psychopharmaka aus Sicht der pharmazeutischen Medizin. *Psychopharmakotherapie, 14*, 14:198–202.

de Leeuw, M., Laager, M., Gaab, J. et al. (2024). Boosting open-label placebo effects in acute induced pain in healthy adults (BOLPAP-study): study protocol of a randomized controlled trial. *Front Med (Lausanne), 11*, 1238878.

Deisenhofer, A. K., Barkham, M., Beierl, E. T. et al. (2024). Implementing precision methods in personalizing psychological therapies: Barriers and possible ways forward. *Behav Res Ther, 172*, 104443.

DeRubeis, R. J., Siegle, G. J., & Hollon, S. D. (2008). Cognitive therapy versus medication for depression: treatment outcomes and neural mechanisms. *Nat Rev Neurosci, 9*(10), 788–796.

DGPPN. (2015). Deutsche Gesellschaft für Psychiatrie und Psychotherapie – Psychosomatik und Nervenheilkunde eV: Konzept eines budgetbasierten Entgeltsystems fur die Fachgebiete Psychiatrie und Psychotherapie, Psychosomatische Medizin und Psychotherapie, Kinder- und Jugendpsychiatrie und -psychotherapie (für die Entgelt-Plattform der Fachgesellschaften und Verbande für Psychiatrie und Psychosomatik). *Nervenarzt, 86*(11), 1400–1402. (Concept of budget-based remuneration system for the fields of psychiatry and psychotherapy, psychosomatic medicine and psychotherapy, child and adolescent psychiatry and psychotherapy)

Dijkstra, J. M., & Nagatsu, T. (2022). Cognitive behavioral therapy (CBT), acceptance and commitment therapy (ACT), and Morita therapy (MT); comparison of three established psychotherapies and possible common neural mechanisms of psychotherapies. *J Neural Transm (Vienna), 129*(5–6), 805–828.

Donath, C., Atzmuller, L., Florack, J. et al. (2024). [The Effect of Exercise Therapy on Adolescent Mental Health: A Systematic Review with Practical Example]. *Z Kinder Jugendpsychiatr Psychother, 52*(2), 94–108. (Wirkung von Sportinterventionen auf die psychische Gesundheit von Jugendlichen: Ein systematisches Review mit Praxisbeispiel Boulderpsychotherapie.)

Ebert, D. D., Berking, M., Cuijpers, P. et al. (2015). Increasing the acceptance of internet-based mental health interventions in primary care patients with depressive symptoms. A randomized controlled trial. *J Affect Disord, 176*, 9–17.

EDI. (2024). Eidgenössisches Departement des Innern (EDI): 832.112.31: Verordnung des EDI über Leistungen in der obligatorischen Krankenpflegeversicherung (Krankenpflege-Leistungsverordnung, KLV) vom 29. September 1995 (Stand am 24. Januar 2024). https://www.fedlex.admin.ch/eli/cc/1995/4964_4964_4964/de#tit_1/chap_2/sec_6.

Ehrt-Schafer, Y., Rusmir, M., Vetter, J. et al. (2023). Feasibility, Adherence, and Effectiveness of Blended Psychotherapy for Severe Mental Illnesses: Scoping Review. *JMIR Ment Health, 10*, e43882.

Elsaesser, M., Feige, B., Kriston, L. et al. (2024). Longitudinal Clusters of Long-Term Trajectories in Patients with Early-Onset Chronic Depression: 2 Years of Naturalistic Follow-Up after Extensive Psychological Treatment. *Psychother Psychosom, 93*(1), 65–74.

Engel, G. L. (1977). The need for a new medical model: a challenge for biomedicine. *Science, 196*(4286), 129–136.

Enkavi, G., Girych, M., Moliner, R. et al. (2024). TrkB transmembrane domain: bridging structural understanding with therapeutic strategy. *Trends Biochem Sci.*

Evans, J. W., Graves, M. C., Nugent, A. C. et al. (2024). Hippocampal volume changes after (R,S)-ketamine administration in patients with major depressive disorder and healthy volunteers. *Sci Rep, 14*(1), 4538.

Eysenck, H. J. (1952). The effects of psychotherapy: an evaluation. *Journal of Consulting Psychology, 16*, 319–324.

Falkenstrom, F., Markowitz, J. C., Jonker, H. et al. (2013). Can psychotherapists function as their own controls? Meta-analysis of the crossed therapist design in comparative psychotherapy trials. *J Clin Psychiatry, 74*(5), 482–491.

FMH. (1963). Reglement zur Erlangung des Spezialarzttitels FMH. *Schweizerische Ärztezeitung, 44*, 597–601.

Fonagy, P., & Target, M. (1997). Attachment and reflective function: Their role in self-organization. *Development and Psychopathology, 9*(4), 679–700.

Force, O. T. (2008). *Operationalized Psychodynamic Diagnosis OPD-2: Manual of Diagnosis and Treatment Planning.* Hogrefe.

Fricchione, G. (2023). Mind body medicine: a modern bio-psycho-social model forty-five years after Engel. *Biopsychosoc Med, 17*(1), 12.

Frisaldi, E., Shaibani, A., Benedetti, F. et al. (2023). Placebo and nocebo effects and mechanisms associated with pharmacological interventions: an umbrella review. *BMJ Open, 13*(10), e077243.

Furukawa, T. A., Noma, H., Caldwell, D. M. et al. (2014). Waiting list may be a nocebo condition in psychotherapy trials: a contribution from network meta-analysis. *Acta Psychiatr Scand, 130*(3), 181–192.

Gaab, J., Kossowsky, J., Ehlert, U. et al. (2019). Effects and Components of Placebos with a Psychological Treatment Rationale – Three Randomized-Controlled Studies. *Sci Rep, 9*(1), 1421.

GBD – Diseases Injuries, C. (2020). Global burden of 369 diseases and injuries in 204 countries and territories, 1990–2019: a systematic analysis for the Global Burden of Disease Study 2019. *Lancet, 396*(10258), 1204–1222.

GBD – Mental Disorders Collaborators. (2022). Global, regional, and national burden of 12 mental disorders in 204 countries and territories, 1990–2019: a systematic analysis for the Global Burden of Disease Study 2019. *Lancet Psychiatry, 9*(2), 137–150.

Georgescu, D. (2015). Schlüsselkompetenzen im Laufe der Zeit am Beispiel der Weiterbildung in Erwachsenenpsychiatrie. In V. Heyse & M. Giger (Eds.), *Erfolgreich in die Zukunft: Schlüsselkompetenzen in Gesundheitsberufen: Konzepte und Praxismodelle für die Aus-, Weiter- und Fortbildung in Deutschland, Österreich und der Schweiz* (pp. 181–218). medhochzwei.

Glass, G. V. (1977). Integrating findings: the meta-analysis of research. *Review of Research in Education, 5*, 351–379.

Gold, S. M., Enck, P., Hasselmann, H. et al. (2017). Control conditions for randomised trials of behavioural interventions in psychiatry: a decision framework. *Lancet Psychiatry, 4*(9), 725–732.

Goldberg, S. B. (2022). A common factors perspective on mindfulness-based interventions. *Nat Rev Psychol, 1*(10), 605–619.

Goldberg, S. B., & Tucker, R. P. (2020). Allegiance effects in mindfulness-based interventions for psychiatric disorders: A meta-re-analysis. *Psychother Res, 30*(6), 753–762.

Goodwin, G. M., Malievskaia, E., Fonzo, G. A. et al. (2024). Must Psilocybin Always »Assist Psychotherapy«? *Am J Psychiatry, 181*(1), 20–25.

Gordon, B. R., McDowell, C. P., Hallgren, M. et al. (2018). Association of Efficacy of Resistance Exercise Training With Depressive Symptoms: Meta-analysis and Meta-regression Analysis of Randomized Clinical Trials. *JAMA Psychiatry, 75*(6), 566–576.

Grawe, K., Donati, R., & Bernauer, F. (1994). *Psychotherapie im Wandel. Von der Konfession zur Profession.* Hogrefe.

Gren, J., Gorman, I., Ruban, A. et al. (2023). Call for evidence-based psychedelic integration. *Exp Clin Psychopharmacol.*

Guidi, J., & Fava, G. A. (2021). Sequential Combination of Pharmacotherapy and Psychotherapy in Major Depressive Disorder: A Systematic Review and Meta-analysis. *JAMA Psychiatry, 78*(3), 261–269.

Gullestad, E., Stänicke, E., & Leuzinger-Bohleber, M. (2024). *Psychoanalytic studies of change. An integrative perspective.* Routledge.

Haaf, R., Vock, P., Wachtershauser, N. et al. (2024). [Efficacy of internet-based interventions for depression available in Germany-A systematic review and meta-analysis]. *Nervenarzt, 95*(3),

206–215. (Wirksamkeit in Deutschland verfugbarer internetbasierter Interventionen fur Depressionen – ein systematisches Review mit Metaanalyse.)

Hedman-Lagerlof, E., Carlbring, P., Svardman, F. et al. (2023). Therapist-supported Internet-based cognitive behaviour therapy yields similar effects as face-to-face therapy for psychiatric and somatic disorders: an updated systematic review and meta-analysis. *World Psychiatry, 22*(2), 305–314.

Hegerl, U., Hautzinger, M., Mergl, R. et al. (2010). Effects of pharmacotherapy and psychotherapy in depressed primary-care patients: a randomized, controlled trial including a patients' choice arm. *Int J Neuropsychopharmacol, 13*(1), 31–44.

Henn, F. A., & Vollmayr, B. (2004). Neurogenesis and depression: etiology or epiphenomenon? *Biol Psychiatry, 56*(3), 146–150.

Henson, P., Wisniewski, H., Hollis, C. et al. (2019). Digital mental health apps and the therapeutic alliance: initial review. *BJPsych Open, 5*(1), e15.

Herpertz, S. C., Herpertz, S., Schaff, C. et al. (2011). *Studie zur Versorgungsforschung: Spezifische Rolle der Ärztlichen Psychotherapie (i.A. Bundesärztekammer, i.N. der Initiative zur Versorgungsforschung: Spezifische Rolle der Ärztlichen Psychotherapie).* https://www.bundesaerztekammer.de/fileadmin/user_upload/_old-files/downloads/aerztliche-psychotherapie-herpertz.pdf.

Herzog, P., Lauff, S., Rief, W., & Brakemeier, E. L. (2019). Assessing the unwanted: A systematic review of instruments used to assess negative effects of psychotherapy. *Brain Behav, 9*(12), e01447.

Hirokawa-Ueda, H., Sawamura, Y., Kawakami, T. et al. (2023). Interpersonal counseling versus active listening in the treatment of mild depression: a randomized controlled trial. *J Phys Ther Sci, 35*(7), 533–537.

Hohagen, F. (2000, 2000/07/01). Zum Stand der Weiterbildungsdiskussion in Psychiatrie und Psychotherapie. *Der Nervenarzt, 71*(7), 513–517.

Hohagen, F., & Berger, M. (1994). The new German specialist for psychiatry and psychotherapy and its consequences for advanced training programs. *European Psychiatry, 9*(5), 265–271.

Holmes, E. A., Craske, M. G., & Graybiel, A. M. (2014, 2014/07/01). Psychological treatments: A call for mental-health science. *Nature, 511*(7509), 287–289.

Holohan, M., & Fiske, A. (2021). »Like I'm Talking to a Real Person«: Exploring the Meaning of Transference for the Use and Design of AI-Based Applications in Psychotherapy. *Front Psychol, 12*, 720476.

Howard, D. M., Adams, M. J., Clarke, T. K. et al. (2019). Genome-wide meta-analysis of depression identifies 102 independent variants and highlights the importance of the prefrontal brain regions. *Nat Neurosci, 22*(3), 343–352.

Kahlon, M. K., Aksan, N., Aubrey, R. et al. (2021). Effect of Layperson-Delivered, Empathy-Focused Program of Telephone Calls on Loneliness, Depression, and Anxiety Among Adults During the COVID-19 Pandemic: A Randomized Clinical Trial. *JAMA Psychiatry, 78*(6), 616–622.

Karasu, T. B. (1986). The specificity versus nonspecificity dilemma: toward identifying therapeutic change agents. *Am J Psychiatry, 143*(6), 687–695.

Karg, N., Dorscht, L., Kornhuber, J. et al. (2020). Bouldering psychotherapy is more effective in the treatment of depression than physical exercise alone: results of a multicentre randomised controlled intervention study. *BMC Psychiatry, 20*(1), 116.

Karyotaki, E., Araya, R., Kessler, R. C. et al. (2022). Association of Task-Shared Psychological Interventions With Depression Outcomes in Low- and Middle-Income Countries: A Systematic Review and Individual Patient Data Meta-analysis. *JAMA Psychiatry, 79*(5), 430–443.

Karyotaki, E., Efthimiou, O., Miguel, C. et al. (2021). Internet-Based Cognitive Behavioral Therapy for Depression: A Systematic Review and Individual Patient Data Network Meta-analysis. *JAMA Psychiatry, 78*(4), 361–371.

Klein, D. F. (2000). Flawed meta-analyses comparing psychotherapy with pharmacotherapy. *Am J Psychiatry, 157*(8), 1204–1211. https://doi.org/10.1176/appi.ajp.157.8.1204

Kocsis, J. H., Leon, A. C., Markowitz, J. C. et al. (2009). Patient preference as a moderator of outcome for chronic forms of major depressive disorder treated with nefazodone, cognitive behavioral analysis system of psychotherapy, or their combination. *J Clin Psychiatry, 70*(3), 354–361. https://doi.org/10.4088/jcp.08m04371

Kuhn, M., Maier, J. G., Wolf, E. et al. (2020). Indices of cortical plasticity after therapeutic sleep deprivation in patients with major depressive disorder. *J Affect Disord, 277*, 425–435. https://doi.org/10.1016/j.jad.2020.08.052

Kurniawan, M. H., Handiyani, H., Nuraini, T. et al. (2024). A systematic review of artificial intelligence-powered (AI-powered) chatbot intervention for managing chronic illness. *Ann Med, 56*(1), 2302980. https://doi.org/10.1080/07853890.2024.2302980

KVG. (1994, 18. März). *Schweizerische Eidgenossenschaft: Bundesgesetz über die Krankenversicherung (KVG).* https://www.fedlex.admin.ch/eli/cc/1995/1328_1328_1328/de#a32.

KVV 832.102. (2022). *Eidgenössisches Departement des Innereren: Verordnung über die Krankenversicherung (KVV) 832.102: Neuregelung der psychologischen Psychotherapie ab 1. Juli 2022.* https://www.fedlex.admin.ch/eli/cc/1995/3867_3867_3867/de, Stand 2022.

Lambert, M., Karow, A., Gallinat, J. et al. (2020). Study protocol for a randomised controlled trial evaluating an evidence-based, stepped and coordinated care service model for mental disorders (RECOVER). *BMJ Open, 10*(5), e036021.

Lambert, M. J., Bergin, A. E., & Garfield, S. L. (2003). *Bergin and Garfield's Handbook of Psychotherapy and Behavior Change.* John Wiley & Sons Inc..

Lampropoulos, G. K. (2000). Definitional and research issues in the common factors approach to psychotherapy integration: Misconceptions, clarifications, and proposals. *Journal of Psychotherapy Integration, 10*, 415–438.

Leuzinger-Bohleber, M. (1989). Veränderung kognitiver Prozesse in Psychoanalysen. In *Fünf Aggregierte Einzelfallstudien* (Vol. Band 2). PSZ Verlag (Springer).

Leuzinger-Bohleber, M., Hautzinger, M., Fiedler, G. et al. (2019). Outcome of Psychoanalytic and Cognitive-Behavioural Long-Term Therapy with Chronically Depressed Patients: A Controlled Trial with Preferential and Randomized Allocation. *Can J Psychiatry, 64*(1), 47–58.

Leuzinger-Bohleber, M., Kaufhold, J., Kallenbach, L. et al. (2019). How to measure sustained psychic transformations in long-term treatments of chronically depressed patients: Symptomatic and structural changes in the LAC Depression Study of the outcome of cognitive-behavioural and psychoanalytic long-term treatments. *Int J Psychoanal, 100*(1), 99–127.

Lieb, K., von der Osten-Sacken, J., Stoffers-Winterling, J. et al. (2016). Conflicts of interest and spin in reviews of psychological therapies: a systematic review. *BMJ Open, 6*(4), e010606.

Lipschitz, J. M., Pike, C. K., Hogan, T. P. et al. (2023). The engagement problem: A review of engagement with digital mental health interventions and recommendations for a path forward. *Curr Treat Options Psychiatry, 10*(3), 119–135.

Lomangino, K. M. (2016). Countering Cognitive Bias: Tips for Recognizing the Impact of Potential Bias on Research. *J Acad Nutr Diet, 116*(2), 204–207.

Luborsky, L., Diguer, L., Seligman, D. A. et al. (1999). The researcher's own therapy allegiances: A »wild card« in comparisons of treatment efficacy. *Clinical Psychology: Science and Practice, 6*, 95–106.

Luborsky, L., Singer, B., & Luborsky, L. (1975). Comparative Studies of Psychotherapies: Is It True That »Everyone Has Won and All Must Have Prizes«? *Archives of General Psychiatry, 32*(8), 995–1008.

Luttenberger, K., Donath, C., Graessel, E. et al. (2023). Treating depression in an outpatient setting: Predictors of patient response to bouldering psychotherapy, cognitive behavioural therapy or exercise alone. *Clin Psychol Psychother.*

Luttenberger, K., Karg-Hefner, N., Berking, M. et al. (2022). Bouldering psychotherapy is not inferior to cognitive behavioural therapy in the group treatment of depression: A randomized controlled trial. *Br J Clin Psychol, 61*(2), 465–493.

Malberg, J. E., Eisch, A. J., Nestler, E. J. et al. (2000). Chronic antidepressant treatment increases neurogenesis in adult rat hippocampus. *J Neurosci, 20*(24), 9104–9110.

Mathur, S., Weiss, H. A., Neuman, M. et al. (2023). Developing knowledge-based psychotherapeutic competencies in non-specialist providers: A pre-post study with a nested rando-

mised controlled trial of a coach-supported versus self-guided digital training course for a problem-solving psychological intervention in India. *Glob Ment Health (Camb), 10*, e87.
McIntyre, R. S. (2023). Is the psychedelic experience an essential aspect of the therapeutic effect of serotonergic psychedelics? Conceptual, discovery, development and implementation implications for psilocybin and related agents. *Expert Opin Drug Saf, 22*(10), 885–889.
McQuaid, A., Sanatinia, R., Farquharson, L. et al. (2021). Patient experience of lasting negative effects of psychological interventions for anxiety and depression in secondary mental health care services: a national cross-sectional study. *BMC Psychiatry, 21*(1), 578.
Meister, L., Dietrich, A. C., Stefanovic, M. et al. (2023). Pharmacological memory modulation to augment trauma-focused psychotherapy for PTSD: a systematic review of randomised controlled trials. *Transl Psychiatry, 13*(1), 207.
Mergl, R., Henkel, V., Allgaier, A. K. et al. (2011). Are treatment preferences relevant in response to serotonergic antidepressants and cognitive-behavioral therapy in depressed primary care patients? Results from a randomized controlled trial including a patients' choice arm. *Psychother Psychosom, 80*(1), 39–47.
Mitchell, J. M., Bogenschutz, M., Lilienstein, A. et al. (2021). MDMA-assisted therapy for severe PTSD: a randomized, double-blind, placebo-controlled phase 3 study. *Nat Med, 27*(6), 1025–1033.
Mohr, D. C., Ho, J., Hart, T. L. et al. (2014). Control condition design and implementation features in controlled trials: a meta-analysis of trials evaluating psychotherapy for depression. *Transl Behav Med, 4*(4), 407–423.
Moliner, R., Girych, M., Brunello, C. A. et al. (2023). Psychedelics promote plasticity by directly binding to BDNF receptor TrkB. *Nat Neurosci, 26*(6), 1032–1041.
Mudiyanselage, K. W. W., De Santis, K. K., Jorg, F. et al. (2024). The effectiveness of mental health interventions involving non-specialists and digital technology in low-and middle-income countries – a systematic review. *BMC Public Health, 24*(1), 77.
Munder, T., Fluckiger, C., Leichsenring, F. et al. (2019). Is psychotherapy effective? A re-analysis of treatments for depression. *Epidemiol Psychiatr Sci, 28*(3), 268–274.
NHS. (2024). *National Health System: About the Improving Access to Psychological Therapies (IAPT) Data Set. Collecting information about people in contact with adult psychological therapy services in England.* https://digital.nhs.uk/data-and-information/data-collections-and-data-sets/data-sets/improving-access-to-psychological-therapies-data-set.
Noetel, M., Sanders, T., Gallardo-Gomez, D. et al. (2024). Effect of exercise for depression: systematic review and network meta-analysis of randomised controlled trials. *BMJ, 384*, e075847.
Normann, C., Schmitz, D., Furmaier, A. et al. (2007). Long-term plasticity of visually evoked potentials in humans is altered in major depression. *Biol Psychiatry, 62*(5), 373–380.
Norred, M. A., Zuschlag, Z. D., & Hamner, M. B. (2024). A Neuroanatomic and Pathophysiologic Framework for Novel Pharmacological Approaches to the Treatment of Post-traumatic Stress Disorder. *Drugs.*
Nutt, D. J., & Sharpe, M. (2008). Uncritical positive regard? Issues in the efficacy and safety of psychotherapy. *J Psychopharmacol, 22*(1), 3–6.
O'Driscoll, C., Buckman, J. E. J., Saunders, R. et al. (2023). Symptom-specific effects of counselling for depression compared to cognitive-behavioural therapy. *BMJ Ment Health, 26*(1).
Orlinsky, D. E., & Howard, K. I. (1987). A generic model of psychotherapy. *Journal of Integrative & Eclectic Psychotherapy, 6*(1), 6–27.
Otto, M. W., Lee, J., Hofmann, S. G. et al. (2016). Examining the efficacy of d-cycloserine to augment therapeutic learning in depression. *Contemp Clin Trials, 48*, 146–152.
Patterson, B., Boyle, M. H., Kivlenieks, M. et al. (2016). The use of waitlists as control conditions in anxiety disorders research. *J Psychiatr Res, 83*, 112–120.
Paul, S., Zhu, L., Mizevich, J., & Slater, L. (2024). Depression, anxiety, and personal recovery outcomes after group vs individual transdiagnostic therapy: a brief report. *Sci Rep, 14*(1), 4855.
Pecina, M., & Zubieta, J. K. (2018). Expectancy Modulation of Opioid Neurotransmission. *Int Rev Neurobiol, 138*, 17–37.

Ponten, M., Jonsjo, M., Vadenmark, V. et al. (2024). Association between expectations and clinical outcomes in online v. face-to-face therapy – an individual participant data meta-analysis. *Psychol Med, 54*(6), 1207–1214.

Popoli, M., Gennarelli, M., & Racagni, G. (2002). Modulation of synaptic plasticity by stress and antidepressants. *Bipolar Disord, 4*(3), 166–182.

Potijk, M. R., Aan Het Rot, M., Parlevliet, F. M. et al. (2020). Group Cognitive Behavioural Analysis System of Psychotherapy (CBASP) for persistently depressed outpatients: a retrospective chart review. *Br J Clin Psychol, 59*(4), 552–564.

Ramachandran, M., Brinton, C., Wiljer, D. et al. (2023). The impact of eHealth on relationships and trust in primary care: a review of reviews. *BMC Prim Care, 24*(1), 228.

Raviola, G., Naslund, J. A., Smith, S. L. et al. (2019, 2019/04/30). Innovative Models in Mental Health Delivery Systems: Task Sharing Care with Non-specialist Providers to Close the Mental Health Treatment Gap. *Current Psychiatry Reports, 21*(6), 44.

Rosenblat, J. D., Meshkat, S., Doyle, Z. et al. (2024). Psilocybin-assisted psychotherapy for treatment resistant depression: A randomized clinical trial evaluating repeated doses of psilocybin. *Med.*

Rozenzweig, S. (1936). Some implicit common factors in diverse methods of psychotherapy. *Am J Orthopsychiatry, 6*, 412–415.

Sabass, L., Padberg, F., Normann, C. et al. (2018). Cognitive Behavioral Analysis System of Psychotherapy as group psychotherapy for chronically depressed inpatients: a naturalistic multicenter feasibility trial. *Eur Arch Psychiatry Clin Neurosci, 268*(8), 783–796.

Sass, H. (1999). Schwerpunktbildung im Rahmen des Gebietes »Psychiatrie und Psychotherapie«. *Nervenarzt, 70*, 486–487.

Sauvant, J. D. (2023). *Integrierte Psychiatrisch-Psychotherapeutische Behandlung (IPPB): Wie unterscheidet man sie von einer Psychotherapie im engeren Sinn? SGV Manual.* https://www.vertrauensaerzte.ch/manual_rev5/psychiatrics/ippb.html.

Schmaal, L., Veltman, D. J., van Erp, T. G. et al. (2016). Subcortical brain alterations in major depressive disorder: findings from the ENIGMA Major Depressive Disorder working group. *Mol Psychiatry, 21*(6), 806–812.

Schramm, E., Breuninger, C., Wohlfarth, R. et al. (2022). Effectiveness of Nature- and Animal Assisted Mindfulness for Relapse Prevention in Depressed Patients With a History of Childhood Maltreatment. *Front Psychiatry, 13*, 899318.

Schramm, E., Kriston, L., Zobel, I. et al. (2017). Effect of Disorder-Specific vs Nonspecific Psychotherapy for Chronic Depression: A Randomized Clinical Trial. *JAMA Psychiatry, 74*(3), 233–242.

Schuch, F. B., Vancampfort, D., Firth, J. et al. (2018). Physical Activity and Incident Depression: A Meta-Analysis of Prospective Cohort Studies. *Am J Psychiatry, 175*(7), 631–648.

Schumacher, L., Klein, J. P., Elsaesser, M. et al. (2023). Implications of the Network Theory for the Treatment of Mental Disorders: A Secondary Analysis of a Randomized Clinical Trial. *JAMA Psychiatry, 80*(11), 1160–1168.

Schuster, R., Laireiter, A. R., Berger, T. et al. (2020). Immediate and long-term effectiveness of adding an Internet intervention for depression to routine outpatient psychotherapy: Subgroup analysis of the EVIDENT trial. *J Affect Disord, 274*, 643–651.

SGPP. (2022). *Schweizerische Gesellschaft für Psychiatrie und Psychotherapie (SGPP): Berufsbild Psychiater:in.* https://www.psychiatrie.ch/securedl/sdl-eyJ0eXAiOiJKV1QiLCJhbGciOiJIU-zI1NiJ9.eyJpYXQiOjE3MTAzMzE2MzAsImV4cCI6MTcxMDQyMTYyOSwidXNlciI6MC-wiZ3JvdXBzIjpbMCwtMV0sImZpbGUiOiJmaWxlYWRtaW5cL1NHUFBcL3VzZXJf-dXBsb2FkXC9VRWJlcl9VbnNcL2RfQmVydWZzYmlsZF9TR1BQXzEyLjEyLjIyX0ZJT-kFMLnBkZiIsInBhZ2UiOjg4MX0.SMpxILH50XvCt7vUGSyOPC8KtrUswoRhUMA-lE63Ge1Y/d_Berufsbild_SGPP_12.12.22_FINAL.pdf.

Sheline, Y. I., Gado, M. H., & Kraemer, H. C. (2003). Untreated depression and hippocampal volume loss. *Am J Psychiatry, 160*(8), 1516–1518.

Singer, S., Maier, L., Paserat, A. et al. (2022, 2022/03/01). Wartezeiten auf einen Psychotherapieplatz vor und nach der Psychotherapiestrukturreform. *Psychotherapeut, 67*(2), 176–184.

Singh, B., Olds, T., Curtis, R. et al. (2023). Effectiveness of physical activity interventions for improving depression, anxiety and distress: an overview of systematic reviews. *Br J Sports Med, 57*(18), 1203–1209.

SIWF. (2023). Fachärztin oder Facharzt für Psychiatrie und Psychotherapie. www.siwf.ch/files/pdf7/psychiatrie_version_internet_d.pdf.

Slamanig, R., Reisegger, A., Winkler, H. et al. (2021). A Systematic Review of Non-pharmacological Strategies to Reduce the Risk of Violence in Patients With Schizophrenia Spectrum Disorders in Forensic Settings. *Front Psychiatry, 12*, 618860.

Smith, M. L., & Glass, G. V. (1977). Meta-analysis of psychotherapy outcome studies. *American Psychologist, 32*, 752–760.

Spiegel, B. M. R., Liran, O., Clark, A. et al.(2024). Feasibility of combining spatial computing and AI for mental health support in anxiety and depression. *NPJ Digit Med, 7*(1), 22.

SRF. (2024). *Wenn Kriegsgeschädigte von Laien psychologische Hilfe bekommen. Viele Geflüchtete leiden an psychischen Problemen. Weil Anlaufstellen überlastet sind, bieten auch Laien Hilfe an.* https://www.srf.ch/news/schweiz/vom-krieg-traumatisiert-wenn-kriegsgeschaedigte-von-laien-psychologische-hilfe-bekommen.

Strachey, J., & Freud, A. (1904). *Freud's Psycho-Analytic Procedure. The Standard Edition of the Complete Psychological Works of Sigmund Freud, pp. 247–254.* The Hogarth Press and the Institute of Psycho-Analysis.

Sun, L., Lukkarinen, L., Putkinen, V. et al. (2022). Mu-opioid receptor system modulates responses to vocal bonding and distress signals in humans. *Philos Trans R Soc Lond B Biol Sci, 377*(1863), 20210181.

Sun, Y., Hu, N., Wang, M. et al. (2023). Hippocampal subfield alterations in schizophrenia and major depressive disorder: a systematic review and network meta-analysis of anatomic MRI studies. *J Psychiatry Neurosci, 48*(1), E34-E49.

Szigeti, B., Weiss, B., Rosas, F. E. et al. (2024). Assessing expectancy and suggestibility in a trial of escitalopram v. psilocybin for depression. *Psychol Med*, 1–8.

Task-Force der DGPPN. (2020). *Task-Force der Deutschen Gesellschaft für Psychiatrie und Psychotherapie – Psychosomatik und Nervenheilkunde eV (DGPPN): Zur Identität der Psychiatrie – Positionspapier einer Task-Force der DGPPN.* https://www.dgppn.de/_Resources/Persistent/69402dc31a70bb4bde680a0a45d7ab74762ad3e8/20200616_PoPa_Identität%20fin.pdf.

Teismann, T., Forkmann, T., Glaesmer, H. et al. (2024). Prevalence of suicidal ideation in German psychotherapy outpatients: A large multicenter assessment. *J Affect Disord, 351*, 971–976.

Thase, M.E., Buysse, D. J., Frank, E. et al. (1997). Which depressed patients will respond to interpersonal psychotherapy? The role of abnormal EEG sleep profiles. *Am J Psychiatry, 154*(4), 502–509.

Thase, M. E., Wright, J. H., Eells, T. D. et al. (2018). Improving the Efficiency of Psychotherapy for Depression: Computer-Assisted Versus Standard CBT. *Am J Psychiatry, 175*(3), 242–250.

Tononi, G., & Cirelli, C. (2020). Sleep and synaptic down-selection. *Eur J Neurosci, 51*(1), 413–421.

Twomey, C., O'Reilly, G., Bultmann, O. et al. (2020). Effectiveness of a tailored, integrative Internet intervention (deprexis) for depression: Updated meta-analysis. *PLoS One, 15*(1), e0228100.

Velten, J., Bräscher, A. K., Fehm, L. et al. (2018). Behandlungsdiagnosen in universitären Ambulanzen für psychologische Psychotherapie im Jahr 2016. *Zeitschrift für Klinische Psychologie und Psychotherapie, 47*(3), 175–185.

Vestring, S., Dorner, A., Scholliers, J. et al. (2024). D-Cycloserine enhances the bidirectional range of NMDAR-dependent hippocampal synaptic plasticity. *Transl Psychiatry, 14*(1), 18.

Wampold, B. E., Mondin, G. W., Moody, M. et al. (1997). A meta-analysis of outcome studies comparing bona fide psychotherapies: Empirically, »All must have prizes«. *Psychological Bulletin, 122*(3), 203–215.

Warner-Schmidt, J., Stogniew, M., Mandell, B. et al. (2024). Methylone is a rapid-acting neuroplastogen with less off-target activity than MDMA. *Front Neurosci, 18*, 1353131.

Watkins, C. E. (1988). Contemporary issues in counseling psychology: A selected review. *Professional Psychology: Research and Practice, 19*(4), 441–448.

Werder, G. (2022). Das Anordnungsmodell in der psychologischen Psychotherapie. *Jusletter*, 1–28.

WHO. (2024). *Weltgesundheitsorganisation: ICD-11.* https://icd.who.int/browse/2024-01/mms/en.

Wilkinson, S. T., Holtzheimer, P. E., Gao, S. et al. (2019). Leveraging Neuroplasticity to Enhance Adaptive Learning: The Potential for Synergistic Somatic-Behavioral Treatment Combinations to Improve Clinical Outcomes in Depression. *Biol Psychiatry, 85*(6), 454–465.

Wright, J. H., Owen, J., Eells, T. D. et al. (2022). Effect of Computer-Assisted Cognitive Behavior Therapy vs Usual Care on Depression Among Adults in Primary Care: A Randomized Clinical Trial. *JAMA Netw Open, 5*(2), e2146716.

Wutz, M., Hermes, M., Winter, V. (2023). Factors Influencing the Acceptability, Acceptance, and Adoption of Conversational Agents in Health Care: Integrative Review. *J Med Internet Res, 25*, e46548.

Yoder, W. R., Karyotaki, E., Cristea, I. A. et al. (2019). Researcher allegiance in research on psychosocial interventions: meta-research study protocol and pilot study. *BMJ Open, 9*(2), e024622.

15 Die psychiatrische Klinik als eine dynamische Organisation

Mathias Lohmer

15.1 Einleitung

Dieser – noch von Gerhard Dammann als Aufgabe vorgegebener – Titel des Kapitels legt eine zweifache Bedeutung von *dynamisch* nahe:

Zum einen geht es darum, dass eine psychiatrische Klinik als Organisation einem ständigen Wandel unterworfen ist und damit notwendig anpassungs- und entwicklungsorientiert sein muss, um aufgaben- und marktgerecht sein zu können.

Zum anderen aber geht es auch um das psychodynamische Verständnis von Organisationen und um die Frage, wie man diesen Organismus Klinik aus einer psychodynamischen Perspektive verstehen und steuern kann.

In diesem Kapitel werden daher folgende Themen behandelt:

- Was sind die Aufgaben einer psychiatrischen Klinik?
- Was macht eine gute Organisation aus?
- Was sind Fallstricke in der Organisation einer Klinik?
- Wobei hilft psychodynamisches Denken?
- Was braucht es, damit psychodynamisches Arbeiten möglich ist?

15.2 Aufgaben einer psychiatrischen Klinik aus psychodynamischer Sicht

15.2.1 Containment

Psychodynamisch-systemisch gesehen besteht die Aufgabe einer psychiatrischen Klinik darin, Spannung, Störung, Leid und Konflikte in ein System aufzunehmen, das heilen soll. Die grundlegende und primäre Aufgabe besteht also darin, Halt, Verarbeitungsmöglichkeit und Orientierung anzubieten – in einem psychodynamischen Verständnis *Struktur- und personales Containment.*

Containment als zentraler Begriff eines psychodynamischen Organisationsverständnisses meint die Fähigkeit einer Person, Gruppe oder Organisation, Spannungen und emotionale Turbulenzen aufzunehmen, zu halten, zu verarbeiten und in angemessener Form als verstehbare Antwort zurückzugeben (Bion, 1962, 1970a, 1970b; Lohmer, 2022).

Containment hat dabei zwei Facetten: Als *Struktur-Containment* (Giernalczyk & Lohmer, 2012) sorgt es für klare Strukturen und Prozesse, funktionale Leitung und Management, Reflexionsräume und Orientierung. Als *personales Containment* repräsentiert es eine Haltung, die eben diese Toleranz für emotionale Turbulenzen und ein verarbeitendes Reflektieren anstelle eines impulsiven Mitagierens zur Verfügung stellt.

15.2.2 Entwicklungsraum und Realitätsprinzip

Psychiatrische Kliniken stellen für verwirrte, gestörte, traumatisierte und von der Realitätsbewältigung überforderte Menschen einen temporären *Schutz- und Entwicklungsraum* zur Verfügung. Der Druck der alltäglichen Lebensbewältigung mit all seinen Anforderungen ist für einen Moment ausgesetzt. Gleichzeitig repräsentieren psychiatrische Kliniken auch das *Realitätsprinzip:* Es geht auch um Anpassung, Begrenzung von pathologischer Regression und Konfrontation mit den Aufgaben einer adäquaten Lebensbewältigung. Die Art und Weise, wie die Beteiligten der Organisation zusammenarbeiten, führen, Aufgaben angehen und welche Atmosphäre und Kultur sie damit schaffen, hat eine Modellwirkung für die Patient:innen und trägt entscheidend zur Wirksamkeit eines »Raumes der Gesundung« bei.

15.2.3 Ständige Konzeptentwicklung

Es gibt Konzepte, die zu ihrer Entstehungszeit revolutionär waren, z. B. das sozialpsychiatrische Grundkonzept der *Sektor-Orientierung*. Dabei geht es darum, dass Patient:innen aus einem Einzugsbereich bei häufig wiederholter Behandlungsbedürftigkeit immer auf dieselbe Abteilung/Station aufgenommen werden und nach Möglichkeit dieselben Behandler:innen erhalten. Beziehungskontinuität als handlungsleitender Faktor für eine heilende Umgebung steht hier also im Zentrum.

Im Rahmen der zunehmenden Behandlung von Patient:innen mit schweren Traumafolge- und Persönlichkeitsstörungen wurden aber zunehmend *störungsspezifische Konzepte* relevant, die spezialisierte Stationen oder Bereiche erfordern, die für bestimmte Patienten- und Diagnosegruppen (z. B. Sucht, Psychose, Traumafolgestörungen, Persönlichkeitsstörungen) Spezialsettings anbieten, häufig nach einem für das Team konsistenten handlungsleitenden Konzept (im Bereich der Persönlichkeitsstörungen z. B. TFP, MBT, DBT, Schematherapie) (Dulz et al., 2022; Lohmer 2024).

Damit wird der Gesichtspunkt *optimale störungsspezifische Setting-Gestaltung* zum handlungsleitenden Faktor und löst die Sektor-Orientierung ab. Dabei gerät er aber in Konflikt mit der *Sektor-Orientierung*, die in vielen Kliniken nach wie vor die Grundorientierung und identitätsstiftende Tradition darstellt.

Dann wiederum kann es zu einem Revival zwischenzeitlich in Vergessenheit geratener Konzepte kommen, wie dem der *Therapeutischen Gemeinschaft* (Lohmer, 2013; Hinshelwood & Manning, 1979) – gerade für die Behandlung strukturell gestörter Patient:innen. In diesem Konzept kann adäquates, realitätsgerechtes Verhalten mit einer gemeinsamen und demokratischen Gestaltung der Stationskultur und offenen Rückmeldungen eingeübt und Selbstwirksamkeit erlebt werden. Damit gibt es eine spannende Verbindung des alten Konzeptes *Therapeutische Gemeinschaft* zum neuen organisationalen Konzept der »psychologischen Sicherheit« (Möller & Giernalczyk, 2022).

Bewährte Konzepte müssen also immer wieder überprüft und neue Konzepte erprobt werden. Hierfür ist besonders die *funktionale Leitung* (Giernalczyk et al., 2012; Kernberg, 2000) einer Klinik wichtig, die die natürliche Homöostase-Neigung und damit das Verharren einer psychosozialen oder Gesundheits-Organisation (Lohmer & Wernz, 2000) durch persistentes Hinterfragen »stört« und ständige Entwicklungsanreize gibt – doch davon später noch mehr.

15.3 Charakteristika einer guten Organisation

Eine gute, also funktionale, ihren Zweck erfüllende und für Kund:innen und Mitarbeiter:innen förderliche Organisation weist die folgenden Charakteristika auf.

15.3.1 Fähigkeit zur Adaptation

Als zur Umwelt offenes System besteht eine kontinuierliche Fähigkeit zur Adaptation an sich verändernde Bedingungen – dies zeichnet auch die *Resilienz* eines Systems aus. Eine zeitgemäße Organisation braucht eine Orientierung an den Umweltanforderungen, am Markt, an den »Kund:innen« und den Mitarbeiter:innen.

15.3.2 Klare Aufgaben, Kompetenzen und Verantwortlichkeiten (AKV)

Dies klingt zunächst selbstverständlich – aber nur allzu oft erschweren unklare Grenzen und Verantwortlichkeiten wirkungsvolles Arbeiten. Hier hilft der Begriff der *Rolle:* Was muss ich, was kann ich und was darf ich nicht im Rahmen meiner Rolle? Rollen und dazugehörige Erwartungen müssen in Organisationen immer wieder ausgehandelt werden.

15.3.3 Selbstwirksamkeitserleben der Mitarbeiter:innen

Es wurde häufig beschrieben, dass die jüngeren Generationen (»Generation Z«) der Mitarbeiter:innen ein ausgeprägtes – und nachvollziehbares – Bedürfnis nach *Sinnhaftigkeit* (Purpose), Mitwirkung und *Wirksamkeitserleben* in ihrer beruflichen

Praxis und Rolle haben. Die Entwicklung von New Work und Agilität (Holle et al., 2019; Möller & Giernalczyk, 2022) macht deutlich, dass darin eine enorme Energie steckt, die gerade auch für das klassische, eher hierarchisch geprägte Gesundheitssystem genutzt werden muss. Das Gewinnen, Entwickeln und Halten von Mitarbeiter:innen wird eine überlebenswichtige Aufgabe in Organisationen.

15.4 Fallstricke in der Organisation einer Klinik

15.4.1 Chronifizierte Polarisierung und Spaltung

Häufig können in Kliniken Spannungen, z. B. zwischen Medizin (Fokus Versorgung und Ausbildung) und Ökonomie (Fokus Rentabilität), Pflege (Fokus Regelorientierung und geordneter Stationsbetrieb) und Therapeut:innen (Fokus individuelles Eingehen auf Patientenentwicklung) beobachtet werden. Dies ist zunächst ein naturgemäßer und notwendiger Konflikt zwischen gleichermaßen wichtigen Gütern oder handlungsleitenden Zielen, der aber zu einem dysfunktional agierten »eingefrorenen Konflikt« mit daraus resultierender chronifizierter Polarisierung und Spaltung werden kann. Dies hat zumeist mit einer »Mentalisierungs-Verweigerung« zu tun: Der Gegenseite wird der Perspektivwechsel verweigert, die Gegenposition wird entwertet, ein produktiver Dialog findet nicht mehr statt. Dies ist verführerisch, weil es jedem oder jeder Beteiligten bzw. jeder beteiligten Gruppe den inneren Konflikt und die innere Spannung zwischen entgegengesetzten Gütern erspart – man identifiziert sich einseitig mit einer Seite der Ambivalenz und spaltet die andere Seite ab. In solche Dynamiken weisen Organisationen also eine *institutionelle Borderline-Dynamik* auf.

15.4.2 Dysfunktionale Führung

Dynamiken wie oben beschrieben können sich besonders dann chronifizieren, wenn es keine *funktionale Führung* gibt, sondern diese z. B. polar autoritär-machtorientiert oder aber permissiv-entscheidungsschwach ist.

15.4.3 Agieren der Teams

Behandlungsteams können adäquat realitätsorientiert oder aber im Zustand einer pathologischen oder gar malignen Regression sein – häufig im Rahmen von Parallel- oder Spiegelprozessen in der Behandlung strukturell gestörter Patient:innen. Dann kann es zu Grenzverletzung, Vernachlässigung oder Überfürsorge gegenüber den Patient:innen kommen. Besonders in der Behandlung von Patient:innen mit Traumafolgestörungen ist eine gemeinsame Opferidentifikation mit den Patient:innen eine häufige Falle. Dies kann in einer sektenartigen Verschwörung gegen eine als »unemphatisch« und »Täterintrojekte agierend« wahrgenommene Klinikumgebung eskalieren.

15.4.4 Konfliktäre Organisationskulturen

Organisationen müssen kulturell in sich konsistent sein, um glaubwürdig, richtungsgebend und damit auch »heilsam« zu sein. Wenn ich auf Station eine egalitäre Therapeutische Gemeinschaft verwirklichen will, in der alle Teammitglieder und Patient:innen offen Feedback üben und die gemeinsame Gruppendynamik untersuchen sollen, kann nicht im übergreifenden Klinikmilieu zugleich eine autoritäre Führungskultur im Kader herrschen, die mit Angst und Einschüchterung operiert.

15.5 Psychodynamisches Denken als Hilfe für die Steuerung einer Organisation

Wir haben bisher gesehen, wie uns psychodynamische Konzepte beim Verständnis der komplexen Organisationsdynamik einer Klinik helfen können. Was sind die besonderen Stärken einer solchen Perspektive (Lohmer & Möller, 2014)?

15.5.1 Großgruppenprozesse verstehen und steuern

Aufgrund der oben beschriebenen Grundgegebenheiten – *Import von Störungen* und emotionalem Aufruhr in eine Organisation, die halten und heilen soll, *Zusammenarbeit* unterschiedlicher Mitarbeitergruppen (Therapeut:innen, Pflege, Verwaltung) mit unterschiedlichen Traditionen und Identifikationen, *Spaltungs- und Projektionsprozessen* aufgrund der Patienten- und Mitarbeiterdynamik – wird nachvollziehbar, dass das Verstehen und Steuern der *Großgruppenprozesse* eine zentrale Aufgabe von Führung in psychiatrischen Kliniken ist. Eine Klinik mit dieser Klientel pendelt notwendig beständig zwischen den Polen *Verstehen/Reflektieren* und *Abgrenzen/Handeln*. Im kleinianischen Verständnis kann dies mit dem von Bion beschriebenen Wechsel »PS ↔ D« verstanden werden (Bion, 1962; Lohmer, 2022) – seiner Weiterentwicklung der beiden berühmten kleinianischen entwicklungspsychologischen Positionen, der depressiven und der paranoid-schizoiden Position. Dieses Konzept hilft in besonderer Weise, die unterschiedlichen Funktionsniveaus von Gruppen und Organisationen zu verstehen. In der *paranoid-schizoiden Position*, wie sie ursprünglich Melanie Klein (1946) beschrieben hat, reagieren Menschen und Organisationen auf bedrohliche Gefühle wie Angst und existenzielle Unsicherheit mit Spaltung (der guten, bekömmlichen Aspekte von den schlechten, bedrohlichen), bringen eigene abgewehrte Impulse projektiv in der Umwelt unter und nehmen die Umwelt dann entsprechend verzerrt wahr. Ein Reifungsschritt stellt demgegenüber die *depressive Position* dar, in der Kleinkinder, Menschen innerhalb der Therapie und Organisationen in ihrer jeweiligen Entwicklung Ambivalenz, Unterschiedlichkeit und den eigenen Anteil an destruktivem Handeln wahrnehmen und sich von der Vorstellung eines idealen Objektes verabschieden können. Bion konnte zeigen, dass diese Entwicklung ebenfalls als ein Pendeln zwischen zwei Polen und nicht als ein lineares Fortschreiten von »paranoid-schizoid« (spaltend, projektiv, externalisierend) zu »depressiv« (selbstreflexiv, empathisch, zu Schuldempfinden und Wiedergutmachung fähig) zu verstehen ist. Mit dem doppelten Pfeil »PS ↔ D« wollte er verdeutlichen, dass es um ein Pendeln zwischen beiden Positionen geht und die depressive Position nicht einfach erreicht, errungen und gewahrt werden kann.

Im Modus des *Verstehens/Reflektierens* hält man sich in der depressiven Position auf, wenn man agiert, in der paranoid-schizoiden. Jedoch braucht Führung von Zeit zu Zeit auch die Rigorosität und die Schwarz-/Weiß-Zeichnung der paranoid-schizoiden Position und des *Modus Abgrenzen/Handeln*, um Entscheidungen zu treffen und – auch bei unvollständiger Faktenlage – gegen Widerstände handlungsfähig zu sein.

Aus seiner Beobachtung von unstrukturierten Kleingruppen entwickelte Bion sein Modell der unterschiedlichen Gruppenmodi: Er konnte zeigen, dass Gruppen zwischen einem *Arbeitsgruppen-Modus* (»work group mode«) und einem *Grundannahmen-Modus* (»basic assumption mode«) oszillieren – ähnlich wie sein oben angeführtes und von ihm später entwickeltes Konzept von »PS ↔ D«.

Seine noch heute aktuelle Idee war dabei, dass Gruppen (und damit auch Großgruppen in Organisationen) einerseits an ihrer Arbeit und Aufgabe orientiert sind, dabei kreativ und diszipliniert sein und furchtlos Widerständen ins Auge blicken können (der Arbeitsgruppen-Modus), und andererseits auf die mit den Anforderungen der Arbeitsgruppe verbundene innere Aufruhr und Ängste mit Ausweichen reagieren. Dieses *Ausweichen* bezeichnete er als eine *Grundannahme* mit verschiedenen Ausprägungen. Der Begriff *Grundannahme* meint dabei, dass die Gruppe sich unbewusst so verhält, als gelte diese Grundannahme für alle Beteiligten. Die drei von Bion benannten Grundannahmen sind Abhängigkeit, Kampf/Flucht und Paarbildung.

In der *Grundannahme Abhängigkeit* suchen die Gruppenteilnehmer:innen Schutz, Stabilität und Abschirmung vor der Konfrontation mit der eigenen Verantwortlichkeit und der Aufgabe, sich arbeitsorientiert in einer Gruppe zu bewegen. Hierfür suchen sie sich unbewusst eine Führungsperson, die sie projektiv mit magischen Eigenschaften ausstatten und der sie sich – zumindest zeitweise – »unterwerfen«. »Magisch« meint hier, dass der Führungsperson mehr Ideenreichtum, Durchsetzungskraft oder Klugheit zugeschrieben wird, als realistisch zu erwarten ist. Hier kommt zur Geltung, was Freud in seinem Werk *»Massenpsychologie und Ich-Analyse«* (Freud, 1921) als unbewussten Mechanismus in der Beziehung der Geführten zum Führer beschrieben hat: die Projektion eigener Anteile des Ich-Ideals auf den Geführten und die folgende, Sicherheit vermittelnde Identifikation mit diesem. Kann der vorübergehende Führer der Gruppe diese Erwartungen nicht mehr einlösen, wird er umstandslos ausgetauscht bzw. die Gruppe wechselt in einen anderen Modus, zum Beispiel in den Kampf-Flucht-Modus. Im *Kampfmodus* einigt sich die

Gruppe unbewusst auf einen Außenfeind, gegen den sie sich zusammenschließt. In diesem gemeinsamen Kampf und in der Projektion von bedrohlichen Eigenschaften und Eigenaggression auf diesen Außenfeind erfährt die Gruppe Kohäsion und Beruhigung. Im *Fluchtmodus* weicht die Gruppe ihrer Arbeit aus, indem die Mitglieder zum Beispiel zu spät kommen, die Inhalte trivialisiert werden, der Umgangston läppisch und witzelnd wird und keine sinnvolle Arbeit zustande kommt. Sie flieht gewissermaßen vor der Schwierigkeit der Aufgabe. Im *Paarbildungsmodus* sucht die Gruppe unbewusst ein ideales Führungspaar, das mit messianischen Erwartungen ausgestattet wird und für die Gruppe eine »Erlösung« bringen soll – z. B. ein geniales Konzept. Die kreative Kapazität der Gruppe wird also an dieses Paar delegiert.

Wir können unschwer sehen, dass viele Prozesse von Gruppen und Organisationen diesem Pendeln zwischen einem Arbeitsgruppen-Modus und einem Grundannahmen-Modus entsprechen – diese Beschreibung gilt eben nicht nur für therapeutische Gruppen, sondern in hohem Ausmaß auch für Arbeitsgruppen, wie wir sie aus dem Bereich der Team- und Projektarbeit aus psychiatrischen Organisationen kennen. Diese Perspektive entspricht auch einem Konzept der Tavistock-Tradition, in dem wir davon sprechen, dass Gruppen oder Subsysteme »on task« (aufgabengerecht) oder »off task« (nicht aufgabengerecht) (Lohmer & Giernalczyk, 2012) arbeiten.

Wichtig war Bion hierbei die Feststellung, dass Gruppen nicht dauerhaft entweder in dem einen oder in dem anderen Modus sind, sondern zwischen beiden Gruppenmodalitäten oszillieren und es nur selten einen Modus oder eine Grundannahme in Reinform gibt.

Ein weiterer Faktor der Großgruppendynamik in psychiatrischen Organisationen ist, dass strukturarme Situationen (wenig Information, wenig Einbindung durch die Führung, wenig klare Aufgaben und Rollen) die *Regression* in Gruppen und der gesamten Organisation stärken und es damit zu einer Verstärkung des Agierens und der Übertragungsbereitschaft aller Beteiligter kommt – davon mehr im nächsten Abschnitt.

15.5.2 Übertragungen im psychosozialen Feld der Klinik erkennen und auflösen

Je struktur-schwächer Patient:innen sind, je diffuser die Identität ist und je weniger integriert die inneren Objekte sind, desto stärker ist ihre Übertragungsbereitschaft ausgeprägt. Die eigenen schlecht integrierten und oft widersprüchlichen Persönlichkeitsanteile werden im Konfliktfall dann projektiv auf die »Mitspieler« im Feld der Klinik übertragen – und diese identifizieren sich dann immer wieder, z. B. im Rahmen der Projektiven Identifikation, mit diesen zugewiesenen Rollen (die gewährenden Therapeut:innen, die grenzsetzenden Pflegeteams, die feindselige Verwaltung). Die oben beschriebenen Großgruppenprozesse verstärken die Verteilung der gespaltenen und verzerrenden Übertragungen im sozialen Feld der Klinik. Übertragung meint hier also eine unvermeidbare Externalisierung ursprünglich innerer Prozesse, bei der es immer auch um ein *Verkennen* dessen, auf den übertragen wird, und eine Verzerrung der wahrgenommenen Realität geht – gleichzeitig aber auch um eine *notwendige* Inszenierung der inneren Welten in der äußeren, ohne die wir weniger über die Patient:innen verstehen und nicht so klar und eindringlich an ihrer inneren Welt arbeiten könnten.

Es sind aber nicht nur Patient:innen, die übertragen: Auch die Mitarbeiter:innen und Führungskader einer Klinik entwickeln solche verzerrten Wahrnehmungen gegenüber Kolleg:innen, Führenden, Geführten und auch Patient:innen. Mitarbeiter:innen in psychiatrischen Kliniken sind oft besonders sensitiv und mitschwingend gegenüber den emotionalen Prozessen ihrer Patient:innen – aber im Gegenzug oft auch sehr empfindsam, leicht kränkbar sowie nicht gut im offenen Austragen von Konflikten und konkurrierenden Interessen. Dadurch werden Wahrnehmungen zu wenig überprüft und Zuschreibungen chronifizieren. Aufmerksames Führungshandeln und regelmäßige Supervisionen können hier helfen, Übertragungen zu erkennen, zu nutzen und aufzulösen.

15.5.3 Unreife Bewältigung von Konflikten bemerken und modifizieren

Diese Aufgabe ist eng mit der oben beschriebenen Übertragungsdynamik verbunden. Eine reife Bewältigung von Konflikten ist durch eine Fähigkeit zum Erkennen, konstruktiven Klären und Austragen von Konflikten gekennzeichnet. Dazu gehören offene Gespräche, ehrliche Rückmeldungen, eine transparente gegenseitige Erwartungsklärung sowie ein Perspektivwechsel mit der Sichtweise des Gegenübers und »Konfliktgegners« (Mentalisierung). Nur allzu oft unterscheidet sich der Alltag in Kliniken von diesem reifen Modus. Stattdessen werden Konflikte verschleiert, »hintenherum« durch Lästern gegenüber Dritten und durch Machtkämpfe mit Ausschluss und Negierung des Anderen agiert. Dieser *unreife* – weil nicht offene, nicht konstruktive, durch Angst und Missgunst dominierte – Modus kann Organisationen lähmen, Entscheidungen blockieren und die Arbeitsmoral beeinträchtigen. Das Erkennen dieses Modus hilft Führenden, aktiv zu intervenieren und Klärungen herbeizuführen.

15.5.4 Projektion und Spaltung sehen und auflösen

Eine psychodynamische Perspektive hilft uns demnach, Übertragungen und unreife Umgangsweisen mit Konflikten zu erkennen und anzugehen. Die oben beschriebenen Übertragungen und Großgruppenprozesse werden auch als Ausdruck *primitiver* (also archaischer, entwicklungspsychologisch früher) *Abwehrmechanismen* gefasst. Wir haben gesehen, wie insbesondere Spaltung und Projektion die tragenden Mechanismen dieser Prozesse sind. Versteht man dies, kann in geeigneten Sitzungen und Gefäßen (Teamsitzungen, Supervisionen, Klausuren, Mitarbeitergesprächen) an diesen Prozessen auf Patient:innen-, Mitarbeiter:innen- und Organisationsebene gearbeitet werden. Insbesondere die regelmäßige und koordinierte Supervision auf allen Ebenen (Dulz et al., 2022; Möller & Lohmer, 2017; Lohmer 2024) ist hier unabdingbar.

15.5.5 Was braucht es, damit psychodynamisches Arbeiten möglich ist?

1. eine funktionale *Führung*, die Orientierung und sicheres Containment ermöglicht,
2. eine Lizenz für alle zur offenen, aber respektvollen *Aussprache* und *Rückmeldung*,
3. eine *Therapeutische Gemeinschaft*, in der die Gruppendynamik zwischen Patienten- und Therapeutengruppe untersucht werden kann,
4. aufeinander *abgestimmte Konzepte* (z. B. TFP, MBT), an denen sich alle Mitarbeiter:innen und Berufsgruppen eines Bereiches orientieren, sowie
5. eine bedeutungsvolle *Supervision* auf allen Ebenen, die immer wieder die Dynamik der Organisation betrachtet.

Literatur

Bion, W. R. (1961). *Erfahrungen in Gruppen und andere Schriften.* Ernst Klett, 1974.

Bion, W. R. (1962). *Lernen durch Erfahrung.* Suhrkamp, 1990.

Bion, W. R. (1970a). Container und Contained. In W. R. Bion (Hrsg.), *Aufmerksamkeit und Deutung* (S. 85–97). Brandes & Apsel, 2006.

Bion, W. R. (1970b). Container und Contained – transformiert. In W. R. Bion (Hrsg.), *Aufmerksamkeit und Deutung* (S. 122–143). Brandes & Apsel, 2006.

Dulz, B., Lohmer, M., Kernberg, O. F. et al. (2022). *Borderline- Persönlichkeitsstörung. Stationäre Übertragungsfokussierte Psychotherapie.* Hogrefe.

Freud, S. (1921). *Massenpsychologie und Ich-Analyse (in Studienausgabe, Bd. IX).* Fischer, 1974.

Giernalczyk, T., Lazar, R. A., Albrecht, C. (2012). Die Rolle der Führungskraft und des Beraters als Container. In T. Giernalczyk, M. Lohmer (Hrsg.), *Das Unbewusste im Unternehmen* (S. 25–39). Schäffer-Poeschel.

Hinshelwood, R. D., Manning, N. (1979). *Therapeutic Communities.* Routledge & Kegan Paul.

Holle, M., Lohmer, M., Zimmermann, M. (2019). Von Old Work über New Work zu Real Work – Eine psychodynamische Beratungsperspektive. *Organisationsberat Superv Coach, 26,* 193–213.

Kernberg, O. F. (2000). *Ideologie, Konflikt und Führung. Psychoanalyse von Gruppenprozessen und Persönlichkeitsstruktur.* Klett-Cotta.

Klein, M. (1946). Bemerkungen über einige schizoide Mechanismen. In: M. Klein (Hrsg.), *Das Seelenleben des Kleinkindes und andere Beiträge zur Psychoanalyse* (S. 101–125). Rowohlt, 1972.

Lohmer, M., Wernz, C. (2000). Zwischen Veränderungsdruck und Homöostaseneigung: Die narzisstische Balance in therapeutischen Institutionen. In: M. Lohmer (Hrsg.), *Psychodynamische Organisationsberatung* (2. Auflage) (S. 233–254). Klett-Cotta.

Lohmer, M., Giernalczyk, T. (2012). Psychodynamik und Unbewusstes im Unternehmen. In T. Giernalczyk, M. Lohmer (Hrsg.), *Das Unbewusste im Unternehmen* (S. 7–23). Schäffer-Poeschel.

Lohmer, M. (2013). Stationäre Psychotherapie bei Borderline-Störungen. In: M. Lohmer (Hrsg.), *Borderline-Therapie. Psychodynamik, Behandlungstechnik und therapeutische Settings* (3. Auflage) (S. 153–177). Schattauer.

Lohmer, M., Möller, H. (2014). *Psychoanalyse in Organisationen. Einführung in die Psychodynamische Organisationsberatung.* Kohlhammer.

Lohmer, M. (2022). Der Beitrag W. R. Bions zu Gruppenanalyse und Organisationsberatung. In: G. Dietrich, F. Fossel (Hrsg.), Gruppenpsychoanalyse. Theorie, Geschichte und Praxisfelder der gruppenpsychoanalytischen Methode (S. 78–86). Facultas.
Lohmer, M. (2024). *Psychodynamische Therapie der Persönlichkeitsstörungen. Übertragungsfokussierte Psychotherapie bei Borderline-, Narzissmus- und Traumafolgestörungen.* Schattauer.
Möller, H., Lohmer, M. (2017). *Supervision in der Psychotherapie.* Kohlhammer.
Möller, H., Giernalczyk, T. (2022). New Leadership – Führen in agilen Unternehmen. *Organisationsberat Superv Coach*, *29*, 51–66.

Verzeichnisse

Verzeichnis der Autoren und Autorinnen

Prof. Dr. phil. Dipl.-Psych. Cord Benecke
Professor für Klinische Psychologie und Psychotherapie
Institut für Psychologie, Universität Kassel
Holländische Straße 36–38, D-34127 Kassel
benecke@uni-kassel.de

Prof. em. Dr. med. Heinz Böker
Associate Professor, Department of Psychiatric Research
Psychiatrische Universitätsklinik Zürich
Lenggstrasse 31, CH-8032 Zürich
heinz.boeker@bli.uzh.ch
und
Praxis für Psychiatrie, Psychotherapie und Psychoanalyse
Weinbergstrasse 147, CH-8006 Zürich

Univ.-Prof. Dr. med. Stephan Doering
Leiter der Klinik für Psychoanalyse und Psychotherapie
Medizinische Universität Wien
Währinger Gürtel 18–20, A-1090 Wien
stephan.doering@meduniwien.ac.at

Prof. Dr. Dr. med. Thomas Fuchs
Karl-Jaspers-Professor für Philosophie und Psychiatrie
Klinik für Allgemeine Psychiatrie
Voßstr. 4, D-69115 Heidelberg
thomas.fuchs@med.uni-heidelberg.de
www.thomasfuchs.uni-hd.de

Dr. med. Katharina Fleig
Ärztin in Weiterbildung und wissenschaftliche Mitarbeiterin
Klinik für Psychosomatische Medizin und Psychotherapie
German Center for Mental Health (DZPG)
partner site ZIHUB
Universitätsklinikum Ulm
Albert-Einstein-Allee 23, D-89070 Ulm
katharina.fleig@uniklinik-ulm.de

PD Dr. phil. Bernhard Grimmer
Leitender Psychologe Psychotherapiebereich
Psychiatrische Klinik Münsterlingen
Seeblickstrasse 3, CH-8596 Münsterlingen
bernhard.grimmer@stgag.ch

Prof. Dr. med. Harald Gündel
Klinik für Psychosomatische Medizin und Psychotherapie
Universitätsklinikum Ulm
Albert-Einstein-Allee 23, D-89070 Ulm
harald.guendel@uniklinik-ulm.de

Prof. em. Dr. med. Dr. phil. Paul Hoff
Psychiatrische Universitätsklinik Zürich
Lenggstrasse 31, CH-8032 Zürich
und
Privatklinik Hohenegg
Hohenegg 1, CH-8706 Meilen
paul.hoff.zollikon@gmail.com

PD Dr. med. Rainer Krähenmann, MHBA
Ärztlicher Direktor und Chefarzt Erwachsenenpsychiatrie
Psychiatrische Dienste Thurgau
Seeblickstrasse 3, CH-8596 Münsterlingen
rainer.kraehenmann@stgag.ch

Priv.-Doz. Dr. phil. Fritz Lackinger
Psychoanalytische Praxis
Otto-Bauer-Gasse 20/8, A-1060 Wien
fritz.lackinger@gmail.com

Dr. phil. Dipl.-Psych. Mathias Lohmer
Supervisor und Dozent TFP-Institut München
Feilitzschstr. 36, D-80802 München
lohmer@t-online.de
und
M19-Manufaktur für Organisationsberatung
Bauerstr. 19, D-80796 München
mathias.lohmer@m19-organisationsberatung.de

Prof. Dr. med. Christiane Montag
Ltd. Oberärztin
Psychiatrische Universitätsklinik der Charité im St. Hedwig Krankenhaus
Große Hamburger Str. 5–11, D-10115 Berlin
christiane.montag@charite.de

Prof. Dr. med. Erich Seifritz
Direktor Erwachsenenpsychiatrie und Psychotherapie
Psychiatrische Universitätsklinik Zürich
Postfach 1931, Lenggstrasse 31, CH-8032 Zürich
erich.seifritz@bli.uzh.ch

Prof. em. Dr. Carl Eduard Scheidt
Psychoanalytische Praxis (DGPT, DPV)
Hochmeisterstr. 7, D-79104 Freiburg
carl.eduard.scheidt@uniklinik-freiburg.de

PD Dr. med. Dr. phil. Daniel Sollberger
Chefarzt und stv. ärztlicher Direktor
Erwachsenenpsychiatrie Baselland
Bienentalstrasse 7, CH-4411 Liestal
daniel.sollberger@pbl.ch

Prof. Dr. med. Carsten Spitzer
Direktor
Klinik für Psychosomatische Medizin und Psychotherapie der Universitätsmedizin Rostock
Gehlsheimer Straße 20, D-18147 Rostock
carsten.spitzer@med.uni-rostock.de
https://kpm.med.uni-rostock.de/

Sachwortregister

K

L

M

N

O

T

U

V

W

Z